"本草纲目"

全本图典

【第一册】

典藏版

原 著	李时珍
顾 问	肖培根
主 编	陈士林
分册主编	陈甲荣　全继红　谢 宇
副主编	谢军成　裴 华　张 鹏　王 庆　张 鹤

人民卫生出版社

图书在版编目（CIP）数据

《本草纲目》全本图典. 第一册 / 陈士林主编. ——
北京：人民卫生出版社，2018
ISBN 978-7-117-26426-6

Ⅰ.①本…　Ⅱ.①陈…　Ⅲ.①《本草纲目》－图解
Ⅳ.①R281.3-64

中国版本图书馆 CIP 数据核字（2018）第 083661 号

人卫智网　www.ipmph.com	医学教育、学术、考试、健康，购书智慧智能综合服务平台
人卫官网　www.pmph.com	人卫官方资讯发布平台

《本草纲目》全本图典（第一册）

主　　编：陈士林
出版发行：人民卫生出版社（中继线 010-59780011）
地　　址：北京市朝阳区潘家园南里 19 号
邮　　编：100021
E - mail：pmph @ pmph.com
购书热线：010-59787592　010-59787584　010-65264830
印　　刷：北京盛通印刷股份有限公司
经　　销：新华书店
开　　本：889×1194　1/16　印张：25
字　　数：590 千字
版　　次：2018 年 8 月第 1 版　2018 年 8 月第 1 版第 1 次印刷
标准书号：ISBN 978-7-117-26426-6
定　　价：640.00 元

打击盗版举报电话：010-59787491　E-mail：WQ @ pmph.com
（凡属印装质量问题请与本社市场营销中心联系退换）

编委（按姓氏笔画顺序排列）

王丽梅	王宏雅	王郁松	王建民	王秋成	牛林敬	毛延霞	仇笑文
方瑛	尹显梅	世琳娜	石永青	石有林	石笑晴	卢强	卢红兵
卢维晨	叶红	叶敏妃	田华敏	白峻伟	冯倩	冯华颖	邢桂平
吕凤涛	吕秀芳	吕明辉	朱进	朱宏	朱臣红	任艳灵	任智标
向蓉	全继红	刘芳	刘凯	刘祥	刘士勋	刘卫华	刘世禹
刘立文	刘伟翰	刘迎春	刘金玲	刘宝成	刘桂珍	刘续东	刘斯雯
刘新桥	刘慧滢	齐菲	孙玉	孙锐	孙可心	孙瑷琨	严洁
芦军	苏晓廷	杜宇	李妍	李海	李惠	李新	李玉霞
李电波	李兴华	李红玉	李建军	李孟思	李俊勇	李桂方	李桂英
李晓艳	李烨涵	杨飞	杨柳	杨冬华	杨江华	杨焕瑞	肖榜权
吴晋	邱思颖	邱特聪	何国松	余海文	狄银俊	邹丽	邹佳睿
沙历	宋伟	宋来磊	宋肖平	宋盛楠	张坤	张荣	张淼
张鹏	张磊	张鹤	张广今	张红涛	张俊玲	张海龙	张海峰
张雪琴	张新荣	张翠珍	张蕴	陈勇	陈慧	陈永超	陈宇翔
陈艳蕊	陈铭浩	陈朝霞	英欢超	林恒	林文君	尚思明	罗建锋
周芳	周重建	郑亚杰	单伟超	孟丽影	赵叶	赵岗	赵晨
赵白宇	赵庆杰	赵宇宁	赵志远	赵卓君	赵春霖	赵梅红	赵喜阳
胡灏禹	战伟超	钟健	段杨冉	段其民	姜燕妮	宫明宏	姚辉
秦静静	耿赫兵	莫愚	贾丽娜	夏丰娜	徐江	徐娜	徐莎莎
高喜	高荣荣	高洪波	高楠楠	郭兵	郭志刚	郭哲华	郭景丽
黄兴随	崔庆军	商宁	梁从莲	董珂	董萍	蒋红涛	蒋思琪
韩珊珊	程睿	谢军成	路臻	解红芳	慈光辉	窦博文	蔡月超
蔡利超	裴华	翟文慧	薛晓月	衡仕美	戴峰	戴丽娜	戴晓波
鞠玲霞	魏献波						

传承医典精华，彰显时代特色

——代序

中草药是中华民族的国粹之一，自《神农本草经》以降，中药典籍专著层出不尽，各有千秋，而将其推向巅峰的当属明代著名医药学家李时珍历时 27 年撰成的《本草纲目》一书。该书是集我国 16 世纪以前的药物学成就之大成，是对 16 世纪以前中药学的系统总结，被誉为"东方药物巨典"。

2018 年是李时珍诞辰 500 周年纪念日，为了更好地传承李时珍勤于实践、善于总结的精神，谱写本草传承创新的时代篇章，传播优秀的中医药文化，由陈士林研究员、肖培根院士组织带领中国中医科学院中药研究所、中国医学科学院药用植物研究所、人民卫生出版社、北京悦读无限文化发展有限责任公司等单位的专家学者遍访全国各地的中草药资源，跋山涉水历时 16 载，拍摄了几万份珍贵的中草药照片，编写了 20 卷图文并茂的《〈本草纲目〉全本图典》，并将此作为纪念李时珍诞辰 500 周年的献礼之作！

丛书以《本草纲目》金陵版排印本（人民卫生出版社，2015 年版）及《本草纲目》（金陵版，美国国会图书馆藏全帙本）为依托，全本收录原著文字内容，并配以大量高清彩色动物、植物、矿物及药材和饮片照片（包含大量细节特征展示图）。本书在创作过程中，融入了最新的科技元素和研究成果，收录了近代以来众多专家对《本草纲目》药物基原的考证和研究成果，详细介绍了该种草药的来源考证资料以及最新的基因鉴定序列，并将考证准确的品种基原和条形码序列生成二维码附在该品种下，便于读者阅读和查询。全书总共配图 25 000 幅左右，大量草药品种均是首次全彩照配图，照片精美、清晰，填补了《本草纲目》研究史上的多项空白，让每一位读者都能够真正领略《本草纲目》原著的药物图像风彩！

《〈本草纲目〉全本图典》的出版问世，对国内外本领域将产生重要学术影响；她的面世，不仅能够使广大读者领略中草药的独特魅力，亦是中草药走向辉煌的历史见证，并昭示了中国传统中医文化走向世界文明的巨大潜力和决心。今年，恰逢伟大的医药学家、科学家——李时珍诞辰 500 周年，本书的出版是对医圣先哲最好的致敬及其学术思想更好地传承和传播！更是对 21 世纪中国医药学领域的一份最新的总结。相信该书的出版将对传承创新中医药学以及推动中医药事业的发展具有重大的意义，也必将对中医药文化走向世界起到积极的促进作用。

　　本书付梓之际，无限敬崇《本草纲目》500年之后又以全新面貌传承历代精神，彰显时代特色，非常好地诠释了学术常青、历久弥新的真谛！欣喜之余，愿与同好共享，特为此序！

中国工程院院士
中国中医科学院院长　张伯礼
天津中医药大学校长
戊戌年暑月于京东

前　　言

我国的中医药文化历史悠久、源远流长，为中华民族的繁荣昌盛和人类的身体健康作出了巨大的贡献。

回首望去，我们强烈地感受到对《本草纲目》（以下简称《纲目》）这一民族医学瑰宝进行回顾和梳理的必要性，以期更好地传承和传播，使它能够在今天这个竞争激烈、生活压力较大的现实社会中仍然能够发挥它的积极作用。这不仅是一种需要，更是一种责任！加上近年来兴起的传统文化的复兴之路及"读经典、读名著、读原著"风气，因此，出版《〈本草纲目〉全本图典》就显得十分必要。丛书将把原著中的所有文字内容配以高清彩色照片以图文混排的形式全景式地展现在每一位读者面前，让广大读者朋友目睹《本草纲目》的真正风采，能够真正读懂经典、应用经典。《〈本草纲目〉全本图典》不仅是对李时珍这一学术大师的纪念，更是对21世纪中国医药学领域的阶段性总结。

自《本草纲目》问世以来，已有80余个版本，简编本达280多家。在促进《纲目》广泛传播的同时，各版本也不尽完美。自此，我们以金陵版为蓝本，广泛吸收其他各版本（包括"江西本""钱蔚起本"等）的校勘成果，对《纲目》原文进行了又一次的系统梳理。本套书以《本草纲目》金陵版排印本（人民卫生出版社，2015年版）为依托，全本收录原著的文字内容及附图，并为大量药物配以精美、清晰的彩色原图，包括基原动物、植物、菌物、矿物，以及药材和饮片照片。全书按原著的内容分类顺序共分20册，共收原书药物1892种，总配图25000幅左右，让每一位爱好中医药的读者能够真正读懂《本草纲目》、领略《本草纲目》的风采！

另外，由于部分药物名实关系的变动以及汉字的不断革新，《纲目》部分药物的品名及内涵已不便于实际应用。因此，依托其原始记载，根据多年野外工作经验和鉴定研究成果，结合现有考证文献，我们对《纲目》收载的药物进行了全面的本草考证，梳理了古今药物传承关系，并确定了各药物的基原和相应物种的拉丁学名；对于多基原的药物均进行了综合分析，对于部分尚未能准确确定物种者也有表述。结合市场应用情况分析确定了相应药物的分布及生产状况，并附上实地拍摄的原动植物（及矿物等）和药材（及饮片）原色图片（特别说明：全书所涉及的少数国家保护动物，因考虑到原著的完整性和真实性，未予删除；但在具体应用时应使用其饲养替代品或自然淘汰品）。同时，基于现代化、且普遍应用的 DNA 条形码鉴定体系，在介绍常用中药材之《药典》收载情况的同时附上其基原物种的通用基因碱基序列。由此古今结合、图文并茂，丰富阅读鉴赏感受，并提升其实用参考和珍藏价值。

主要依托书目包括：《本草纲目》·金陵本（李时珍著．1593 年，东京图书馆馆藏影印本）；《本草纲目》金陵版排印本（李时珍著．2015 年版）；《新校注本〈本草纲目〉》（李时珍编纂；刘衡如，刘山永校注．2011 年）；《本草纲目药物彩色图鉴》（谢宗万著．2000 年）；《本草纲目彩色图鉴》（刘永新，林余霖著．2006 年）；《中华人民共和国药典中药材及原植物彩色图鉴》（陈士林，林余霖．2010 年）；《新编中药志》（肖培根著．2002 年）；《中华本草》（国家中医药管理局《中华本草》编委会．1999 年）；《中药大辞典》（第 2 版）（南京中医药大学编著．2006年）；《中草药大典》（陈士林，林余霖著．2006 年）；《全国中草药汇编》（第 2 版）（《全国中草药汇编》编委组编．1996 年）；《中国动物药志》（高士贤著．1996 年）；《中国植物志》（中国科学院《中国植物志》编委会编．2004 年）；《中国药材图鉴》（陈士林，林余霖著．2008 年）；《中华人民共和国药典》（2015 年版）（国家药典委员会编．2015 年）；《中国药用植物原色图鉴》（林余霖，陈士林著．2016 年）；《中国药材产地生态适宜性区划》（第 2 版）（陈士林著．2017年）；《中国药典中药材 DNA 条形码标准序列》（陈士林著．2015 年）；*Flora of China*.Wu Zhengyi, Peter H. Raven, et al.Science Press (*Beijing*) & Missouri Botanical Garden Press (*St. Louis*)，2013；*Iconographia Cormophytorum Sinicorum*. Institute of Botany, Chinese Academy of Sciences, Science Press, *Beijing*, 1972，等。见表 -1。

表 -1　主要参考依托书目和简称

书目名称	著者	出版社	简称
《本草纲目》（金陵本）	李时珍	胡承龙梓行	《纲目》
《本草纲目药物彩色图鉴》	谢宗万	人民卫生出版社	《纲目图鉴》
《本草纲目》（金陵版排印本）	李时珍	人民卫生出版社	《金陵排印》
《本草纲目彩色图鉴》	刘永新，林余霖	军事医学科学出版社	《纲目彩图》
《中华人民共和国药典中药材及原植物彩色图鉴》	陈士林，林余霖	人民卫生出版社	《药典图鉴》
《新编中药志》	肖培根	化学工业出版社	《中药志》

书目名称	著者	出版社	简称
《中草药大典》	陈士林，林余霖	军事医学科学出版社	《草药大典》
《中华本草》	国家中医药管理局《中华本草》编委会	上海科学技术出版社	《中华本草》
《中国药材图鉴》	陈士林，林余霖	中医古籍出版社	《中药图鉴》
《中国药用植物原色图鉴》	林余霖，陈士林	福建科学技术出版社	《药植原图》
《中华人民共和国药典》（2015 年版）	国家药典委员会	中国医药科技出版社	《药典》
《中国动物药志》	高士贤	吉林科学技术出版社	《动物药志》
《全国中草药汇编》（第 2 版）	《全国中草药汇编》编委组	人民卫生出版社	《汇编》
《中药大辞典》（第 2 版）	南京中医药大学编	上海科学技术出版社	《大辞典》
《中国药材产地生态适宜性区划》（第 2 版）	陈士林	科学出版社	《产地区划》
《新校注本〈本草纲目〉》	李时珍编纂；刘衡如，刘山永校注	华夏出版社	《纲目校注》
《中国药典中药材 DNA 条形码标准序列》	陈士林	科学出版社	《条码序列》
《中国植物志》	中国科学院《中国植物志》编委会	科学出版社	《植物志》
Flora of China	Wu Zhengyi, Peter H. Raven, et al.	Science Press (*Beijing*) & Missouri Botanical Garden Press (*St. Louis*).	*FOC*
Iconographia cormophytorum Sinicorum	Institute of Botany, Chinese Academy of Sciences.	Science Press	*ICS*

　　当然，其中部分药物目前尚未能阐释科学内涵，或者由于疗效有待证实、原料及制作工艺失传等因素，故暂无考证内容或附图。但仍保留原始内容，有待后来者研究、发现。另外，由于年代久远，在当时信息、物资交流不便情况下，许多药材实际用药繁杂，而可供参考的信息有限。故仅以现有的研究成果进行基原分析，误判、疏漏在所难免。恳请读者见谅！需要特别提醒的是：由于生活环境及个人身体素质的差异，读者朋友们在阅读和使用本套书时，如确实需要使用书中的方剂内容，请务必在当地专业医师的指导下使用，以免造成不必要的伤害！

总之，本着保留原始《纲目》内容，并结合近几百年来本草考证成果及现代应用实际的原则，编著此书。希望能借此助力中医药的传承与发展，为中医药这一伟大的宝库出力。

　　一路走来，十六年有余，其间艰辛是超乎想象的，所幸，得到了很多专家、有识之士和志同道合的朋友们的鼎力支持和无私襄助，有了大家的全力支持和辛勤付出，才会有今天的顺利完成。在丛书即将付梓之际，特向王永炎院士、张伯礼院士、肖培根院士、林余霖研究员、张晓彤先生等所有专家、领导和朋友们表示由衷的感谢，祝愿大家身体健康，事事顺意！愿我们一起在中医药文化的传承和传播道路上越走越远、越走越好！

　　2018 年，是李时珍诞辰 500 周年之际，愿丛书的出版能够更好地诠释经典，更好地传承和传播时珍精神、谱写本草新篇章！

本书编委会

2018 年 1 月

凡　　例

一、本套书以明代李时珍著《本草纲目》（金陵版胡承龙刻本）为底本，以金陵版排印本（王育杰整理，人民卫生出版社，2016年）及金陵版美国国会图书馆藏全帙本为校本，按原著的分卷和排序进行内容编排，即按序列、主治、水部、火部、土部、金石部、草部、谷部、菜部、果部、木部、服器部、虫部、鳞部、介部、禽部、兽部、人部的顺序进行编排，共分20册。

二、本套书中"释名""主治""附方"等部分所引书名多为简称，如：《本草纲目》简称《纲目》，《名医别录》简称《别录》，《神农本草经》简称《本经》，《日华子诸家本草》简称《日华》，《肘后备急方》简称《肘后方》，等等。

三、人名书名相同的名称，如吴普之类，有时作人名，有时又作书名，情况较复杂，为统一起见，本次编写均按原著一律不加书名号。

四、原著《本草纲目》中的部分中草药名称，与中医药学名词审定委员会公布名称不一致的，为了保持原著风貌，均保留为原著形式，不另作修改。

五、本套书为保持原著风貌，对原著之服器部和人部的内容全文收录，但基本不配图。

六、本套书依托原著的原始记载，根据作者们多年野外工作经验和鉴定研究成果，结合现有考证文献，对《纲目》收载的药物进行了全面的本草考证，梳理了古今药物传承关系，并确定了各药物的基原和相应物种的拉丁学名；对于多基原的药物均进行了综合分析，对于部分尚未能准确确定物种者也有表述。同时，基于现代化、且普遍应用的DNA条形码鉴定体系，在介绍常用中药材之《药典》收载情况的同时附上其基原物种的通用基因碱基序列。由此古今结合、图文并茂，丰富阅读鉴赏感受，并提升其实用参考和珍藏价值。

七、本套书结合现实应用情况附有大量实地拍摄的原动植物（及矿物等）和药材（及饮片）原色图片，方便读者认药和用药。

八、部分药物尚未能解释科学内涵，或者疗效有待证实、原料及制作工艺失传，以及其他因素，故无考证内容及附图，但仍收载《纲目》原始内容，有待后来者研究、发现。

本草纲目序

　　纪称望龙光，知古剑；觇宝气，辨明珠。故萍实商羊，非天明莫洞。厥后博物称华，辨字称康，析宝玉称倚顿，亦仅仅晨星耳。楚蕲阳李君东璧，一日过予弇山园谒予，留饮数日。予窥其人，晬然貌也，癯然身也，津津然谈议也，真北斗以南一人。解其装，无长物，有《本草纲目》数十卷。谓予曰：时珍，荆楚鄙人也。幼多羸疾，质成钝椎，长耽典籍，若啖蔗饴。遂渔猎群书，搜罗百氏。凡子史经传，声韵农圃，医卜星相，乐府诸家，稍有得处，辄著数言。古有《本草》一书，自炎皇及汉、梁、唐、宋，下迨国朝，注解群氏旧矣。第其中舛谬差讹遗漏，不可枚数，乃敢奋编摩之志，僭纂述之权。岁历三十稔，书考八百余家，稿凡三易。复者芟之，阙者缉之，讹者绳之。旧本一千五百一十八种，今增药三百七十四种，分为一十六部，著成五十二卷。虽非集成，亦粗大备，僭名曰《本草纲目》，愿乞一言以托不朽。予开卷细玩，每药标正名为纲，附释名为目，正释也。次以集解、辨疑、正误，详其土产形状也。次以气味、主治、附方，著其体用也。上自坟典，下及传奇，凡有相关，靡不备采。如入金谷之园，种色夺目；如登龙君之宫，宝藏悉陈；如对冰壶玉鉴，毛发可指数也。博而不繁，详而有要，综核究竟，直窥渊海。兹岂禁以医书觏哉，实性理之精微，格物之通典，帝王之秘录，臣民之重宝也。李君用心加惠何勤哉。噫！碔玉莫剖，朱紫相倾，弊也久矣。故辨专车之骨，必俟鲁儒；博支机之石，必访卖卜。予方著《弇州厄言》，恚博古如丹铅厄言后乏人也，何幸睹兹集哉。兹集也，藏之深山石室无当，盍锲之，以共天下后世味《太玄》如子云者。

　　时万历岁庚寅春上元日，弇州山人凤洲王世贞拜撰

辑书姓氏

敕封文林郎四川蓬溪县知县蕲州　李时珍　编辑

云南永昌府通判　　　男　李建中

黄州府儒学生员　　　男　李建元　校正

　　　　　　　　　　　　黄　申

应天府儒学生员　　　　　高　第　同阅

太医院医士　　　　　男　李建方

蕲州儒学生员　　　　男　李建木　重订

　　　生员　　　孙　李树宗

　　　生员　　　孙　李树声　次卷

　　　生员　　　孙　李树勋

荆府引礼生　　　孙　李树本　楷书

金陵后学　　　　　　胡承龙　梓行

本草纲目序例第一卷

序例上

目录

本草纲目
序例第一卷

序例上

历代诸家本草

神农本草经 [掌禹锡曰] 旧说本草经三卷，神农所作，而不经见，汉书·艺文志亦无录焉。汉平帝纪云：元始五年，举天下通知方术本草者，所在轺传，遣诣京师。楼护传称：护少诵医经本草方术数十万言。本草之名盖见于此。唐·李世勣等以梁七录载神农本草三卷，推以为始。又疑所载郡县有后汉地名，似张机、华陀辈所为，皆不然也。按淮南子云：神农尝百草之滋味，一日而七十毒。由是医方兴焉。盖上世未著文字，师学相传，谓之本草。两汉以来，名医益众，张、华辈始因古学附以新说，通为编述，本草由是见于经录也。[寇宗奭曰] 汉书虽言本草，不能断自何代而作。世本淮南子虽言神农尝百草以和药，亦无本草之名。惟帝王世纪云：黄帝使岐伯尝味草木，定本草经，造医方以疗众疾。乃知本草之名，自黄帝始。盖上古圣贤，具生知之智，故能辨天下品物之性味，合世人疾病之所宜。后世贤智之士，从而和之，又增其品焉。[韩保升曰] 药有玉石、草、木、虫、兽，而云本草者，为诸药中草类最多也。

名医别录 [李时珍曰] 神农本草药分三品，计三百六十五种，以应周天之数。梁·陶弘景复增汉、魏以下名医所用药三百六十五种，谓之名医别录。凡七卷。首叙药性之源，论病名之诊，次分玉石一品，草一品，木一品，果菜一品，米食一品，有名未用三品。以朱书神农，墨书别录，进上梁武帝。弘景字通明，宋末为诸王侍读，归隐勾曲山，号华阳隐居，武帝每咨访之，年八十五卒，谥贞白先生。其书颇有裨补，亦多谬误。[弘景自序曰] 隐居先生在乎茅山之上，以吐纳余暇，游意方技，览本草药性，以为尽圣人之心，故撰而论之。旧称神农本经，予以为信然。昔神农氏之王天下也，画八卦以通鬼神之情，造耕种以省杀生之弊，宣药疗疾，以拯夭伤之命。此三道者，历众圣而滋彰。文王、孔子，象、象、繇、辞，幽赞人天。后稷、伊尹，播厥百谷，惠被群生。岐、黄、彭、扁，振扬辅导，恩流含气。岁逾三千，民到于今赖之。但轩辕已前，文字未传，药性所主，当以识识相因，不尔，何由得闻。至于桐、雷，乃著在编简。此书应与素问同类，但后人多更修饬之尔。秦皇所焚，医方、卜术不预，故犹得全录。而遭汉献迁徙，晋怀奔进，文籍焚糜，十不遗一。今之所存，有此三卷。其所出郡县乃后汉时制，疑仲景、元化等所记。又有桐君采药录，说其花叶形色。药对四卷，论其佐使相须。魏、晋以来，吴普、李当之等更复损益。或五百九十五，或四百四十一，或三百一十九，或三品混糅，冷热舛错，草石不分，虫兽无辨，且所主治，互有得失。医家不能备见，则智识有浅深。今辄苞综诸经，研括烦省，以神农本经三品合三百六十五为主，又进名医别品亦三百六十五，合七百三十种。精粗皆取，无复遗落，分别科条，区畛物类，兼注诸时用，土地所出及仙经道术所须，并此序录，合为七卷。虽未足追踵前良，盖亦一家撰制，吾去世之后，可贻诸知音尔。

桐君采药录 [时珍曰] 桐君，黄帝时臣也。书凡二卷，纪其花叶形色，今已不传。后人又有四时采药、太常采药时月等书。

雷公药对 [禹锡曰] 北齐徐之才撰。以众药名品、君臣、性毒、相反及所主疾病，分类记之。凡二卷。[时珍曰] 陶氏前已有此书，吴氏本草所引雷公是也。盖黄帝时雷公所著，之才增饰之尔。之才丹阳人，博识善医，历事北齐诸帝得宠，仕终尚书左仆射，年八十卒，赠司徒，封西阳郡王，谥文明。北史有传。

李氏药录 [保升曰] 魏·李当之，华佗弟子。修神农本草三卷，而世少行。[时珍曰] 其书散见吴氏、陶氏本草中，颇有发明。

吴氏本草 [保升曰] 魏·吴普，广陵人，华佗弟子。凡一卷。[时珍曰] 其书分记神农、黄帝、岐伯、桐君、雷公、扁鹊、华佗、李氏所说，性味甚详，今亦失传。

雷公炮炙论 [时珍曰] 刘宋时雷敩所著，非黄帝时雷公也。自称内究守国安正公，或是官名也。胡洽居士重加定述。药凡三百种，为上中下三卷。其性味、炮炙、熬煮、修事之法多古奥，文亦古质，别是一家，多本于乾宁晏先生。其首序论述物理，亦甚幽玄，录载于后。乾宁先生名晏封，著制伏草石论六卷，盖丹石家书也。

唐本草 [时珍曰] 唐高宗命司空英国公李勣等修陶隐居所注神农本草经，增为七卷。世谓之英公唐本草，颇有增益。显庆中，右监门长史苏恭重加订注，表请修定。帝复命太尉赵国公长孙无忌等二十二人与恭详定。增药一百一十四种，分为玉石、草、木、人、兽、禽、虫鱼、果、米谷、菜、有名未用十一部，凡二十卷，目录一卷，别为药图二十五卷，图经七卷，共五十三卷，世谓之唐新本草。苏恭所释虽明，亦多驳误。礼部郎中孔志约序曰：天地之大德曰生，运阴阳以播物；含灵之所保曰命，资亭育以尽年。蛰穴栖巢，感物之情盖寡；范金揉木，逐欲之道方滋。而五味或爽，时昧甘辛之节；六气斯沴，易愆寒燠之宜。中外交侵，形神分战。饮食伺衅，成肠胃之眚；风湿候隙，构手足之灾。机缠肤腠，莫之救止；渐固膏肓，期于夭折。暨炎辉纪物，识药石之功；云瑞名官，穷诊候之术。草木咸得其性，鬼神无所遁情。刳麝刳犀，驱泄邪恶；飞丹炼石，引纳清和。大庇苍生，普济黔首；功侔造化，恩迈裁成。日用不知，于今是赖。岐、和、彭、缓，腾绝轨于前；李、华、张、吴，振英声于后。昔秦政煨燔，兹经不预；永嘉丧乱，斯道尚存。梁陶弘景雅好摄生，研精药术，以为本草经者，神农之所作，不刊之书也。惜其年代浸远，简编残蠹，与桐、雷众记颇或踳驳。兴言撰缉，勒成一家，亦以雕琢经方，润色医业。然而时钟鼎峙，闻见阙于殊方；事非金议，诠释拘于独学。至如重建平之防己，弃槐里之半夏。秋采榆仁，冬收云实。谬粱米之黄白，混荆子之牡蔓。异繁缕于鸡肠，合由跋于鸢尾。防葵狼毒，妄曰同根；钩吻黄精，引为连类。铅锡莫辨，橙柚不分。凡此比例，盖亦多矣。自时厥后，以迄于今。虽方技分镳，名医继轨，更相祖述，罕能厘正。乃复采杜衡于及己，求忍冬于络石。舍陟厘而取莂藤，退飞廉而用马蓟。承疑行妄，曾无有觉。疾疢多殆，良深慨叹。既而朝议郎行右监门府长史骑都尉臣苏恭，摭陶氏之乖违，辨俗用之纰紊。遂表请修定，深副圣怀。乃诏太尉扬州都督监修国史上柱国赵国公臣无忌、大中大夫行尚药奉御臣许孝崇等二十二人，与苏恭详撰。窃以动植形生，因方舛性；春秋节变，感气殊功。离其本土，则质同而效异；乖于采摘，乃物是而时非。名实既爽，寒温多谬。用之凡庶，其欺已甚；施之君父，逆莫大焉。于是上禀神规，下询众议，普颁天下，营求药物。羽毛鳞介，无远不臻；根茎花实，有名咸萃。遂乃详探秘要，博综方术。本经虽缺，有验必书；别录虽存，无稽必正。考其同异，择其去取。铅翰昭章，定群言之得失；丹青绮焕，备庶物之形容。撰本草并图经目录等，凡成五十四卷。庶以网罗今古，开涤耳目。尽医方之妙极，拯生灵之性命。传万祀而无昧，悬百王而不朽。

药总诀 [禹锡曰] 梁·陶隐居撰，凡二卷，论药品五味寒热之性、主疗疾病及采蓄时月之法。一本题曰药象口诀，不著撰人名。

药性本草 [禹锡曰] 药性论凡四卷，不著撰人名氏。分药品之性味，君臣佐使主病之效。一本云陶隐居撰。然其药性之功，有与本草相庚者，疑非隐居书也。[时珍曰] 药性论即药性本草，乃唐·甄权所著也。权，扶沟人，仕隋为秘省正字。唐太宗时，年百二十岁，帝幸其第，访以药性，因上此书，授朝散大夫，其书论主治亦详。又著脉经、明堂人形图各一卷。详见唐史。

千金食治 [时珍曰] 唐·孙思邈撰，千金备急方三十卷，采摭素问、扁鹊、华陀、徐之才等所论补养诸说，及本草关于食用者，分米谷、果、菜、鸟兽、虫鱼为食治附之，亦颇明悉。思邈隐于太白山，隋、唐征拜皆不就，年百余岁卒，所著有千金翼方、枕中素书、摄生真录、福禄论、三教论、老子、庄子注。

食疗本草 [禹锡曰] 唐同州刺史孟诜撰。张鼎又补其不足者八十九种，并旧为二百二十七条，凡三卷。[时珍曰] 诜，梁人也。武后时举进士，累迁凤阁舍人，出为台州司马，转同州刺史。睿宗召用，固辞。卒年九十。因周礼食医之义，著此书，多有增益。又撰必效方十卷，补养方三卷。唐史有传。

本草拾遗 [禹锡曰] 唐开元中三原县尉陈藏器撰。以神农本经虽有陶、苏补集之说，然遗沉尚多，故别为序例一卷，拾遗六卷，解纷三卷，总曰本草拾遗。[时珍曰] 藏器，四明人。其所著述，博极群书，精核物类，订绳谬误，搜罗幽隐，自本草以来，一人而已。肤谫之士，不察其该详，惟诮其僻怪。宋人亦多删削。岂知天地品物无穷，古今隐显亦异，用舍有时，名称或变，岂可以一隅之见，而遽讥多闻哉。如辟虺雷、海马、胡豆之类，皆隐于昔而用于今；仰天皮、灯花、败扇之类，皆万家所用者。若非此书收载，何从稽考？此本草之书，所以不厌详悉也。

海药本草 [禹锡曰] 南海药谱二卷，不著撰人名氏，杂记南方药物所产郡县及疗疾之功，颇无伦次。[时珍曰] 此即海药本草也，凡六卷，唐人李珣所撰。珣盖肃、代时人，收采海药亦颇详明。又郑虔有胡本草七卷，皆胡中药物，今不传。

四声本草 [禹锡曰] 唐兰陵处士萧炳撰。取本草药名上一字，以平、上、去、入四声相从，以便讨阅，无所发明，凡五卷。进士王收序之。

删繁本草 [禹锡曰] 唐润州医博士兼节度随军杨损之撰。删去本草不急及有名未用之类为五卷。开元以后人也。无所发明。

本草音义 [时珍曰] 凡二卷，唐·李含光撰。又甄立言、殷子严皆有音义。

本草性事类 [禹锡曰] 京兆医工杜善方撰。不详何代人，凡一卷。以本草药名随类解释，附以诸药制使、畏恶、相反、相宜、解毒者。

食性本草 [禹锡曰] 南唐陪戎副尉剑州医学助教陈士良撰。取神农、陶隐居、苏恭、孟诜、陈藏器诸家药关于饮食者类之，附以食医诸方，及五时调养脏腑之法。[时珍曰] 书凡十卷，总集旧说，无甚新义。古有淮南王食经一百二十卷. 并有崔浩食经九卷，竺暄食经十卷，膳馐养疗二十卷，昝殷食医心鉴三卷，娄居中食治通说一卷，陈直奉亲养老书二卷，并有食治诸方，皆祖食医之意也。

蜀本草 [时珍曰] 蜀主孟昶命翰林学士韩保升等与诸医士，取唐本草参校增补注释，别为图经，凡二十卷，昶自为序，世谓之蜀本草。其图说药物形状，颇详于陶、苏也。

开宝本草 [时珍曰] 宋太祖开宝六年，命尚药奉御刘翰、道士马志等九人，取唐、蜀本草详校，仍取陈藏器拾遗诸书相参，刊正别名，增药一百三十三种，马志为之注解，翰林学士卢多逊等刊正。七年，复招志等重定，学士李昉等看详。凡神农者白字，名医所传者墨字，别之，并目录共二十一卷。序曰：三坟之书，神农预其一；百药既辨，本草存其录。旧经三卷，世所流传；名医别录，互为编纂。至梁·贞白先生陶弘景，乃以别录参其本经，朱墨杂书，时谓明白，而又考彼功用，为之注释，列为七卷，南国行焉。逮乎有唐，别加参校，增药余八百味，添注为二十一卷，本经漏功则补之，陶氏误说则证之。然而载历年祀，又逾四百。朱字墨字，无本得同；旧注新注，其文互缺。非圣主抚大同之运，永无疆之休，其何以改而正之哉。乃命尽考传误，刊为定本，类例非允，从而革焉。至于笔头灰，兔毫也，而在草部，今移附兔头骨之下；半天河、地浆，皆水也，亦在草部，今移附玉石类之间。败鼓皮移附于兽皮，胡桐泪改从于木类。紫矿亦木也，自玉石品而取焉；伏翼实禽也，由虫鱼部而移焉。橘柚附于果实，食盐附于光盐。生姜、干姜，同归一说。至于鸡肠、繁缕、陆英、蒴藋，以类相似，从而附之。仍采陈藏器拾遗、李含光音义，或讨源于别本，或传效于医家，参而较之，辨其臧否。至于突厥白，旧说灰类也，今是木根；天麻根，解以赤箭，今又全异。去非取是，特立新条。自余刊正，不可悉数。下采众议，定为印板。乃以白字为神农所说，墨字为名医所传。唐附今附，各加显注。详其解释，审其形性。证谬误而辨之者，署为今注；考文记而述之者，又为令按。义既刊定，理亦详明。又以新旧药合九百八十三种，并目录二十一卷，广颁天下，传而行焉。

嘉祐补注本草 [时珍曰] 宋仁宗嘉祐二年，诏光禄卿直秘阁掌禹锡、尚书祠部郎中秘阁校理林亿等，同诸医官重修本草。新补八十二种，新定一十七种，通计一千八十二条，谓之嘉祐补注本草，共二十卷。其书虽有校修，无大发明。其序略云：神农本草经三卷，药止三百六十五种。至陶隐居又进名医别录，亦三百六十五种，因而注释，分为七卷。唐·苏恭等又增一百一十四种，广为二十卷，谓之唐本草。国朝开宝中，两诏医工刘翰、道士马志等修，增一百三十三种，为开宝本草。伪蜀·孟昶，亦尝命其学士韩保升等稍有增广，谓之蜀本草。嘉祐二年八月，诏臣禹锡、臣亿等再加校正。臣等被命，遂更研核。窃谓前世医工，原诊用药；随效辄记，遂至增多。概见诸书，浩博难究；虽屡加删定，而去取非一。或本经已载，而所述粗略；或俚俗常用，而太医未闻。向非因事详著，则遗散多矣。乃请因其疏语，更为补注。因诸家医书、药谱所载物品功用，并从采掇；惟名近迂僻，类乎怪诞，则所不取。自余经史百家，虽非方饵之急，其间或有参说药验较然可据者，亦兼收载，务从该洽，以副诏意。凡名本草者非一家，今以开宝重定本为正。其分布卷类，经注杂糅，间以朱墨，并从旧例，不复厘改。凡补注并据诸书所说，其意义与旧文相参者，则从删削，以避重复。其旧已著见而意有未完，后书复言，亦具存之，欲详而易晓。仍每条并以朱书其端云：臣等谨按某书云某事。其别立条者，则解于其末，云见某书。凡所引书，唐、蜀二本草为先，他书则以所著先后为次第。凡书旧名本草者，今所引用，但著其所作人名曰某，惟唐、蜀本则曰唐本云、蜀本云。凡字朱墨之别，所谓神农本经者，以朱字；名医因神农旧条而有增补者，以墨字间于朱字；余所增者，皆别立条，并以墨字。凡陶隐居所进者，谓之名医别录，并以其注附于末。凡显庆所增者，亦注其末曰唐本先附。凡开宝所增者，亦注其末曰今附。凡今所增补，旧经未有，于逐条后开列云新补。凡药旧分上、中、下三品，今之新补难于详辨，但以类附见。如绿矾次于矾石，山姜花次于豆蔻，枳椇次于水杨之类是也。凡药有功用，本经未见，而旧注已曾引注，今之所增，但涉相类，更不立条，并附本注之末，曰续注。如地衣附于垣衣，燕覆附于通草，马藻附于海藻之类是也。凡旧注出于陶氏者，曰陶隐居云。出于显庆者，曰唐本注。出于开宝者，曰今注。其开宝考据传记者，别曰今按、今详、又按。皆以朱字别书于其端。凡药名本经已见，而功用未备，今有所益者，亦附于本注之末。凡药有今世已尝用，而诸书未见，无所辨证者，如胡卢巴、海带之类，则请从太医众论参议，别立为条，曰新定。旧药九百八十三种，新补八十二种，附于注者不预焉。新定一十七种，总新旧一千八十二条，皆随类附著之。英公、陶氏、开宝三序，皆有义例，所不可去，仍载于首卷云。

图经本草 [时珍曰] 宋仁宗既命掌禹锡等编绎本草，累年成书；又诏天下郡县，图上所产药物，用唐永徽故事，专命太常博士苏颂撰述成此书，凡二十一卷。考证详明，颇有发挥。但图与说异，两不相应。或有图无说，或有物失图，或说是图非。如江州菝葜乃仙遗粮，滁州青木香乃兜铃根，俱混列图；棠梂子即赤爪木，天花粉即栝楼根，乃重出条之类，亦其小小疏漏耳。颂，字子容，同安人，举进士，哲宗朝位至丞相，封魏国公。

证类本草 [时珍曰] 宋徽宗大观二年，蜀医唐慎微取嘉祐补注本草及图经本草合为一书，复拾唐本草、陈藏器本草、孟诜食疗本草旧本所遗者五百余种，附入各部，并增五种。仍采雷公炮炙及唐本、食疗、陈藏器诸说收未尽者，附于各条之后。又采古今单方，并经、史、百家之书有关药物者，亦附之。共三十一卷，名证类本草。上之朝廷，改名大观本草。慎微貌寝陋而学该博，使诸家本草及各药单方，垂之千古，不致沦没者，皆其功也。政和中，复命医官曹孝忠校正刊行，故又谓之政和本草。

本草别说 [时珍曰] 宋哲宗元祐中，阆中医士陈承，合本草及图经二书为一，间缀数语，谓之别说，高宗绍兴末，命医官王继先等校正本草，亦有所附，皆浅俚无高论。

日华诸家本草 [禹锡曰] 国初开宝中，四明人撰。不著姓氏，但云日华子大明。序集诸家本草近世所用药，各以寒、温、性、味、华、实、虫、兽为类，其言功用甚悉，凡二十卷。 [时珍曰] 按千家姓大姓出东莱，日华子盖姓大名明也。或云其姓田。未审然否。

本草衍义 [时珍曰] 宋政和中，医官通直郎寇宗奭撰。以补注及图经二书，参考事实，核其情理，援引辨证，发明良多，东垣、丹溪诸公亦尊信之。但以兰花为兰草，卷丹为百合，是其误也。书及序例凡二十卷。平阳张魏卿以其说分附各药之下，合为一书。

洁古珍珠囊 [时珍曰] 书凡一卷，金易州明医张元素所著。元素，字洁古，举进士不第，去学医，深阐轩、岐秘奥，参悟天人幽微。言古方新病不相能，自成家法。辨药性之气味、阴阳、厚薄、升降、浮沉、补泻，六气、十二经，及随证用药之法，立为主治、秘诀、心法、要旨，谓之珍珠囊。大扬医理，灵、素之下，一人而已。后人翻为韵语，以便记诵，谓之东垣珍珠囊，谬矣。惜乎止论百品，未及遍评。又著病机气宜保命集四卷，一名活法机要。后人误作河间刘完素所著，伪撰序文词调于卷首以附会之。其他洁古诸书，多是后人依托，故驳杂不伦。

用药法象 [时珍曰] 书凡一卷，元真定明医李杲所著。杲，字明之，号东垣。通春秋、书、易，忠信有守，富而好旋，援例为济源监税官。受业于洁古老人，尽得其学，益加阐发，人称神医。祖洁古珍珠囊，增以用药凡例、诸经向导、纲要活法，著为此书。谓世人惑于内伤外感，混同施治，乃辨其脉证、元气阴火、饮食劳倦、有余不足，著辨惑论三卷、脾胃论三卷。推明素问、难经、本草、脉诀及杂病方论，著医学发明九卷，兰室秘藏五卷。辨析经络脉法，分比伤寒六经之则，著此事难知二卷。别有痈疽、眼目诸书及试效方，皆其门人所集述者也。

汤液本草 [时珍曰] 书凡二卷，元医学教授古赵王好古撰。好古，字进之，号海藏，东垣高弟，医之儒者也。取本草及张仲景、成无己、张洁古、李东垣之书，间附己意，集而为此。别著汤液大法四卷、医垒元戎十卷、阴证略例、癍论萃英、钱氏补遗各一卷。

日用本草 [时珍曰] 书凡八卷。元海宁医士吴瑞，取本草之切于饮食者，分为八门，间增数品而已。瑞，字瑞卿，元文宗时人。

本草歌括 [时珍曰] 元瑞州路医学教授胡仕可，取本草药性图形作歌，以便童蒙者。我明刘纯、熊宗立、傅滋辈，皆有歌括及药性赋，以授初学记诵。

本草衍义补遗 [时珍曰] 元末朱震亨所著。震亨，义乌人，字彦修，从许白云讲道，世称丹溪先生。尝从罗太无学医，遂得刘、张、李三家之旨而推广之，为医家宗主。此书盖因寇氏衍义之义而推衍之，近二百种，多所发明。但兰草之为兰花，胡粉之为锡粉，未免泥于旧说，而以诸药分配五行，失之牵强耳。所著有格致余论、局方发挥、伤寒辨疑、外科精要新论、风木问答诸书。

本草发挥 [时珍曰] 书凡三卷，洪武时丹溪弟子山阴徐彦纯用诚所集。取张洁古、李东垣、王海藏、朱丹溪、成无己数家之说，合成一书尔，别无增益。

救荒本草 [时珍曰] 洪武初，周定王因念旱涝民饥，咨访野老田夫，得草木之根苗花实可备荒者四百四十种，图其形状，著其出产、苗叶、花子、性味、食法，凡四卷，亦颇详明可据。近人翻刻，削其大半，虽其见浅，亦书之一厄也。王号诚斋，性质聪敏，集普济方一百六十八卷，袖珍方四卷，诗、文、乐府等书。嘉靖中，高邮王磐著野菜谱一卷，绘形缀语，以告救荒，略而不详。

庚辛玉册 [时珍曰] 宣德中，宁献王取崔昉外丹本草、土宿真君造化指南、独孤滔丹房鉴源、轩辕述宝藏论、青霞子丹台录诸书所载金石草木可备丹炉者，以成此书。分为金石部、灵苗部、灵植部、羽毛部、鳞甲部、饮馔部、鼎器部，通计二卷，凡五百四十一品。所说出产形状，分别阴阳，亦可考据焉。王号臞仙，该通百家，所著医、卜、农、圃、琴、棋、仙学，诗家诸书，凡数百卷。造化指南三十三篇，载灵草五十三种，云是土宿昆元真君所说，抱朴子注解，盖亦宋、元时方士假托者尔。古有太清草木方、太清服食经、太清丹药录、黄白秘法、三十六水法、伏制草石论诸书，皆此类也。

本草集要 [时珍曰] 弘治中，礼部郎中慈溪王纶，取本草常用药品，及洁古、东垣、丹溪所论序例，略节为八卷，别无增益，斤斤泥古者也。纶，字汝言，号节斋，举进士，仕至都御史。

食物本草 [时珍曰] 正德时，九江知府江陵汪颖撰。东阳卢和，字廉夫，尝取本草之系于食品者编次此书。颖得其稿，厘为二卷，分为水、谷、菜、果、禽、兽、鱼、味八类云。

食鉴本草 [时珍曰] 嘉靖时，京口宁原所编。取可食之物，略载数语，无所发明。

本草会编 [时珍曰] 嘉靖中，祁门医士汪机所编。机，字省之。惩王氏本草集要不收草木形状，乃削去本草上、中、下三品，以类相从，菜谷通为草部，果品通为木部，并诸家序例共二十卷。其书撮约，似乎简便而混同，反难检阅，冠之以荠，识陋可知，掩去诸家，更觉零碎，臆度疑似，殊无实见，仅有数条自得可取尔。

本草蒙筌 [时珍曰] 书凡十二卷，祁门医士陈嘉谟撰。谟，字廷采。嘉靖末，依王氏集要，部次集成。每品具气味、产采、治疗、方法，创成对语，以便记诵。间附己意于后，颇有发明。便于初学，名曰蒙筌，诚称其实。

本草纲目 明楚府奉祠、敕封文林郎、蓬溪知县、蕲州李时珍东璧撰。蒐罗百氏，访采四方。始于嘉靖壬子，终于万历戊寅，稿凡三易。分为五十二卷，列为一十六部，部各分类，类凡六十。标名为纲，列事为目。增药三百七十四种，方八千一百六十。

引据古今医家书目

[时珍曰] 自陶弘景以下，唐、宋诸本草引用医书，凡八十四家，而唐慎微居多。时珍今所引，除旧本外，凡二百七十六家。

黄帝素问王冰注　　　　秦承祖方　　　　　钱氏箧中方

唐玄宗开元广济方　　　王焘外台秘要方　　刘禹锡传信方

天宝单方图　　　　　　华陀中藏经　　　　王绍颜续传信方

唐德宗贞元广利方　　　姚和众延龄至宝方　延年秘录

太仓公方　　　　　　　范汪东阳方　　　　柳州救三死方

宋太宗太平圣惠方　　　孙真人千金备急方　李绛兵部手集方

扁鹊方三卷　　　　　　孙真人食忌　　　　御药院方

张仲景金匮玉函方　　　孙真人千金翼方　　崔行功纂要方

华陀方十卷　　　　　　孙真人枕中记　　　刘涓子鬼遗方

张仲景伤寒论成无己注　席延赏方　　　　　乘闲集效方

支太医方　　　　　　　孙真人千金髓方　　陈延之小品方

张文仲随身备急方　　　叶天师枕中记　　　葛洪肘后百一方

徐文伯方　　　　　　　箧中秘宝方　　　　服气精义方

初虞世古今录验方　　　许孝宗箧中方　　　谢士泰删繁方

胡洽居士百病方	普救方	吴猛服椒诀
孙兆口诀	神仙服食方	许洪本草指南
梅师集验方	嵩阳子威灵仙传	黄氏本草权度
崔元亮海上集验方	寒食散方	祝氏证治本草
深师脚气论即梅师	贾相公牛经	土宿真君造化指南
姚僧坦集验方	贾诚马经	医余录
孙氏集验方	已上八十四家，系旧本所引。	月池人参传李言闻
孟诜必效方	灵枢经	胡演升炼丹药秘诀
平尧卿伤寒类要	王冰玄珠密语	名医录
斗门方	张杲医说	月池艾叶传
韦宙独行方	黄帝书	张子和儒门事亲
王珉伤寒身验方	褚氏遗书	张洁古医学启源
胜金方	李濂医史	菖蒲传
文潞公药准	秦越人难经	医鉴龚氏
周应简要济众方	圣济总录	活法机要
塞上方	刘氏病机赋	杨天惠附子传
王衮博济方	皇甫谧甲乙经	洁古家珍
沈存中灵苑方	宋徽宗圣济经	李东垣医学发明
救急方	刘克用药性赋	东垣辨惑论
张路大效方	王叔和脉经	东垣脾胃论
崔知悌劳瘵方	张仲景金匮要略	东垣兰室秘藏
近效方	彭祖服食经	东垣试效方
陈抃经验方	巢元方病原论	王海藏医家大法
陈氏经验后方	神农食忌	海藏医垒元戎
苏沈良方东坡、存中	神仙服食经	海藏此事难知
十全博救方	宋侠经心录	海藏阴证发明
昝殷食医心镜	魏武帝食制	罗天益卫生宝鉴
必用方	李氏食经	丹溪格致余论
张杰子母秘录	王执中资生经	丹溪局方发挥
杨氏产乳集验方	娄居中食治通说	卢和丹溪纂要
昝殷产宝	饮膳正要	丹溪医案
谭氏小儿方	刘河间原病式	杨珣丹溪心法
小儿宫气方	太清灵宝方	方广丹溪心法附余
万全方	玄明粉方	丹溪活套
太清草木方	刘河间宣明方	程充丹溪心法
李翱何首乌传	戴起宗脉诀刊误	滑伯仁撄宁心要

邵真人青囊杂纂	芝隐方	郑氏小儿方
夏子益奇疾方	通妙真人方	汤衡婴孩宝鉴
摘玄方	三十六黄方	卫生总微论 即保幼大全
赵宜真济急仙方	葛可久十药神书	鲍氏小儿方
纂要奇方	苏遒玄感传尸论	汤衡婴孩妙诀
端效方	上清紫庭追劳方	姚和众童子秘诀
王永辅惠济方	朱肱南阳活人书	全婴方
奚囊备急方	韩祗和伤寒书	王日新小儿方
史堪指南方	庞安时伤寒总病论	小儿宫气集
王璆百一选方	吴绶伤寒蕴要	魏直博爱心鉴
瞿仙寿域神方	赵嗣真伤寒论	高武痘疹管见 又名正宗
陈直奉亲养老书	成无己伤寒明理论	李言闻痘疹证治
世医通变要法	刘河间伤寒直格	痘疹要诀
吴旻扶寿精方	陶华伤寒十书	李实痘疹渊源
李鹏飞三元延寿书	李知先活人书括	闻人规痘疹八十一论
何大英发明证治	陈自明妇人良方	张清川痘疹便览
王氏医方捷径	郭稽中妇人方	陈自明外科精要
保庆集	熊氏妇人良方补遗	薛己外科心法
保生余录	胡氏济阴方	外科通玄论
神医普救方	妇人明理论	齐德之外科精义
杨炎南行方	妇人千金家藏方	薛己外科发挥
彭用光体仁汇编	便产须知	薛己外科经验方
传信适用方	二难宝鉴	杨清叟外科秘传
王氏究源方	妇人经验方	李迅痈疽方论
王节斋明医杂著	钱乙小儿直诀	周良采外科集验方
摄生妙用方	刘昉幼幼新书	眼科龙木论
艾元英如宜方	幼科类萃	飞鸿集
济生秘览	陈文中小儿方	倪维德原机启微集
王氏手集	曾世荣活幼心书	明目经验方
萧静观方	徐用宣袖珍小儿方	宣明眼科
锦囊秘览	张焕小儿方	眼科针钩方
唐仲举方	寇衡全幼心鉴	咽喉口齿方
杨尧辅方	演山活幼口议	已上二百七十六家，时珍所
金匮名方	阮氏小儿方	引者。
严月轩方	鲁伯嗣婴童百问	
郑师甫方	活幼全书	

引据古今经史百家书目

[时珍曰] 自陶弘景、唐、宋已下所引用者，凡一百五十一家。时珍所引用者，除旧本外，凡四百四十家。

易经注疏王弼	壶居士传	东方朔神异经
诗经注疏孔颖达、毛苌	崔魏公传	盛宏之荆州记
尔雅注疏李巡、邢昺、郭璞	李宝臣传	郭璞注山海经
尚书注疏孔安国	何君谟传	何晏九州记
春秋左传注疏杜预	李孝伯传	宗懍荆楚岁时记
孔子家语	李司封传	华山记
礼记注疏郑玄	柳宗元传	顾微广州记
周礼注疏	梁四公子记	徐表南州记
张湛注列子	唐武后别传	嵩山记
郭象注庄子	南岳魏夫人传	裴渊广州记
杨倞注荀子	三茅真君传	万震南州异物志
淮南子鸿烈解	葛洪神仙传	南蛮记
吕氏春秋	干宝搜神记	杨孚异物志
葛洪抱朴子	紫灵元君传	房千里南方异物志
战国策	刘向列仙传	太原地志
司马迁史记	徐铉稽神录	刘恂岭表录异
斑固汉书	玄中记	孟琯岭南异物志
范晔后汉书	洞微志	永嘉记
陈寿三国志	郭宪洞冥记	朱应扶南记
王隐晋书	乐史广异记	张氏燕吴行纪
沈约宋书	刘敬叔异苑	南城志
萧显明梁史	王子年拾遗记	五溪记
李延寿北史	太平广记	王氏番禺记
魏征隋书	吴均续齐谐记	白泽图
欧阳修唐书	段成式酉阳杂俎	轩辕述宝藏论
王瓘轩辕本纪	异术	青霞子丹台录
穆天子传	王建平典术	斗门经
秦穆公传	杜祐通典	独孤滔丹房镜源
蜀王本纪	异类	东华真人煮石法
鲁定公传	何承天纂文	房室图
汉武故事	张华博物志	太清草木记
汉武内传	魏略	神仙芝草经

异鱼图	龙鱼河图	急就章
太清石璧记	景焕野人闲话	张揖广雅
灵芝瑞草经	韩终采药诗	孙炎尔雅正义
狐刚子粉图	王充论衡	孔鲋小尔雅
魏王花木志	黄休复茆亭客话	曹宪博雅
夏禹神仙经	金光明经	罗愿尔雅翼
四时纂要	颜氏家训	杨雄方言
贾思勰音叶齐民要术	范子计然	陆佃埤雅
三洞要录	宋齐丘化书	埤雅广义
郭义恭广志	楚辞	刘熙释名
氾胜之种植书	李善注文选	司马光名苑
八帝圣化经	张协赋	陆玑鸟兽草木虫鱼疏
崔豹古今注	本事诗	师旷禽经
丁谓天香传	江淹集	袁达禽虫述
八帝玄变经	宋王微赞	淮南八公相鹤经
陆玑诗义疏	庾肩吾集	黄省曾兽经
陆羽茶经	陈子昂集	王元之蜂记
神仙感应篇	陆龟蒙诗	朱仲相贝经
李畋该闻录	梁简文帝劝医文	龟经
张鹥朝野佥载	以上一百五十一家，旧本所引者。	张世南质龟论
神仙秘旨		钟毓果然赋
杨亿谈苑	许慎说文解字	马经
开元天宝遗事	吕忱字林	傅肱蟹谱
修真秘旨	周弼六书正讹	李石续博物志
宣政录	周弼说文字原	韩彦直橘谱
郑氏明皇杂录	王安石字说	毛文锡茶谱
颖阳子修真秘诀	赵古则六书本义	唐蒙博物志
五行书	顾野王玉篇	蔡襄荔枝谱
孙光宪北梦琐言	孙愐唐韵	蔡宗颜茶对
左慈秘诀	魏子才六书精蕴	张华感应类从志
广五行记	仓颉解诂	欧阳修牡丹谱
欧阳公归田录	丁度集韵	刘贡父芍药谱
陶隐居登真隐诀	黄公武古今韵会	赞宁物类相感志
遁甲书	洪武正韵	范成大梅谱
沈括梦溪笔谈	阴氏韵府群玉	范成大菊谱
耳珠先生诀	包氏续韵府群玉	杨泉物理论

刘蒙泉菊谱	汲冢竹书	吾学编
史正志菊谱	陆裸续水经	顾玠海槎录
王佐格古论	临海异物志	刘郁出使西域记
陈翥桐谱	左氏国语	大明会典
沈立海棠记	三辅黄图	朱辅山溪蛮丛笑
天玄主物簿	陈祈畅异物志	袁滋云南记
陈仁玉菌谱	谢承续汉书	太平御览
王西楼野菜谱	三辅故事	陈彭年江南别录
穆修靖灵芝记	曹叔雅异物志	永昌志
戴凯之竹谱	法盛晋中兴书	册府元龟
叶庭珪香谱	张勃吴录	江南异闻录
李德裕平泉草木记	薛氏荆扬异物志	蜀地志
僧赞宁竹谱	后魏书	集事渊海
洪驹父香谱	环氏吴纪	李肇国史补
周叙洛阳花木记	万震凉州异物志	华阳国志
苏易简纸谱	南齐书	马端临文献通考
苏氏笔谱	东观秘记	楚国先贤传
洛阳名园记	刘欣期交州记	茅山记
苏氏砚谱	唐会要	白孔六帖
苏氏墨谱	刘义庆世说	葛洪西京杂记
张果丹砂秘诀	范成大桂海虞衡志	太和山志
杜季阳云林石谱	五代史	古今事类合璧
九鼎神丹秘诀	世本	周密齐东野语
张果玉洞要诀	东方朔林邑记	西凉记
李德裕黄冶论	南唐书	祝穆事文类聚
升玄子伏汞图	类编	周密癸辛杂志
桓谭盐铁论	东方朔十洲记	荆南记
大明一统志	宋史	欧阳询艺文类聚
韦述两京记	逸史	周密浩然斋日钞
宝货辨疑	任豫益州记	永州记
太平寰宇记	辽史	郑樵通志
祝穆方舆要览	野史	周密志雅堂杂钞
嵇含南方草木状	宋祁剑南方物赞	南裔记
逸周书	元史	陶九成说郛
郦道元注水经	费信星槎胜览	罗大经鹤林玉露
沈莹临海水土记	周达观真腊记	竺法真罗浮山疏

虞世南北堂书钞　　　颜师古刊谬正俗　　　刘向洪范五行传
陶九成辍耕录　　　　杨慎丹铅录　　　　　便民图纂
田汝成西湖志　　　　方国志　　　　　　　玉策记
贾似道悦生随钞　　　杜台卿玉烛宝典　　　遁甲开山图
叶盛水东日记　　　　刘绩霏雪录　　　　　刘伯温多能鄙事
南郡记　　　　　　　荀伯子临川记　　　　述征记
徐坚初学记　　　　　河图玉版　　　　　　南宫从峋嵝神书
徐氏总龟对类　　　　叶梦得水云录　　　　瞿仙神隐书
伏深齐地记　　　　　洪迈松漠纪闻　　　　任昉述异记
文苑英华　　　　　　河图括地象　　　　　皇极经世书
邵桂子瓮天语　　　　孙柔之瑞应图记　　　务本新书
郡国志　　　　　　　江湖纪闻　　　　　　祖冲之述异记
锦绣万花谷　　　　　春秋题辞　　　　　　性理大全
毛直方诗学大成　　　许善心符瑞记　　　　俞宗本种树书
邺中记　　　　　　　王安贫武陵记　　　　薛用弱集异记
洪迈夷坚志　　　　　春秋运斗枢　　　　　五经大全
苏子仇池笔记　　　　夏小正　　　　　　　起居杂记
廉州记　　　　　　　赵蔡行营杂记　　　　陈翱卓异记
淮南万毕术　　　　　春秋元命包　　　　　通鉴纲目
鲜于枢钩玄　　　　　崔寔四时月令　　　　洞天保生录
辛氏三秦记　　　　　张匡业行程记　　　　神异记
高氏事物纪原　　　　春秋考异邮　　　　　程氏遗书
松窗杂记　　　　　　月令通纂　　　　　　林洪山家清供
金门记　　　　　　　金幼孜北征录　　　　李元独异志
伏侯中华古今注　　　礼斗威仪　　　　　　朱子大全
杜宝大业拾遗录　　　王桢农书　　　　　　闺阁事宜
周处风土记　　　　　张师正倦游录　　　　录异记
应劭风俗通　　　　　孝经援神契　　　　　老子
苏鹗杜阳编　　　　　王旻山居录　　　　　陈元靓事林广记
嵩高记　　　　　　　段公路北户录　　　　戴祚甄异传
班固白虎通　　　　　周易通卦验　　　　　鹖冠子
方勺泊宅编　　　　　山居四要　　　　　　事海文山
襄沔记　　　　　　　胡峤陷卢记　　　　　异闻记
服虔通俗文　　　　　京房易占　　　　　　管子
方镇编年录　　　　　居家必用　　　　　　万宝事山
邓显明南康记　　　　隋炀帝开河记　　　　祖台之志怪

曹子建集	东坡诗集	张籍诗集
林氏小说	吴澄草庐集	杨万里诚斋集
治闻说	杜子美集	张东海集
韩文公集	黄山谷集	李绅文集
晁以道客话	吴莱渊颖集	范成大石湖集
龙江录	王维诗集	杨升庵集
柳子厚文集	宋徽宗诗	李义山集
刘跂暇日记	杨维桢铁崖集	陆放翁集
灵仙录	岑参诗集	唐荆川集
欧阳公文集	王元之集	左贵嫔集
康誉之昨梦录	宋景濂潜溪集	陈止斋集
白獭髓	钱起诗集	焦希程集
三苏文集	梅尧臣诗集	王梅溪集
邢坦斋笔衡	方孝孺逊志斋集	张宛丘集
异说	白乐天长庆集	方虚谷集
宛委录	王荆公临川集	葛氏韵语阳秋
苏黄手简	吴玉昆山小稿	蔡氏诗话
张世南游宦纪闻	元稹长庆集	古今诗话
高氏蓼花洲闲录	邵尧夫集	锦囊诗对
山谷刀笔	陈白沙集	以上四百四十家，时珍所引者。
何远春渚纪闻	刘禹锡集	
毕氏幕府燕闲录	周必大集	
李太白集	何仲默集	

采集诸家本草药品总数

神农本草经三百四十七种除并入一十八种外，草部一百六十四种，谷部七种，菜部一十三种，果部一十一种，木部四十四种，土部二种，金石部四十一种，虫部二十九种，介部八种，鳞部七种，禽部五种，兽部一十五种，人部一种。

陶弘景名医别录三百六种除并入五十九种外，草部一百三十种，谷部一十九种，菜部一十七种，果部一十七种，木部二十三种，服器部三种，水部二种，土部三种，金石部三十二种，虫部一十七种，介部五种，鳞部十种，禽部一十一种，兽部一十二种，人部五种。

李当之药录一种草部。

吴普本草一种草部。

雷敩炮炙论一种兽部。

苏恭唐本草一百一十一种草部三十四种，谷部二种，菜部七种，果部一十一种，木部二十二种，服器部三种，土部三种，金石部一十四种，虫部一种，介部二种，鳞部一种，禽部二种，兽部八种，人部一种。

甄权药性本草四种草部一种，谷部一种，服器部一种，金石部一种。

孙思邈千金食治二种菜部。

孟诜食疗本草一十七种草部二种，谷部三种，菜部三种，果部一种，鳞部六种，禽部二种。

陈藏器本草拾遗三百六十九种草部六十八种，谷部一十一种，菜部一十三种，果部二十种，木部三十九种，服器部三十四种，火部一种，水部二十六种，土部二十八种，金石部一十七种，虫部二十四种，介部一十种，鳞部二十八种，禽部二十六种，兽部一十五种，人部八种。

李珣海药本草一十四种草部四种，谷部一种，果部一种，木部五种，虫部一种，介部二种。

萧炳四声本草二种草部一种，土部一种。

陈士良食性本草二种菜部一种，果部一种。

韩保升蜀本草五种菜部二种，木部一种，介部一种，兽部一种。

马志开宝本草一百一十一种草部三十七种，谷部二种，菜部六种，果部一十九种，木部一十五种，服器部一种，土部一种，金石部九种，虫部二种，介部二种，鳞部一十一种，禽部一种，兽部四种，人部一种。

掌禹锡嘉祐本草七十八种草部一十七种，谷部三种，菜部十种，果部二种，木部六种，服器部一种，水部四种，金石部八种，鳞部一种，介部八种，禽部一十三种，兽部一种，人部四种。

苏颂图经本草七十四种草部五十四种，谷部二种，菜部四种，果部五种，木部一种，金石部三种，虫部二种，介部一种，禽部一种，兽部一种。

大明日华本草二十五种草部七种，菜部二种，果部二种，木部一种，金石部八种，虫部一种，鳞部一种，禽部一种，人部二种。

唐慎微证类本草八种菜部一种，木部一种，土部一种，金石部一种，虫部二种，兽部一种，人部一种。

寇宗奭本草衍义一种兽部。

李杲用药法象一种草部。

朱震亨本草补遗三种草部一种，谷部一种，木部一种。

吴瑞日用本草七种谷部一种，菜部三种，果部二种，兽部一种。

周定王救荒本草二种谷部一种，菜部一种。

汪颖食物本草一十七种谷部三种，菜部二种，果部一种，禽部十种，兽部一种。

宁原食鉴本草四种谷部一种，菜部一种，鳞部一种，兽部一种。

汪机本草会编三种草部一种，果部一种，虫部一种。

陈嘉谟本草蒙筌二种介部一种，人部一种。

李时珍本草纲目三百七十四种草部八十六种，谷部一十五种，菜部一十七种，果部三十四种，木部二十一种，服器部三十五种，火部十种，水部十一种，土部二十一种，金石部二十六种，虫部二十六种，介部五种，鳞部二十八种，禽部五种，兽部二十三种，人部一十一种。

神农本经名例

上药一百二十种为君，主养命以应天，无毒，多服久服不伤人。欲轻身益气，不老延年者，本上经。

中药一百二十种为臣，主养性以应人，无毒有毒，斟酌其宜。欲遏病补虚羸者，本中经。

下药一百二十五种为佐使，主治病以应地，多毒，不可久服。欲除寒热邪气，破积聚愈疾者，本下经。

三品合三百六十五种，法三百六十五度，一度应一日，以成一岁。倍其数，合七百三十名也。[陶弘景曰]今按上品药性，亦能遣疾，但势力和厚，不为速效，岁月常服，必获大益。病既愈矣，命亦兼申，天道仁育，故曰应天。一百二十种者，当谓寅、卯、辰、巳之月，法万物生荣时也。中品药性，疗病之辞渐深，轻身之说稍薄，祛患为速，延龄为缓，人怀性情，故曰应人。一百二十种，当谓午、未、申、酉之月，法万物成熟时也。下品药性，专主攻击，毒烈之气，倾损中和，不可常服，疾愈即止，地体收杀，故曰应地。一百二十五种者，当谓戌、亥、子、丑之月，法万物枯藏时也，兼以闰之盈数焉。若单服或配隶，自随人患，参而行之，不必偏执也。[掌禹锡曰]陶氏本草例：神农以朱书，别录以墨书。本经药止三百六十五种，今此言倍其数，合七百三十名，是并别录副品而言。此一节乃别录之文，传写既久，错乱所致。遂令后世掎摭此类，以为非神农之书，率以此故也。[时珍曰]神农本草，药分三品。陶氏别录倍增药品，始分部类。唐、宋诸家大加增补，兼或退出。虽有朱、墨之别，三品之名，而实已紊矣。或一药而分数条，或二物而同一处；或木居草部，或虫入木部；水土共居，虫鱼杂处；淄渑罔辨，玉斑不分；名已难寻，实何由觅。今则通合古今诸家之药，析为十六部，当分者分，当并者并，当移者移，当增者增。不分三品，惟逐各部。物以类从，目随纲举。每药标一总名，正大纲也。大书气味、主治，正小纲也。分注释名、集解、发明，详其目也。而辨疑、正误、附录附之，备其体也。单方又附于其末，详其用也。大纲之下，明注本草及三品，所以原始也。小纲之下，明注各家之名，所以注实也。分注则各书人名，一则古今之出处不没，一则各家之是非有归。虽旧章似乎剖析，而支脉更觉分明。非敢僭越，实便讨寻尔。

药有君臣佐使，以相宣摄。合和宜一君、二臣、三佐、五使，又可一君、三臣、九佐使也。[弘景曰]用药犹如立人之制，若多君少臣，多臣少佐，则气力不周也。然检仙经世俗诸方，亦不必皆尔。大抵养命之药多君，养性之药多臣，疗病之药多佐，犹依本性所主，而复斟酌之。上品君中，复有贵贱；臣佐之中，亦复如之。所以门冬、远志，别有君臣；

甘草国老，大黄将军，明其优劣，皆不同秩也。[岐伯曰] 方制君臣者，主病之谓君，佐君之谓臣，应臣之谓使，非上、中、下三品之谓也，所以明善恶之殊贯也。[张元素曰] 为君者最多，为臣者次之，佐者又次之。药之于证，所主同者，则各等分。或云力大者为君。[李杲曰] 凡药之所用，皆以气味为主。补泻在味，随时换气，主病为君。假令治风，防风为君；治寒，附子为君；治湿，防己为君；治上焦热，黄芩为君；中焦热，黄连为君。兼见何证，以佐使药分治之，此制方之要也。本草上品为君之说，各从其宜尔。

药有阴阳配合，子母兄弟。[韩保升曰] 凡天地万物皆有阴阳，大小各有色类，并有法象。故羽毛之类，皆生于阳而属于阴；鳞介之类，皆生于阴而属于阳。所以空青法木，故色青而主肝；丹砂法火，故色赤而主心；云母法金，故色白而主肺；雌黄法土，故色黄而主脾；磁石法水，故色黑而主肾。余皆以此例推之。子母兄弟，若榆皮为母，厚朴为子之类是也。

△磁石

△榆皮

根茎花实，苗皮骨肉。[元素曰] 凡药根之在土中者，中半已上，气脉之上行也，以生苗者为根；中半已下，气脉之下行也，以入土者为梢。病在中焦与上焦者用根，在下焦者用梢，根升梢降。人之身半已上，天之阳也，用头；中焦用身；身半已下，地之阴也，用梢。乃述类象形者也。[时珍曰] 草木有单使一件者，如羌活之根，木通之茎，款冬之花，葶苈之实，败酱之苗，大青之叶，大腹之皮，郁李之核，檗木之皮，沉香之节，苏木之肌，胡桐之泪，龙脑之膏是也。有兼用者，远志、小草、蜀漆、常山之类是也。有全用者，枸杞、甘菊之类是也。有一物两用者，当归头尾，麻黄根节，赤白茯苓，牛膝春夏用苗、秋冬用根之类是也。羽毛、鳞介、玉石、水火之属，往往皆然，不可一律论也。

有单行者，有相须者，有相使者，有相畏者，有相恶者，有相反者，有相杀者。凡此七情，合和视之。当用相须相使者良，勿用相恶相反者。若有毒宜制，可用相畏相杀者；不尔，勿合用也。[保升曰]本经三百六十五种中：单行者七十一种，相须者十二种，相使者九十种，相畏者七十八种，相恶者六十种，相反者十八种，相杀者三十六种。凡此七情，合和视之。[弘景曰]今检旧方用药，亦有相恶相反者。如仙方甘草丸有防己、细辛，俗方玉石散用栝楼、干姜之类，服之乃不为害。或有制持之者，譬如寇、贾辅汉，程、周佐吴，大体既正，不得以私情为害。虽尔，不如不用尤良。半夏有毒，须用生姜，取其相畏相制也。[宗奭曰]相反为害深于相恶者，谓彼虽恶我，我无忿心，犹如牛黄恶龙骨，而龙骨得牛黄更良，此有以制伏故也。相反者，则彼我交仇，必不和合。今画家用雌黄、胡粉相近，便自黯妒，可证矣。[时珍曰]药有七情：独行者，单方不用辅也。相须者，同类不可离也，如人参、甘草，黄檗、知母之类。相使者，我之佐使也。相恶者，夺我之能也。相畏者，受彼之制也。相反者，两不相合也。相杀者，制彼之毒也。古方多有用相恶相反者。盖相须、相使同用者，帝道也。相畏、相杀同用者，王道也。相恶、相反同用者，霸道也。有经有权，在用者识悟尔。

△细辛的原植物

△人参

知母

药有酸、咸、甘、苦、辛五味，又有寒、热、温、凉四气。[宗奭曰] 凡称气者，是香臭之气。其寒、热、温、凉，是药之性。且如鹅白脂性冷，不可言气冷也。四气则是香、臭、腥、臊。如蒜、阿魏、鲍鱼、汗袜，则其气臭；鸡、鱼、鸭、蛇，则其气腥；狐狸、白马茎、人中白，则其气臊；沉、檀、龙、麝，则其气香是也。则气字当改为性字，于义方允。[时珍曰] 寇氏言寒、热、温、凉是性，香、臭、腥、臊是气，其说与礼记文合。但自素问以来，只以气味言，卒难改易，姑从旧尔。[好古曰] 味有五，气有四。五味之中，各有四气。如辛则有石膏之寒，桂、附之热，半夏之温，薄荷之凉是也。气者天也，味者地也。温热者天之阳，寒凉者天之阴；辛甘者地之阳，咸苦者地之阴。本草五味不言淡，四气不言凉，只言温、大温、热、大热、寒、大寒、微寒、平、小毒、大毒、有毒、无毒，何也？淡附于甘，微寒即凉也。

△阿魏

△石膏

及有毒无毒。[岐伯曰] 病有久新，方有大小，有毒无毒，固宜常制。大毒治病，十去其六；常毒治病，十去其七；小毒治病，十去其八；无毒治病，十去其九。谷、肉、果、菜，食养尽之，无使过之，伤其正也。[又曰] 耐毒者以厚药，不胜毒者以薄药。[王冰云] 药气有偏胜，则脏气有偏绝，故十分去其六、七、八、九而止也。

阴干暴干，采造时月生熟。[弘景曰] 凡采药时月，皆是建寅岁首，则从汉太初后所记也。其根物多以二月八月采者，谓春初津润始萌，未充枝叶，势力淳浓也。至秋枝叶干枯，津润归流于下也。大抵春宁宜早，秋宁宜晚，花、实、茎、叶，各随其成熟尔。岁月亦有早晏，不必都依本文也。所谓阴干者，就六甲阴中干之也。又依遁甲法，甲子旬阴中在癸酉，以药著酉地也。实不必然，但露暴于阴影处干之尔。若可两用，益当为善。[孙思邈曰] 古之医者，自解采取，阴干暴干皆如法，用药必依土地，所以治病十愈八九。今之医者，不知采取时节，至于出产土地，新、陈、虚、实，一皆不悉，所以治病十不得五也。[马志曰] 今按法阴干者多恶，如鹿茸阴干悉烂，火干且良。草木根苗，九月以前采者，悉宜日干；十月以后采者，阴干乃好。[时珍曰] 生产有南北，节气有早迟，根苗异收采，制造异法度。故市之地黄以锅煮熟，大黄用火焙干，松黄和蒲黄，樟脑杂龙脑，皆失制作伪者也。孔志约云：动植形生，因地舛性；春秋节变，感气殊功，离其本土，则质同而效异，乖于采取，则物是而时非。名实既虚，寒温多谬，施于君父，逆莫大焉。[嘉谟曰] 医药贸易多在市家。谚云：卖药者两眼，用药者一眼，服药者无眼，非虚语也。古圹灰云死龙骨，苜蓿根为土黄芪，麝香捣荔核搀藿香，采茄叶杂煮半夏为玄胡索，盐松梢为肉苁蓉，草仁充草豆蔻，西呆代南木香，熬广胶入荞面作阿胶，煮鸡子及鱼枕为琥珀，枇杷蕊代款冬，驴脚胫作虎骨，松脂混麒麟竭，番消和龙脑香。巧诈百般，甘受其侮，甚致杀人。归咎用药，乃大关系，非比寻常，不可不慎也。

△鹿茸

△地黄

△蒲黄

△龙骨

土地所出，真伪陈新，并各有法。[弘景曰] 诸药所生，皆的有境界，秦、汉已前，当言列国。今郡县之名，后人所增尔。江东以来，小小杂药，多出近道，气力性理，不及本邦。假令荆、益不通，则全用历阳当归、钱塘三建，岂得相似？所以疗病不及往人，亦当缘此。又且医不识药，惟听市人，市人又不辨究，皆委采送之家。采送之家，传习造作，真伪好恶，并皆莫测。所以钟乳醋煮令白，细辛水渍使直，黄芪蜜蒸为甜，当归酒洒取润，蜈蚣朱足令赤，螵蛸胶于桑枝，以虺床当蘼芜，以荠苨乱人参。此等既非事实，合药不量剥除。只如远志、牡丹，才不收半；地黄、门冬，三分耗一。凡去皮除心之属，分两不应，不知取足。王公贵胜合药之日，群下窃换好药，终不能觉。以此疗病，固难责效。[宗奭曰] 凡用药必须择土地所宜者则真，用之有据，如上党人参，川西当归、齐州半夏、华州细辛。东壁土、冬月灰、半天河水、热汤、浆水之类，其物至微，其用至广，盖亦有理。若不能究厥理，治病徒费其功。[杲曰] 陶隐居本草言狼毒、枳实、橘皮、半夏、麻黄、吴茱萸皆须陈久者良，其余须精新也。然大黄、木贼、荆芥、芫花、槐花之类，亦宜陈久，不独六陈也。凡药味须要专精。至元庚辰六月，许伯威年五十四，中气本弱，病伤寒八九日，热甚。医以凉药下之，又食梨，冷伤脾胃，四肢逆冷，时发昏愦，心下悸动，吃噫不止，面色青黄，目不欲开。其脉动中有止，时自还，乃结脉也。用仲景复脉汤加人参、肉桂，急扶正气。生地黄减半，恐伤阳气。服二剂，病不退。再为诊之，脉证相对。因念莫非药欠专精陈腐耶？再市新药与服，其证减半，又服而安。凡诸草、木、昆虫，产之有地；根、叶、花、实，采之有时。失其地，则性味少异；失其时，则气味不全。又况新陈之不同，精粗之不等。倘不择而用之，其不效者，医之过也。唐耿沣诗云："老医迷旧疾，朽药误新方"，是矣。岁物专精见后。

药性有宜丸者，宜散者，宜水煮者，宜酒渍者，宜膏煎者，亦有一物兼宜者，亦有不可入汤酒者，并随药性，不得违越。[弘景曰]又按病有宜服丸、服散、服汤、服酒、服膏煎者，亦兼参用，以为其制。[华佗曰]病有宜汤者、宜丸者，宜散者，宜下者，宜吐者，宜汗者。汤可以荡涤脏腑，开通经络，调品阴阳。丸可以逐风冷，破坚积，进饮食。散可以去风寒暑湿之邪，散五脏之结伏，开肠利胃。可下而不下，使人心腹胀满烦乱。可汗而不汗，使人毛孔闭塞，闷绝而终。可吐而不吐，使人结胸上喘，水食不入而死。[杲曰]汤者荡也，去大病用之。散者散也，去急病用之。丸者缓也，舒缓而治之也。㕮咀者，古制也。古无铁刃，以口咬细，煎汁饮之，则易升易散而行经络也。凡治至高之病，加酒煎。去湿以生姜，补元气以大枣，发散风寒以葱白，去膈上痰以蜜。细末者，不循经络，止去胃中及脏腑之积。气味厚者，白汤调；气味薄者，煎之和滓服。去下部之痰，其丸极大而光且圆；治中焦者次之，治上焦者极小。稠面糊取其迟化，直至中下。或酒或醋，取其散之意也。犯半夏、南星，欲去湿者，丸以姜汁稀糊，取其易化也。水浸宿炊饼，又易化；滴水丸，又易化。炼蜜丸者，取其迟化而气循经络也。蜡丸取其难化而旋旋取效，或毒药不伤脾胃也。[元素曰]病在头面及皮肤者，药须酒炒；在咽下脐上者，酒洗之；在下者，生用。寒药须酒浸曝干，恐伤胃也。当归酒浸，助发散之用也。[嘉谟曰]制药贵在适中，不及则功效难求，太过则气味反失。火制四：煅、炮、炙、炒也。水制三：渍、泡、洗也。水火共制，蒸、煮二者焉。法造虽多，不离于此。酒制升提，姜制发散。入盐走肾而软坚，用醋注肝而住痛。童便制，除劣性而降下；米泔制，去燥性而和中。乳制润枯生血，蜜制甘缓益元。陈壁土制，窃真气骤补中焦；麦麸皮制，抑酷性勿伤上膈。乌豆汤、甘草汤渍曝，并解毒致令平和；羊酥油、猪脂油涂烧，咸渗骨容易脆断。去瓤者免胀，抽心者除烦。大概具陈，初学熟玩。

欲疗病先察其原，先候病机。五脏未虚，六腑未竭，血脉未乱，精神未散，服药必活。若病已成，可得半愈。病势已过，愈将难全。[弘景曰]自非明医听声察色诊脉，孰能知未病之病乎？且未病之人，亦无肯自疗。故齐侯怠于皮肤之微，以致骨髓之痼。非但识悟之为难，亦乃信受之弗易。仓公有言：信巫不信医，死不治也。[时珍曰]素问云：上古作汤液，故为而弗服；中古道德稍衰，邪气时至，服之万全；当今之世，必齐毒药攻其中，镵石针艾治其外。又曰：中古治病，至而治之汤液，十日不已，治以草苏荄枝，本末为助，标本已得，神气乃服。暮世治病，不本四时，不知日月，不审逆从，病形已成，以为可救，故病未已，新病复起。[淳于意曰] 病有六不治：骄恣不论于理，一不治；轻身重财，二不治；衣食不适，三不治；阴阳脏气不定，四不治；形羸不能服药，五不治；信巫不信医，六不治。六者有一，则难治也。[宗奭曰] 病有六失：失于不审，失于不信，失于过时，失于不择医，失于不识病，失于不知药。六失有一，即为难治。又有八要：一曰虚，二曰实，三曰冷，四曰热，五曰邪，六曰正，七曰内，八曰外也。素问言：凡治病，察其形气色泽，观人勇怯、骨肉、皮肤，能知其情，以为诊法。若患人脉病不相应，既不得见其形，医止据脉供药，其可得乎。今豪富之家，妇人居帷幔之内，复以帛蒙手臂。既无望色之神，听声之圣，又不能尽切脉之巧，未免详问。病家厌繁，以为术疏，往往得药不服。是四诊之术，不得其一矣，可谓难也。呜呼！

△巴豆

△甘遂

△狼毒

△附子

若用毒药疗病，先起如黍粟，病去即止，不去倍之，不去十之，取去为度。[弘景曰] 今药中单行一两种有毒，只如巴豆、甘遂、将军，不可便令尽剂，如经所云：一物一毒，服一丸如细麻；二物一毒，服二丸如大麻；三物一毒，服三丸如胡豆；四物一毒，服四丸如小豆；五物一毒，服五丸如大豆；六物一毒，服六丸如梧子；从此至十，皆以梧子为数。其中又有轻重，且如狼毒、钩吻，岂如附子、芫花辈耶？此类皆须量宜。[宗奭曰] 虽有此例，更合论人老少虚实，病之新久，药之多毒少毒，斟量之，不可执为定法。

疗寒以热药，疗热以寒药，饮食不消以吐下药，鬼疰蛊毒以毒药，痈肿疮瘤以疮药，风湿以风湿药，各随其所宜。[弘景曰] 药性一物兼主十余病者，取其偏长为本，复观人之虚实补泻，男女老少，苦乐荣悴，乡壤风俗，并各不同。褚澄疗寡妇尼僧，异乎妻妾，此是达其性怀之所致也。[时珍曰] 气味有厚薄，性用有躁静，治体有多少，力化有浅深。正者正治，反者反治。用热远热，用寒远寒，用凉远凉，用温远温。发表不远热，攻里不远寒；不远热则热病至，不远寒则寒病至。治热以寒，温而行之；治寒以热，凉而行之；治温以清，冷而行之；治清以温，热而行之。木郁达之，火郁发之，土郁夺之，金郁泄之，水郁折之。气之胜也，微者随之，甚者制之；气之复也，和者平之，暴者夺之。高者抑之，下者举之，有余折之，不足补之，坚者削之，客者除之，劳者温之，结者散之，留者行之，燥者濡之，急者缓之，散者收之，损者益之，逸者行之，惊者平之。吐之、汗之、下之、补之、泻之，久新同法。又曰：逆者正治，从者反治。反治者，热因寒用，寒因热用，塞因塞用，通因通用。必伏其所主，而先其所因。其始则同，其终则异。可使破积，可使溃坚，可使气和，可使必已。又曰：诸寒之而热者取之阴，热之而寒者取之阳，所谓求其属以衰之也。此皆约取素问之粹言。

病在胸膈已上者，先食后服药；病在心腹已下者，先服药而后食。病在四肢血脉者，宜空腹而在旦；病在骨髓者，宜饱满而在夜。[弘景曰] 今方家先食后食，盖此义也。又有须酒服者，饮服者，冷服者，热服者。服汤则有疏有数，煮汤则有生有熟。各有法用，并宜详审。[杲曰]古人服药活法：病在上者，不厌频而少；病在下者，不厌顿而多。少服则滋荣于上，多服则峻补于下。凡云分再服、三服者，要令势力相及，并视人之强弱，病之轻重，以为进退增减，不必泥法。

夫大病之主，有中风伤寒，寒热温疟，中恶霍乱，大腹水肿，肠澼下痢，大小便不通，奔豚上气，咳逆呕吐，黄疸消渴，留饮癖食，坚积癥瘕，癫邪惊痫鬼疰，喉痹齿痛，耳聋目盲，金疮踒折，痈肿恶疮，痔瘘瘿瘤；男子五劳七伤，虚乏羸瘦；女子带下崩中，血闭阴蚀；虫蛇蛊毒所伤。此大略宗兆，其间变动枝叶，各宜依端绪以取之。[弘景曰]药之所主，止说病之一名，假令中风，乃有数十种，伤寒证候亦有二十余条，更复就中求其类例，大体归其始终，以本性为根宗，然后配证以合药尔。病之变状，不可一概言之。所以医方千卷，犹未尽其理。春秋已前及和、缓之书蔑闻，而道经略载扁鹊数法，其用药犹是本草家意。至汉淳于意及华佗等方，今时有存者，亦皆条理药性。惟张仲景一部，最为众方之祖，又悉依本草，但其善诊脉、明气候，以意消息之尔。至于剖肠剖臆，刮骨续筋之法，乃别术所得，非神农家事。自晋代以来，有张苗、宫泰、刘德、史脱、靳邵、赵泉、李子豫等，一代良医。其贵胜阮德如、张茂先辈。逸民皇甫士安及江左葛洪、蔡谟、殷仲堪诸名人等，并研精药术。宋有羊欣、元徽、胡洽、秦承祖，齐有尚书褚澄、徐文伯、嗣伯群从兄弟，疗病亦十愈八九。凡此诸人，各有所撰用方，观其指趣，莫非本草者。或时用别药，亦循其性度，非相逾越。范汪方百余卷，及葛洪肘后，其中有细碎单行经用者，或田舍试验之法，或殊域异识之术。如藕皮散血，起自庖人；牵牛逐水，近出野老。饼店蒜齑，乃是下蛇之药；路边地菘，而为金疮所秘。此盖天地间物，莫不为天地间用，触遇则会，非其主对矣。颜光禄亦云：道经仙方，服食断谷，延年却老，乃至飞丹炼石之奇，云腾羽化之妙，莫不以药道为先。用药之理，一同本草，但制御之途，小异世法。所用不多，远至二十余物，或单行数种。岁月深积，便致大益，即本草所云久服之效，不如俗人微觉便止。今庸医处疗，皆耻看本草，或倚约旧方，或闻人传说，便揽笔疏之，以此表奇。其畏恶相反，故自寡昧，而药类远僻，分两参差，不以为疑。偶尔值瘥，则自信方验。旬月未瘳，则言病源深结。了不反求诸己，虚构声称，自应贻谴矣。其五经四部，军国礼服，少有乖越，止于事迹非宜尔。至于汤药，一物有谬，便性命及之。千乘之君，百金之长，可不深思戒慎耶！[宗奭曰]人有贵贱少长，病当别论；病有新久虚实，理当别药。盖人心如面，各各不同，惟其心不同，脏腑亦异。欲以一药通治众人之病，其可得乎？张仲景曰：有土地高下不同，物性刚柔食居亦异。是故黄帝兴四方之问，岐伯举四治之能。且如贵豪之家，形乐志苦者也。衣食足则形乐而外实，思虑多则志苦而内虚。故病生于脉，与贫下异，当因人而治。后世医者，委此不行，所失甚矣。又凡人少长老，其气血有盛壮衰三等。故岐伯曰少火之气壮，壮火之气衰。盖少火生气，壮火散气，况衰火乎。故治法亦当分三等。其少日服饵之药，于壮老之时，皆须别处，决不可忽。又云：人以气血为本。世有童男室女，积想在心，思虑过当，多致劳损。男则神色先散，女则月水先闭。盖忧愁思虑则伤心，心伤则血逆竭，故神色先散而月水先闭也。火既受病，不能营养其子，故不嗜食。脾既虚则金气亏，故发嗽。嗽既作，水气绝，故四肢干。木气不充，故多怒，鬓发焦，筋痿。俟五脏传遍，故卒不能死，然终死矣。此于诸劳最为难治。或能改易心志，用药扶接，间得九死一生耳。有人病久嗽，肺虚生寒热。以款冬花焚三两芽，俟烟出，以笔管吸其烟，满口则咽之，至倦乃已。日作五七次，遂瘥。有人病疟月余，又以药吐下之，气遂弱。观其脉病，乃夏伤暑，秋又伤风。因与柴胡汤一剂安。后又饮食不节，寒热复作，吐逆不食，胁下急痛，此名痰疟。以十枣汤一服，下痰水数升，服理中散二钱，遂愈。有妇人病吐逆，大小便不通，烦乱，四肢冷，渐无脉，凡一日半。与大承气汤二剂，至夜半大便渐通，脉渐生，翌日乃安。此关格之病，极难治。经曰关则吐逆，格则不得小便。亦有不得大便者。有人苦风痰头痛，颤掉吐逆，饮食减。医以为伤冷物，温之不愈，又以丸下之，遂厥。复与金液丹，后谵言吐逆，颤掉不省人，狂若见鬼，循衣摸床，手足冷，脉伏。此胃中有结热，故昏瞀不省人。以阳气不能布于外，阴气不持于内，即颤掉而厥。遂与大承气汤，至一剂，乃愈。有妇人病温，已十二日。诊其脉，六七至而涩，寸稍大，尺稍小。发寒热，颊赤口干，不了了，耳聋。问之，病后数日，经水乃行。此属少阳热入血室，治不对病，必死。乃与小柴胡汤二日，又加桂枝干姜汤一日，寒热止。但云：我脐下急痛。与抵当丸，微利，痛止身凉，尚不了了，复与小柴胡汤。次日云：我胸中热燥，口鼻干。又少与调胃承气汤，不利。与大陷胸丸半服，利三行。次日虚烦不宁，妄有所见，狂言，知有燥屎，以其极虚，不敢攻之，与竹叶汤，去其烦热，其大便自通，中有燥屎数枚，狂烦尽解，惟咳嗽唾沫，此肺虚也，不治，恐乘虚作肺痿。以小柴胡去人参、姜、枣，加干姜、五味子汤，一日咳减，二日悉痊。有人年六十，脚肿生疮，忽食猪肉，不安。医以药下之，稍愈。时出外，中风汗出，头面暴肿，起紫黑色，多睡，耳轮上有浮泡小疮，黄汁出，乃与小续命汤倍加羌活服之，遂愈。有人年五十四，素羸，多中寒，小年常服生硫黄数斤，近服菟丝有效。脉左上二部、右下二部弦紧有力。五七年来，病右手足筋急拘挛，言语稍迟。遂与仲景小续命汤，加薏苡仁一两，以治筋急，减黄芩、人参、芍药各半以避中寒，杏仁只用一百五枚。后云：尚觉大冷。因尽去人参、芩、芍，加当归一两半，遂安。小续命汤今人多用，不能逐证加减，遂至危殆，故举以为例。

陶隐居名医别录合药分剂法则

古秤惟有铢两而无分名。今则以十黍为一铢，六铢为一分，四分成一两，十六两为一斤。虽有子谷秬黍之制，从来均之已久，依此用之。[苏恭曰] 古秤皆复，今南秤是也。后汉以来，分一斤为二斤，一两为二两。古方惟张仲景，而已涉今秤，若用古秤，则水为殊少矣。[杲曰] 六铢为一分，即二钱半也，二十四铢为一两。古云三两，即今之一两；云二两，即今之六钱半也。[时珍曰] 蚕初吐丝曰忽，十忽曰丝，十丝曰厘，四厘曰累，音垒。十厘曰分，四累曰字，二分半也。十累曰铢，四分也。四字曰钱，十分也。六铢曰一分，去声，二钱半也。四分曰两，二十四铢也。八两曰锱，二锱曰斤。二十四两曰镒，一斤半也，准官秤十二两。三十斤曰钧。四钧曰石，一百二十斤也。方中有曰少许者，些子也。今古异制，古之一两，今用一钱可也。

今方家云等分者，非分两之分，谓诸药斤两多少皆同尔，多是丸散用之。

丸散云刀圭者，十分方寸匕之一，准如梧桐子大也。方寸匕者，作匕正方一寸，抄散取不落为度。五匕者，即今五铢钱边五字者，抄之不落为度。一撮者，四刀圭也。匕即匙也。

药以升合分者，谓药有虚实轻重，不得用斤两，则以升平之。十撮为一勺，十勺为一合，十合为一升。升方作上径一寸，下径六分，深八分。内散药，勿按抑之，正尔微动令平尔。[时珍曰] 古之一升，即今之二合半也。量之所起为圭，四圭为撮，十撮为勺，十勺为合，十合为升，十升为斗，五斗曰斛，二斛曰石。

凡汤酒膏药云㕮咀者，谓秤毕捣之如大豆，又吹去细末。药有易碎难碎，多末少末，今皆细切如㕮咀也。[恭曰] 㕮咀，商量斟酌之也。[宗奭曰] 㕮咀有含味之意，如人以口齿咀嚼，虽破而不尘。古方多言㕮咀，此义也。[杲曰] 㕮咀，古制也。古无铁刃，以口咬细，令如麻豆，煎之。今人以刀剉细尔。

△胡麻

△赤小豆

凡丸药云如细麻者，即胡麻也，不必扁扁，略相称尔。黍粟亦然。云如大麻子者，准三细麻也。如胡豆者，即今青斑豆也，以二大麻准之。如小豆者，今赤小豆也，以三大麻准之。如大豆者，以二小豆准之。如梧子者，以二大豆准之。如弹丸及鸡子黄者，以四十梧子准之。[宗奭曰] 今人用古方多不效者何也？不知古人之意尔。如仲景治胸痹，心中痞坚，逆气抢心，用治中汤。人参、术、干姜、甘草四物，共一十二两，水八升，煮取三升，每服一升，日三服，以知为度。或作丸，须鸡子黄大，皆奇效。今人以一丸如杨梅许服之，病既不去，乃曰药不神。非药之罪，用药者之罪也。

凡方云巴豆若干枚者，粒有大小，当去心皮秤之，以一分准十六枚。附子、乌头若干枚者，去皮毕，以半两准一枚。枳实若干枚者，去瓤毕，以一分准二枚。橘皮一分准三枚。枣大小三枚准一两。干姜一累者，以一两为正。

凡方云半夏一升者，洗毕秤五两为正。蜀椒一升，三两为正。吴茱萸一升，五两为正。菟丝子一升，九两为正。庵䕡子一升，四两为正。蛇床子一升，三两半为正。地肤子一升，四两为正。其子各有虚实轻重不可秤准者，取平升为正。

△蛇床子　　　　　　　　　△地肤子

凡方云用桂一尺者，削去皮重半两为正。甘草一尺者，二两为正。云某草一束者，三两为正。云一把者，二两为正。

凡方云蜜一斤者，有七合。猪膏一斤者，有一升二合也。

凡丸散药，亦先切细暴燥乃捣之。有各捣者，有合捣者，并随方。其润湿药，如天门冬、地黄辈，皆先增分两切暴。独捣碎更暴。若逢阴雨，微火烘之，既燥，停冷捣之。[时珍曰] 凡诸草木药及滋补药，并忌铁器，金性克木之生发之气，肝肾受伤也。惟宜铜刀、竹刀修治乃佳。亦有忌铜器者，并宜如法。丸散须用青石碾、石磨、石臼，其砂石者不良。

凡筛丸散，用重密绢，各筛毕，更合于臼中，捣数百遍，色理和同，乃佳也。巴豆、杏仁、胡麻诸膏腻药，皆先熬黄，捣令如膏，指搣莫结切。视泯泯，乃稍稍入散中，合研捣散，以轻疏绢筛度之，再合捣匀。

凡煮汤，欲微火令小沸。其水依方，大略二十两药，用水一斗，煮取四升，以此为准。然利汤欲生，少水而多取汁；补汤欲熟，多水而少取汁。不得令水多少。用新布，两人以尺木绞之，澄去垩浊，纸覆令密。温汤勿用铁器。服汤宁小沸，热则易下，冷则呕涌。[之才曰]汤中用酒，须临熟乃下之。[时珍曰]陶氏所说，乃古法也。今之小小汤剂，每一两用水二瓯为准，多则加，少则减之。如剂多水少，则药味不出；剂少水多，又煎耗药力也。凡煎药并忌铜铁器，宜用银器瓦罐，洗净封固，令小心者看守，须识火候，不可太过不及。火用木炭、芦苇为佳。其水须新汲味甘者，流水、井水、沸汤等，各依方，详见水部。若发汗药，必用紧火，热服。攻下药，亦用紧火煎熟，下消、黄再煎，温服。补中药，宜慢火，温服。阴寒急病，亦宜紧火急煎服之。又有阴寒烦躁及暑月伏阴在内者，宜水中沉冷服。

△芦苇

凡渍药酒，皆须细切，生绢袋盛，入酒密封，随寒暑日数漉出。滓可暴燥，微捣更渍，亦可为散服。[时珍曰] 别有酿酒者，或以药煮汁和饭，或以药袋安置酒中，或煮物和饭同酿，皆随方法。又有煮酒者，以生绢袋药入坛密封，置大锅中，水煮一日，埋土中七日，出火毒乃饮。凡建中、肾沥诸补汤，滓合两剂，加水煮竭饮之，亦敌一剂，皆先暴燥。[陈藏器曰] 凡汤中用麝香、牛黄、犀角、羚羊角、蒲黄、丹砂、芒消、阿胶辈，须细末如粉，临时纳汤中，搅和服之。

△麝香

△牛黄

△蒲黄

△阿胶

凡合膏，初以苦酒渍令淹浹，不用多汁，密覆勿泄。云晬时者，周时也，从今旦至明旦。亦有止一宿者。煮膏当三上三下，以泄其热势，令药味得出。上之使匝匝沸，乃下之，使沸静良久乃止。中有薤白者，以两头微焦黄为候。有白芷、附子者，以小黄色为度。以新布绞去滓，滓亦可酒煮饮之。摩膏滓可傅病上。膏中有雄黄、朱砂、麝香辈，皆别捣如面，绞膏毕乃投中，疾搅勿使沉聚在下。有水银、胡粉者，于凝膏中研令消散。[时珍曰] 凡熬贴痈、疽、风、湿诸病膏者，先以药浸油中三日乃煎之，煎至药枯，以绢滤净，煎热下黄丹，或胡粉，或密陀僧，三上三下，煎至滴水成珠不散，倾入器中，以水浸三日，去火毒用。若用松脂者，煎至成丝，倾入水中，拔扯数百遍乃止。俱宜谨守火候，勿令太过不及也。其有朱砂、雄黄、龙脑、麝香、血竭、乳香、没药等料者，并待膏成时投

薤白

之。黄丹、胡粉、密陀僧并须水飞瓦炒过。松脂须炼数遍乃良。

凡丸中用蜡，皆烊投少蜜中搅调以和药。[杲曰] 丸药用蜡，取其固护药之气味势力，以过关膈而作效也。若投以蜜，下咽亦易散化，如何得到脏中。若有毒药，反又害之，非用蜡之本意也。

凡用蜜，皆先火煎，掠去其沫，令色微黄，则丸药经久不坏。[雷敩曰] 凡炼蜜，每一斤止得十二两半是数，火少火过，并不得用也。修合丸药，用蜜只用蜜，用饧只用饧，用糖只用糖，勿交杂用，必泻人也。

△白芷

采药分六气岁物

岐伯曰：厥阴司天为风化，在泉为酸化，清毒不生。少阴司天为热化，在泉为苦化，寒毒不生。太阴司天为湿化，在泉为甘化，燥毒不生。少阳司天为火化，在泉为苦化，寒毒不生。阳明司天为燥化，在泉为辛化，湿毒不生。太阳司天为寒化，在泉为咸化，热毒不生。治病者，必明六化分治。五味五色所生，五脏所宜，乃可言盈虚病生之绪。本乎天者天之气，本乎地者地之气。谨候气宜，无失病机。司岁备物，则无遗主矣。岁物者，天地之专精也。非司岁物则气散，质同而异等也。气味有厚薄，性用有躁静，治保有多少，力化有浅深。上淫于下，所胜平之；外淫于内，所胜治之。[王冰曰] 化于天者为天气，化于地者为地气。五毒皆五行之气所为，故所胜者不生，惟司天在泉之所生者其味正。故药工专司岁气，所收药物，则所主无遗略矣。五运有余，则专精之气，药物肥浓，使用当其正气味也。不足则药不专精而气散，物不纯，形质虽同，力用则异矣。故天气淫于下、地气淫于内者，皆以所胜平治之。如风胜湿、酸胜甘之类是也。

七　方

岐伯曰：气有多少，形有盛衰，治有缓急，方有大小。又曰：病有远近，证有中外，治有轻重。近者奇之，远者偶之。汗不以奇，下不以偶。补上治上制以缓，补下治下制以急。近而奇偶，制小其服；远而奇偶，制大其服。大则数少，小则数多。多则九之，少则二之。奇之不去则偶之，偶之不去则反佐以取之，所谓寒热温凉，反从其病也。[王冰曰] 脏位有高下，腑气有远近，病证有表里，药用有轻重。单方为奇，复方为偶。心肺为近，肝肾为远，脾胃居中。肠膣胞胆，亦有远近。识见高远，权以合宜。方奇而分两偶，方偶而分两奇。近而偶制，多数服之；远而奇制，少数服之。则肺服九，心服七，脾服五，肝服三，肾服一，为常制也。方与其重也宁轻，与其毒也宁善，与其大也宁小。是以奇方不去，偶方主之；偶方不去，则反佐以同病之气而取之。夫微小之热，折之以寒；微小之冷，消之以热。甚大寒热，则必能与异气相格。声不同不相应，气不同不相合。是以反其佐以同其气，复令寒热参合，使其始同终异也。[时珍曰] 逆者正治，从者反治。反佐，即从治也。谓热在下而上有寒邪拒格，则寒药中入热药为佐，下膈之后，热气既散，寒性随发也。寒在下而上有浮火拒格，则热药中入寒药为佐，下膈之后，寒气既消，热性随发也。此寒因热用，热因寒用之妙也。温凉仿此。[完素曰] 流变在乎病，主病在乎方，制方在乎人。方有七：大、小、缓、急、奇、偶、复也。制方之体，本于气味。寒、热、温、凉，四气生于天；酸、苦、辛、咸、甘、淡，六味成于地。是以有形为味，无形为气。气为阳，味为阴。辛甘发散为阳，酸苦涌泄为阴；咸味涌泄为阴，淡味渗泄为阳。或收或散，或缓或急，或燥或润，或软或坚，各随脏腑之证，而施药之品味，乃分七方之制也。故奇、偶、复者，三方也。大、小、缓、急者，四制之法也。故曰：治有缓急，方有大小。

大方 [岐伯曰] 君一臣二佐九，制之大也。君一臣三佐五，制之中也。君一臣二，制之小也。又曰：远而奇偶，制大其服，近而奇偶，制小其服。大则数少，小则数多。多则九之，少则二之。[完素曰]身表为远，里为近。大小者，制奇偶之法也。假如小承气汤、调胃承气汤，奇之小方也；大承气汤、抵当汤，奇之大方也，所谓因其攻里而用之也。桂枝、麻黄，偶之小方也；葛根、青龙，偶之大方也，所谓因其发表而用之也。故曰：汗不以奇，下不以偶。[张从正曰]大方有二：有君一臣三佐九之大方，病有兼证而邪不一，不可以一二味治者宜之；有分两大而顿服之大方，肝肾及下部之病道远者宜之。王大仆以心肺为近，肾肝为远，脾胃为中。刘河间以身表为远，身里为近。以子观之，身半以上其气三，天之分也。身半以下其气三，地之分也。中脘，人之分也。

△桂枝

△葛根

小方 [从正曰] 小方有二：有君一臣二之小方，病无兼证，邪气专一，可一二味治者宜之；有分两少而频服之小方，心肺及在上之病者宜之，徐徐细呷是也。[完素曰] 肝肾位远，数多则其气缓，不能速达于下；必大剂而数少，取其迅急下走也。心肺位近，数少则其气急下走，不能升发于上；必小剂而数多，取其易散而上行也。王氏所谓肺服九、心服七、脾服五、肝服三、肾服一，乃五脏生成之数也。

缓方 [岐伯曰] 补上治上制以缓，补下治下制以急，急则气味厚，缓则气味薄，适其病所，远而中道气味之者，食而过之，无越其制度也。[王冰曰] 假如病在肾而心气不足，服药宜急过之，不以气味饲心，肾药凌心，心复益衰矣。余上下远近例同。[完素曰] 圣人治上不犯下，治下不犯上，治中上下俱无犯。故曰：诛伐无过，命曰大惑。[好古曰] 治上必妨下，治表必连里。用黄芩以治肺必妨脾，用苁蓉以治肾必妨心，服干姜以治中必僭上，服附子以补火必涸水。[从正曰] 缓方有五：有甘以缓之之方，甘草、糖、蜜之属是也，病在胸膈，取其留恋也。有丸以缓之之方，比之汤散，其行迟慢也。有品件众多之缓方，药众则递相拘制，不得各骋其性也。有无毒治病之缓方，无毒则性纯功缓也。有气味俱薄之缓方，气味薄则长于补上治上，比至其下，药力已衰矣。

急方 [完素曰] 味厚者为阴，味薄者为阴中之阳，故味厚则下泄，味薄则通气。气厚者为阳，气薄为阳中之阴，故气厚则发热，气薄则发汗是也。[好古曰] 治主宜缓，缓则治其本也；治客宜急，急则治其标也。表里汗下，皆有所当缓、所当急。[从正曰] 急方有四：有急病急攻之急方，中风关格之病是也。有汤散荡涤之急方，下咽易散而行速也。有毒药之急方，毒性能上涌下泄以夺病势也。有气味俱厚之急方，气味俱厚，直趋于下而力不衰也。

奇方 [王冰曰] 单方也。[从正曰] 奇方有二：有独用一物之奇方，病在上而近者宜之。有药合阳数一、三、五、七、九之奇方，宜下不宜汗。[完素曰] 假如小承气，奇之小方也；大承气、抵当汤，奇之大方也，所谓因其攻下而为之也。桂枝、麻黄，偶之小方也；葛根、青龙，偶之大方也，所谓因其发散而用之也。

偶方 [从正曰] 偶方有三：有两味相配之偶方；有古之二方相合之偶方，古谓之复方，皆病在下而远者宜之。有药合阴数二、四、六、八、十之偶方，宜汗不宜下。王太仆言汗药不以偶，则气不足以外发；下药不以奇，则药毒攻而致过。意者下本易行，故单行则力孤而微，汗或难出，故并行则力齐而大乎？而仲景制方，桂枝汗药，反以五味为奇；大承气下药，反以四味为偶，何也？岂临事制宜，复有增损乎？

复方 [岐伯曰] 奇之不去则偶之，是谓重方。[好古曰] 奇之不去复以偶，偶之不去复以奇，故曰复。复者，再也，重也。所谓十补一泄，数泄一补也。又伤寒见风脉，伤风得寒脉，为脉证不相应，宜以复方主之。[从正曰] 复方有三：有二方、三方及数方相合之复方，如桂枝二越婢一汤、五积散之属是也。有本方之外别加余药，如调胃承气加连翘、薄荷、黄芩、栀子为凉膈散之属是也。有分两均齐之复方，如胃风汤各等分之属是也。王太仆以偶为复方，今七方有偶又有复，岂非偶乃二方相合，复乃数方相合之谓乎？

十　剂

徐之才曰：药有宣、通、补、泄、轻、重、涩、滑、燥、湿十种，是药之大体，而本经不言，后人未述。凡用药者，审而详之，则靡所遗失矣。

宣剂　[之才曰] 宣可去壅，生姜、橘皮之属是也。[杲曰] 外感六淫之邪，欲传入里，三阴实而不受，逆于胸中，天分气分窒塞不通，而或哕或呕，所谓壅也。三阴者，脾也。故必破气药，如姜、橘、藿香、半夏之类，泻其壅塞。[从正曰] 俚人以宣为泻，又以宣为通，不知十剂之中已有泻与通矣。仲景曰：春病在头，大法宜吐，是宣剂即涌剂也。经曰：高者，因而越之，木郁则达之。宣者升而上也，以君召臣曰宣是矣。凡风痫中风，胸中诸实，痰饮寒结，胸中热郁，上而不下，久则嗽喘满胀，水肿之病生焉，非宣剂莫能愈也。吐中有汗，如引涎、追泪、嚏鼻，凡上行者，皆吐法也。[完素曰] 郁而不散为壅，必宣以散之，如痞满不通之类是矣。攻其里，则宣者上也，泄者下也。涌剂则瓜蒂、栀子之属是矣。发汗通表亦同。[好古曰] 经有五郁：木郁达之，火郁发之，土郁夺之，金郁泄之，水郁折之，皆宣也。[敩曰] 宣，扬制曰宣朗，君召臣曰宣唤，臣奉君命宣布上意，皆宣之意也。[时珍曰] 壅者，塞也；宣者，布也，散也。郁塞之病，不升不降，传化失常。或郁久生病，或病久生郁。必药以宣布敷散之，如承流宣化之意，不独涌越为宣也。是以气郁有余，则香附、抚芎之属以开之，不足则补中益气以运之。火郁微则山栀、青黛以散之，甚则升阳解肌以发之。湿郁则苍术、白芷之属以燥之，甚则风药以胜之。痰郁微则南星、橘皮之属以化之，甚则瓜蒂、藜芦之属以涌之。血郁微则桃仁、红花以行之，甚则或吐或利以逐之。食郁微则山楂、神曲以消之，甚则上涌下利以去之，皆宣剂也。

△姜

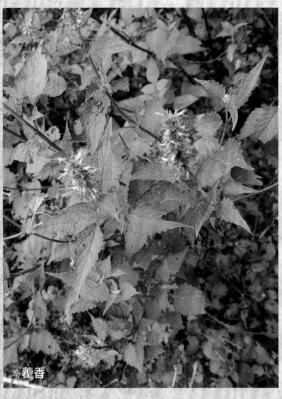

△藿香

▽甘遂

通剂 [之才曰] 通可去滞，通草、防己之属是也。[完素曰] 留而不行，必通以行之，如水病为痰澼之类。以木通、防己之属攻其内，则留者行也。滑石、茯苓、芫花、甘遂、大戟、牵牛之类是也。[从正曰] 通者，流通也。前后不得溲便，宜木通、海金沙、琥珀、大黄之属通之。痹痛郁滞，经隧不利，亦宜通之。[时珍曰] 滞，留滞也。湿热之邪留于气分，而为痛痹癃闭者，宜淡味之药上助肺气下降，通其小便，而泄气中之滞，木通、猪苓之类是也。湿热之邪留于血分，而为痹痛肿注、二便不通者，宜苦寒之药下引，通其前后，而泄血中之滞，防己之类是也。经曰味薄者通，故淡味之药谓之通剂。

△牵牛

△木通　　　　　　　　　　△猪苓

　　补剂　[之才曰] 补可去弱，人参、羊肉之属是也。[杲曰] 人参甘温，能补气虚；羊肉甘热，能补血虚。羊肉补形，人参补气。凡气味与二药同者皆是也。[从正曰] 五脏各有补泻，五味各补其脏，有表虚、里虚、上虚、下虚、阴虚、阳虚、气虚、血虚。经曰：精不足者补之以味，形不足者补之以气。五谷、五菜、五果、五肉，皆补养之物也。[时珍曰] 经云：不足者补之。又云：虚则补其母。生姜之辛补肝，炒盐之咸补心，甘草之甘补脾，五味子之酸补肺，黄檗之苦补肾。又如茯神之补心气，生地黄之补心血；人参之补脾气，白芍药之补脾血；黄芪之补肺气，阿胶之补肺血，杜仲之补肾气，熟地黄之补肾血；芎䓖之补肝气，当归之补肝血之类，皆补剂。不特人参、羊肉为补也。

△杜仲

泄剂 [之才曰]泄可去闭，葶苈、大黄之属是也。[杲曰]葶苈苦寒，气味俱厚，不减大黄，能泄肺中之闭，又泄大肠。大黄走而不守，能泄血闭肠胃渣秽之物。一泄气闭利小便，一泄血闭利大便。凡与二药同者皆然。[从正曰]实则泻之。诸痛为实，痛随利减。芒消、大黄、牵牛、甘遂、巴豆之属，皆泻剂也。其催生下乳，磨积逐水，破经泄气，凡下行者，皆下法也。[时珍曰]去闭当作去实。经云实者泻之，实则泻其子，是矣。五脏五味皆有泻，不独葶苈、大黄也。肝实泻以芍药之酸，心实泻以甘草之甘，脾实泻以黄连之苦，肺实泻以石膏之辛，肾实泻以泽泻之咸，是矣。

△葶苈子

△大黄

轻剂 [之才曰] 轻可去实，麻黄、葛根之属是也。[从正曰] 风寒之邪，始客皮肤，头痛身热，宜解其表，内经所谓轻而扬之也。痈疮疥痤，俱宜解表，汗以泄之，毒以熏之，皆轻剂也。凡熏洗蒸炙，熨烙刺砭，导引按摩，皆汗法也。[时珍曰] 当作轻可去闭。有表闭里闭，上闭下闭。表闭者，风寒伤营，腠理闭密，阳气怫郁，不能外出，而为发热、恶寒、头痛、脊强诸病，宜轻扬之剂发其汗，而表自解也。里闭者，火热郁抑，津液不行，皮肤干闭，而为肌热、烦热、头痛、目肿、昏瞀、疮疡诸病，宜轻扬之剂以解其肌，而火自散也。上闭有二：一则外寒内热，上焦气闭，发为咽喉闭痛之证，宜辛凉之剂以扬散之，则闭自开。一则饮食寒冷抑遏阳气在下，发为胸膈痞满闭塞之证，宜扬其清而抑其浊，则痞自泰也。下闭亦有二：有阳气陷下，发为里急后重，数至圊而不行之证，但升其阳而大便自顺，所谓下者举之也。有燥热伤肺，金气膹郁，窍闭于上，而膀胱闭于下，为小便不利之证，以升麻之类探而吐之，上窍通而小便自利矣，所谓病在下取之上也。

重剂 [之才曰] 重可去怯，磁石、铁粉之属是也。[从正曰] 重者，镇缒之谓也。怯则气浮，如丧神守，而惊悸气上，朱砂、水银、沉香、黄丹、寒水石之伦，皆体重也。久病咳嗽，涎潮于上，形羸不可攻者，以此缒之。经云：重者，因而减之。贵其渐也。[时珍曰] 重剂凡四：有惊则气乱，而魂气飞扬，如丧神守者；有怒则气逆，而肝火激烈，病狂善怒者，并铁粉、雄黄之类以平其肝。有神不守舍，而多惊健忘，迷惑不宁者，宜朱砂、紫石英之类以镇其心。有恐则气下，精志失守而畏，如人将捕者，宜磁石、沉香之类以安其肾。大抵重剂压浮火而坠痰涎，不独治怯也。故诸风掉眩及惊痫痰喘之病，吐逆不止及反胃之病，皆浮火痰涎为害，俱宜重剂以坠之。

△沉香

△雄黄

　　滑剂　[之才曰] 滑可去着，冬葵子、榆白皮之属是也。[完素曰] 涩则气着，必滑剂以利之。滑能养窍，故润利也。[从正曰] 大便燥结，宜麻仁、郁李之类；小便淋沥，宜葵子、滑石之类。前后不通，两阴俱闭也，名曰三焦约。约者，束也。宜先以滑剂润养其燥，然后攻之。[时珍曰] 着者，有形之邪，留著于经络脏腑之间也，便尿浊带、痰涎、胞胎、痈肿之类是矣。皆宜滑药以引去其留著之物。此与木通、猪苓通以去滞相类而不同。木通、猪苓，淡泄之物，去湿热无形之邪；葵子、榆皮，甘滑之类，去湿热有形之邪。故彼曰滞，此曰着也。大便涩者，菠薐、牵牛之属；小便涩者，车前、榆皮之属；精窍涩者，黄檗、葵花之属；胞胎涩者，黄葵子、王不留行之属；引痰涎自小便去者，则半夏、茯苓之属；引疮毒自小便去者，则五叶藤、萱草根之属，皆滑剂也。半夏、南星皆辛而涩滑，能泄湿气、通大便，盖辛能润，能走气，能化液也。或以为燥物，谬矣。湿去则土燥，非二物性燥也。

◁猪苓饮片

涩剂 [之才曰] 涩可去脱，牡蛎、龙骨之属是也。[完素曰] 滑则气脱，如开肠洞泄，便溺遗失之类，必涩剂以收敛之。[从正曰] 寝汗不禁，涩以麻黄根、防风。滑泄不已，涩以豆蔻、枯矾、木贼、罂粟壳。喘嗽上奔，涩以乌梅、诃子。凡酸味同乎涩者，收敛之义也。然此种皆宜先攻其本，而后收之可也。[时珍曰] 脱者，气脱也，血脱也，精脱也，神脱也。脱则散而不收，故用酸涩温平之药，以敛其耗散。汗出亡阳，精滑不禁，泄痢不止，大便不固，小便自遗，久嗽亡津，皆气脱也。下血不已，崩中暴下，诸大亡血，皆血脱也。牡蛎、龙骨、海螵蛸、五倍子、五味子、乌梅、榴皮、诃黎勒、罂粟壳、莲房、棕灰、赤石脂、麻黄根之类，皆涩药也。气脱兼以气药，血脱兼以血药及兼气药，气者血之帅也。脱阳者见鬼，脱阴者目盲，此神脱也，非涩药所能收也。

△木贼

△诃子

燥剂 [之才曰] 燥可去湿，桑白皮、赤小豆之属是也。[完素曰] 湿气淫胜，肿满脾湿，必燥剂以除之，桑皮之属。湿胜于上，以苦吐之，以淡渗之是也。[从正曰] 积寒久冷，吐利腥秽，上下所出水液澄彻清冷，此大寒之病，宜姜、附子、胡椒辈以燥之。若病湿气，则白术、陈皮、木香、苍术之属除之，亦燥剂也。而黄连、黄檗、栀子、大黄，其味皆苦，苦属火，皆能燥湿，此内经之本旨也，岂独姜、附之俦为燥剂乎。[好古曰] 湿有在上、在中、在下、在经、在皮、在里。[时珍曰] 湿有外感，有内伤。外感之湿，雨露岚雾地气水湿，袭于皮肉筋骨经络之间；内伤之湿，生于水饮酒食及脾弱肾强，固不可一例言也。故风药可以胜湿，燥药可以除湿，淡药可以渗湿，泄小便可以引湿，利大便可以逐湿，吐痰涎可以祛湿。湿而有热，苦寒之剂燥之；湿而有寒，辛热之剂燥之，不独桑皮、小豆为燥剂也。湿去则燥，故谓之燥。

△胡椒

△陈皮

润剂 [之才曰] 湿可去枯，白石英、紫石英之属是也。[从正曰] 湿者，润湿也。虽与滑类，少有不同。经云辛以润之，辛能走气、能化液故也。盐、消味虽咸，属真阴之水，诚濡枯之上药也。人有枯涸皴揭之病，非独金化，盖有火以乘之，故非湿剂不能愈。[完素曰] 津耗为枯。五脏痿弱，荣卫涸流，必湿剂以润之。[好古曰] 有减气而枯，有减血而枯。[时珍曰] 湿剂当作润剂。枯者燥也。阳明燥金之化，秋令也，风热怫甚，则血液枯涸而为燥病。上燥则渴，下燥则结，筋燥则强，皮燥则揭，肉燥则裂，骨燥则枯，肺燥则痿，肾燥则消。凡麻仁、阿胶膏润之属，皆润剂也。养血则当归、地黄之属，生津则麦门冬、栝楼根之属，益精则苁蓉、枸杞之属。若但以石英为润药则偏矣，古人以服石为滋补故尔。

刘完素曰：制方之体，欲成七方十剂之用者，必本于气味也。寒、热、温、凉，四气生于天；酸、苦、辛、咸、甘、淡，六味成乎地。是以有形为味，无形为气。气为阳，味为阴。阳气出上窍，阴味出下窍。气化则精生，味化则形长。故地产养形，形不足者温之以气；天产养精，精不足者补之以味。辛甘发散为阳，酸苦涌泄为阴；咸味涌泄为阴，淡味渗泄为阳。辛散、酸收、甘缓、苦坚、咸软。各随五脏之病，而制药性之品味。故方有七，剂有十。方不七，不足以尽方之变；剂不十，不足以尽剂之用。方不对证，非方也；剂不蠲疾，非剂也。此乃太古先师，设绳墨而取曲直；叔世方士，乃出规矩以为方圆。夫物各有性，制而用之，变而通之，施于品剂，其功用岂有穷哉。如是有因其性为用者，有因其所胜而为制者，有气同则相求者，有气相克则相制者，有气有余而补不足者，有气相感则以意使者，有质同而性异者，有名异而实同者。故蛇之性上窜而引药，蝉之性外脱而退翳，虻饮血而用以治血，鼠善穿而用以治漏，所谓因其性而为用者如此。弩牙速产，以机发而不括也；杵糠下噎，以杵筑下也，所谓因其用而为使者如此。浮萍不沉水，可以胜酒；独活不摇风，可以治风，所谓因其所胜而为制也如此。麻，木谷而治风；豆，水谷而治水，所谓气相同则相求者如此。牛，土畜，乳可以止渴疾；豕，水畜，心可以镇恍惚，所谓因其气相克则相制也如此。熊肉振羸，兔肝明视，所谓其气有余补不足也如此。鲤之治水，鹜之利水，所谓因其气相感则以意使者如此。蜜成于蜂，蜜温而蜂寒；油生于麻，麻温而油寒，兹同质而异性也。蘪芜生于芎䓖，蓬蘽生于覆盆，兹名异而实同者也。所以如此之类，不可胜举。故天地赋形，不离阴阳，形色自然，皆有法象。毛羽之类，生于阳而属于阴；鳞甲之类，生于阴而属于阳。空青法木，色青而主肝；丹砂法火，色赤而主心；云母法金，色白而主肺；磁石法水，色黑而主肾；黄石脂法土，色黄而主脾。故触类而长之，莫不有自然之理也。欲为医者，上知天文，下知地理，中知人事，三者俱明，然后可以语人之疾病。不然，则如无目夜游，无足登涉，动致颠殒，而欲愈疾者，未之有也。

雷敩炮炙论·序曰：若夫世人使药，岂知自有君臣，既辨君臣，宁分相制。只如栝毛今盐草也。沾溺，立销斑肿之毒；象胆挥粘，乃知药有情异。鲑鱼插树，立便干枯；用狗涂之，以犬胆灌之，插鱼处立如故也。却当荣盛。无名无名异形似玉柳石，又如石炭，味别。止楚，截指而似去甲毛；圣石开盲，明目而如云离日。当归止血破血，头、尾效各不同；头止血，尾破血。蕤子熟、生，足睡、不眠立据。弊箅淡卤，常使者甑中算，能淡盐味。如酒沾交。今蜜枳缴枝，又云交加枝。铁遇神砂，如泥似粉；石经鹤粪，化作尘飞。栝见橘，花似髓。断弦折剑，遇鸾血而如初；以鸾血烧作胶，粘折处，铁物永不断。海竭江枯，投游波燕子是也。而立泛。令铅拒火，须仗修天；今呼为补天石。如要形坚，岂忘紫背。有紫背天葵，如常食葵菜，只是背紫面青，能坚铅形。留砒住鼎，全赖宗心。别有宗心草，今呼石竹，不是食者粽心，恐误。其草出歙州，生处多虫兽。雌得芹花，其草名为立起，其形如芍药，花色青，可长三尺已来，叶上黄斑色，味苦涩，堪用，煮雌黄立住火。立便成庚；硇遇赤须，其草名赤须，今呼为虎须草是，用煮硇砂即生火。水留金鼎。水中生火，非猯髓而莫能；海中有兽名曰猯，以髓入在油中，粘水，水中火生，不可救之，用酒喷之即止，勿于屋下收。**长齿生牙，赖雄鼠之骨末。**其齿若年多不生者，取雄鼠脊骨作末，揩折处，齿立生如故。**发眉堕落，涂半夏而立生；**眉发堕落者，以生半夏茎杵之取涩，涂发落处立生。**目辟眼瞤，有五花而自正。**五加皮，其叶有雄雌，三叶为雄，五叶为雌，须使五叶者。作末酒浸饮之，其目瞤者正。**脚生肉朳，裩系菖根；**脚有肉朳者，取莨菖根于裩带上系之，感应永不痛。**囊皱溲多，夜煎竹木。**多小便者，夜煎草薢一片服之，永不夜起也。**体寒腹大，全赖鸬鹚；**若患腹大如鼓，米饮调鸬鹚末服，立枯如故也。**血泛经过，饮调瓜子。**甜瓜子内仁捣作末，去油，饮调服之，立绝。**咳逆数数，酒服熟雄；**天雄泡过，以酒调一钱服，立定也。**遍体疹风，冷调生侧。**附子旁生者为侧子，作末冷酒服，立瘥也。**肠虚泻痢，须假草零；**捣五倍子作末，以熟水下之，立止也。**久渴心烦，宜投竹沥。除症去块，全仗消、硇；**消、硇即硇砂、消石二味，于乳钵中研作粉，同煅了，酒服，神效也。**益食加觞，须煎芦、朴。**不食者，并饮酒少者，煎逆水芦根并厚朴二味汤服。**强筋健骨，须是苁、鳝；**苁蓉并鳝鱼二味，作末，以黄精汁丸服之，可力倍常也。出乾宁记中。**驻色延年，精蒸神锦。**黄精自然汁拌细研神锦，于柳木甑中蒸七日了，以木蜜丸服，颜貌可如幼女之容色也。**知疮所在，口点阴胶；**阴胶即甑中气垢，少许于口中，可知脏腑所起，直至住处知痛，乃可医也。**产后肌浮，甘皮酒服。**产后肌浮，酒服甘皮立愈。**口疮舌坼，立愈黄、苏。**口疮舌坼，以根黄涂苏炙作末，含之立差。**脑痛欲亡，鼻投消末；**头痛者，以消石作末内鼻中，立止。**心痛欲死，速觅延胡。**以延胡索作散，酒服之立愈。**如斯百种，是药之功。**某忝遇明时，谬看医理，虽寻圣法，难可穷微。略陈药饵之功能，岂溺仙人之要术，其制药炮、熬、煮、炙，不能记年月哉。欲审元由，须看海集。某不量短见，直录炮、熬、煮、炙，列药制方，分为上、中、下三卷，有三百件名，具陈于后。

△石

莨菪

△黄精

△延胡索

气味阴阳

阴阳应象论曰：积阳为天，积阴为地。阴静阳躁，阳生阴长，阳杀阴藏。阳化气，阴成形。阳为气，阴为味。味归形，形归气，气归精，精归化，精食气，形食味，化生精，气生形。味伤形，气伤精，精化为气，气伤于味。阴味出下窍，阳气出上窍。清阳发腠理，浊阴走五脏；清阳实四肢，浊阴归六腑。味厚者为阴，薄者为阴中之阳。气厚者为阳，薄者为阳中之阴。味厚则泄，薄则通；气薄则发泄，厚则发热。辛甘发散为阳，酸苦涌泄为阴；咸味涌泄为阴，淡味渗泄为阳。六者或收或散，或缓或急，或润或燥，或软或坚，以所利而行之，调其气，使之平也。[元素曰] 清之清者发腠理，清之浊者实四肢；浊之浊者归六腑，浊之清者走五脏。附子气厚，为阳中之阳；大黄味厚，为阴中之阴。茯苓气薄，为阳中之阴，所以利小便，入手太阳，不离阳之体也；麻黄味薄，为阴中之阳，所以发汗，入手太阴，不离阴之体也。凡同气之物必有诸味，同味之物必有诸气。气味各有厚薄，故性用不等。[杲曰] 味之薄者则通，酸、苦、咸、平是也。味之厚者则泄，咸、苦、酸、寒是也。气之厚者发热，辛、甘、温、热是也。气之薄者渗泄，甘、淡、平、凉是也。渗谓小汗，泄谓利小便也。[宗奭曰] 天地既判，生万物者五气耳。五气定位，则五味生。故曰生物者气也，成之者味也。以奇生则成而耦，以耦生则成而奇。寒气坚，故其味可用以软；热气软，故其味可用以坚；风气散，故其味可用以收；燥气收，故其味可用以散。土者冲气之所生，冲气则无所不和，故其味可用以缓。气坚则壮，故苦可以养气。脉软则和，故咸可以养脉。骨收则强，故酸可以养骨。筋散则不挛，故辛可以养筋。肉缓则不壅，故甘可以养肉。坚之而后可以软，收之而后可以散。欲缓则用甘，不欲则弗用，用之不可太过，太过亦病矣。古之养生治疾者，必先通乎此，否则能已人之疾者盖寡矣。

▽附子

△茯苓

李杲曰：夫药有温、凉、寒、热之气，辛、甘、淡、酸、苦、咸之味也。升、降、浮、沉之相互，厚、薄、阴、阳之不同。一物之内，气味兼有；一药之中，理性具焉。或气一而味殊，或味同而气异。气象天，温热者天之阳，凉寒者天之阴。天有阴、阳，风、寒、暑、湿、燥、火，三阴、三阳上奉之也。味象地，辛、甘、淡者地之阳，酸、苦、咸者地之阴；地有阴、阳，金、木、水、火、土，生、长、化、收、藏下应之也。气味薄者，轻清成象，本乎天者亲上也。气味厚者，重浊成形，本乎地者亲下也。[好古曰] 本草之味有五，气有四。然一味之中有四气，如辛味则石膏寒，桂、附热，半夏温，薄荷凉之类是也。夫气者天也，温热天之阳，寒凉天之阴。阳则升，阴则降。味者地也，辛、甘、淡地之阳，酸、苦、咸地之阴。阳则浮，阴则沉。有使气者，使味者，气味俱使者，先使气而后使味者，先使味而后使气者。有一物一味者，一物三味者；一物一气者，一物二气者。或生熟异气味，或根苗异气味。或温多而成热，或凉多而成寒，或寒热各半而成温。或热者多，寒者少，寒不为之寒；或寒者多，热者少，热不为之热，不可一途而取也。或寒热各半，昼服则从热之属而升，夜服则从寒之属而降。或晴则从热，阴则从寒。变化不一如此，况四时六位不同，五运六气各异，可以轻用为哉。

六节脏象论云：天食人以五气，地食人以五味。五气入鼻，藏于心肺，上使五色修明，音声能彰。五味入口，藏于肠胃，味有所藏，以养五气，气和而生，津液相成，神乃自生。又曰：形不足者，温之以气；精不足者，补之以味。[王冰曰] 五气者，臊气凑肝，焦气凑心，香气凑脾，腥气凑肺，腐气凑肾也。心荣色，肺主音，故气藏于心肺，而明色彰声也。气为水之母，故味藏于肠胃而养五气。[孙思邈曰] 精以食气，气养精以荣色；形以食味，味养形以生力。精顺五气以灵，形受五味以成。若食气相反则伤精，食味不调则损形。是以圣人先用食禁以存生，后制药物以防命，气味温补以存精形。

五味宜忌

岐伯曰：木生酸，火生苦，土生甘，金生辛，水生咸。辛散，酸收，甘缓，苦坚，咸软。毒药攻邪，五谷为养，五果为助，五畜为益，五菜为充，气味合而服之，以补精益气。此五味各有所利，四时五脏，病随所宜也。又曰：阴之所生，本在五味；阴之五宫，伤在五味。骨正筋柔，气血以流，腠理以密，骨气以清，长有天命。又曰：圣人春夏养阳，秋冬养阴，以从其根，二气常存。春食凉，夏食寒，以养阳；秋食温，冬食热，以养阴。

五欲 肝欲酸，心欲苦，脾欲甘，肺欲辛，肾欲咸，此五味合五脏之气也。

五宜 青色宜酸，肝病宜食麻、犬、李、韭。赤色宜苦，心病宜食麦、羊、杏、薤。黄色宜甘，脾病宜食粳、牛、枣、葵。白色宜辛，肺病宜食黄黍、鸡、桃、葱。黑色宜咸，肾病宜食大豆黄卷、猪、栗、藿。

五禁 肝病禁辛，宜食甘，粳、牛、枣、葵。心病禁咸，宜食酸，麻、犬、李、韭。脾病禁酸，宜食咸，大豆、豕、栗、藿。肺病禁苦，宜食麦、羊、杏、薤。肾病禁甘，宜食辛，黄黍、鸡、桃、葱。[思邈曰] 春宜省酸增甘以养脾，夏宜省苦增辛以养肺，秋宜省辛增酸以养肝，冬宜省咸增苦以养心，四季宜省甘增咸以养肾。[时珍曰] 五欲者，五味入胃，喜归本脏，有余之病，宜本味以通之。五禁者，五脏不足之病，畏其所胜，而宜其所不胜也。

五走 酸走筋，筋病毋多食酸，多食令人癃。酸气涩收，胞得酸而缩卷，故水道不通也。苦走骨，骨病毋多食苦，多食令人变呕。苦入下脘，三焦皆闭，故变呕也。甘走肉，肉病毋多食甘，多食令人悗心。甘气柔润，胃柔则缓，缓则虫动，故悗心也。辛走气，气病毋多食辛，多食令人洞心。辛走上焦，与气俱行，久留心下，故洞心也。咸走血，血病毋多食咸，多食令人渴。血与咸相得则凝，凝则胃汁注之，故咽路焦而舌本干。九针论作咸走骨，骨病毋多食咸。苦走血，血病毋多食苦。

五伤 酸伤筋，辛胜酸。苦伤气，咸胜苦。甘伤肉，酸胜甘。辛伤皮毛，苦胜辛。咸伤血，甘胜咸。

五过 味过于酸，肝气以津，脾气乃绝，肉胝伤胎而唇揭。味过于苦，脾气不濡，胃气乃厚，皮槁而毛拔。味过于甘，心气喘满，色黑，肾气不平，骨痛而发落。味过于辛，筋脉沮绝，精神乃失，筋急而爪枯。味过于咸，大骨气劳，短肌，心气抑，脉凝涩而变色。[时珍曰] 五走五伤者，本脏之味自伤也，即阴之五宫，伤在五味也。五过者，本脏之味伐其所胜也，即脏气偏胜也。

五味偏胜

岐伯曰：五味入胃，各归所喜。酸先入肝，苦先入心，甘先入脾，辛先入肺，咸先入肾。久而增气，物化之常；气增而久，天之由也。[王冰曰] 入肝为温，入心为热，入肺为清，入肾为寒，入脾为至阴而四气兼之，皆为增其味而益其气。故各从本脏之气，久则从化。故久服黄连、苦参反热，从苦化也。余味仿此。气增不已，则脏气偏胜，必有偏绝；脏有偏绝，必有暴夭。是以药不具五味，不备四气，而久服之，虽暂获胜，久必致夭。故绝粒服饵者不暴亡，无五味资助也。[杲曰] 一阴一阳之谓道，偏阴偏阳之谓疾。阳剂刚胜，积若燎原，为消狂痈疽之属，则天癸竭而荣涸。阴剂柔胜，积若凝水，为洞泄寒中之病，则真火微而卫散。故大寒大热之药，当从权用之，气平而止。有所偏助，令人脏气不平，夭之由也。

标本阴阳

李杲曰：夫治病者，当知标本。以身论之，外为标，内为本；阳为标，阴为本。故六腑属阳为标，五脏属阴为本；脏腑在内为本，十二经络在外为标。而脏腑阴阳气血经络又各有标本焉。以病论之，先受为本，后传为标。故百病必先治其本，后治其标。否则邪气滋甚，其病益蓄。纵先生轻病，后生重病，亦先治其轻，后治其重，则邪气乃伏。有中满及病大小便不利，则无问先后标本，必先治满及大小便，为其急也。故曰缓则治其本，急则治其标。又从前来者为实邪，后来者为虚邪。实则泻其子，虚则补其母。假如肝受心火，为前来实邪，当于肝经刺荥穴以泻心火，为先治其本；于心经刺荥穴以泻心火，为后治其标。用药则入肝之药为引，用泻心之药为君。经云本而标之，先治其本，后治其标是也。又如肝受肾水为虚邪，当于肾经刺井穴以补肝木，为先治其标；后于肝经刺合穴以泻肾水，为后治其本。用药则入肾之药为引，补肝之药为君。经云标而本之，先治其标，后治其本是也。

升降浮沉

李杲曰：药有升降浮沉化，生长收藏成，以配四时。春升夏浮，秋收冬藏，土居中化。是以味薄者升而生，气薄者降而收，气厚者浮而长，味厚者沉而藏，气味平者化而成。但言补之以辛、甘、温、热及气味之薄者，即助春夏之升浮，便是泻秋冬收藏之药也。在人之身，肝心是矣。但言补之以酸、苦、咸、寒及气味之厚者，即助秋冬之降沉，便是泻春夏生长之药也。在人之身，肺肾是矣。淡味之药，渗即为升，泄即为降，佐使诸药者也。用药者，循此则生，逆此则死，纵令不死，亦危困矣。王好古曰：升而使之降，须知抑也；沉而使之浮，须知载也。辛散也，而行之也横；甘缓也，而行之也上；苦泄也，而行之也下；酸收也，其性缩；咸软也，其性舒，其不同如此。鼓掌成声，沃火成沸，二物相合，象在其间矣。五味相制，四气相和，其变可轻用哉。本草不言淡味、凉气，亦缺文也。

味薄者升：甘平、辛平、辛微温、微苦平之药是也。
气薄者降：甘寒、甘凉、甘淡寒凉、酸温、酸平、咸平之药是也。

气厚者浮：甘热、辛热之药是也。

味厚者沉：苦寒、咸寒之药是也。

气味平者，兼四气四味：甘平、甘温、甘凉、甘辛平、甘微苦平之药是也。

李时珍曰：酸咸无升，甘辛无降，寒无浮，热无沉，其性然也。而升者引之以咸寒，则沉而直达下焦；沉者引之以酒，则浮而上至颠顶。此非窥天地之奥而达造化之权者，不能至此。一物之中，有根升梢降，生升熟降，是升降在物亦在人也。

四时用药例

李时珍曰：经云：必先岁气，毋伐天和。又曰：升降浮沉则顺之，寒热温凉则逆之。故春月宜加辛温之药，薄荷、荆芥之类，以顺春升之气；夏月宜加辛热之药，香薷、生姜之类，以顺夏浮之气；长夏宜加甘苦辛温之药，人参、白术、苍术、黄檗之类，以顺化成之气；秋月宜加酸温之药，芍药、乌梅之类，以顺秋降之气；冬月宜加苦寒之药，黄芩、知母之类，以顺冬沉之气，所谓顺时气而养天和也。经又云：春省酸增甘以养脾气，夏省苦增辛以养肺气，长夏省甘增咸以养肾气，秋省辛增酸以养肝气，冬省咸增苦以养心气。此则既不伐天和，而又防其太过，所以体天地之大德也。昧者舍本从标，春用辛凉以伐木，夏用咸寒以抑火，秋用苦温以泄金，冬用辛热以涸水，谓之时药。殊背素问逆顺之理，以夏月伏阴，冬月伏阳，推之可知矣。虽然月有四时，日有四时，或春得秋病，夏得冬病，神而明之，机而行之，变通权宜，又不可泥一也。王好古曰：四时总以芍药为脾剂，苍术为胃剂，柴胡为时剂，十一脏皆取决于少阳，为发生之始故也。凡用纯寒纯热之药，及寒热相杂，并宜用甘草以调和之，惟中满者禁用甘尔。

△香薷

五运六淫用药式

厥阴司天，巳亥年。**风淫所胜，平以辛凉，佐以苦甘，以甘缓之，以酸泻之。**王注云：厥阴气未为盛热，故以凉药平之。**清反胜之，治以酸温，佐以甘苦。**

少阴司天，子午年。**热淫所胜，平以咸寒，佐以苦甘，以酸收之。寒反胜之，治以甘温，佐以苦酸辛。**

太阴司天，丑未年。**湿淫所胜，平以苦热，佐以酸辛，以苦燥之，以淡泄之。湿上甚而热，治以苦温，佐以甘辛，以汗为故。**身半以上，湿气有余，火气复郁，则宜解表流汗而祛之也。**热反胜之，治以苦寒，佐以苦酸。**

少阳司天，寅申年。**火淫所胜，平以酸冷，佐以苦甘，以酸收之，以苦发之，以酸复之。**热气已退，时发动者，是为心虚气散不敛，以酸收之，仍兼寒助，乃能除根。热见太甚，则以苦发之。汗已便凉，是邪气尽。汗已犹热，是邪未尽，则以酸收之。已汗又热，又汗复热，是脏虚也，则补其心可也。**寒反胜之，治以甘热，佐以苦辛。**

阳明司天，卯酉年。**燥淫所胜，平以苦温，佐以酸辛，以苦下之。**制燥之法以苦温。宜下必以苦，宜补必以酸，宜泻必以辛。**热反胜之，治以辛寒，佐以苦甘。**

太阳司天，辰戌年。**寒淫所胜，平以辛热，佐以苦甘，以咸泻之。热反胜之，治以咸冷，佐以苦辛。**

厥阴在泉，寅申年。**风淫于内，治以辛凉，佐以苦，以甘缓之，以辛散之。**风喜温而恶清，故以辛凉胜之。佐以苦，随所利也。木苦急，以甘缓之。木苦抑，以辛散之。**清反胜之，治以酸温，佐以苦甘，以辛平之。**

少阴在泉，卯酉年。**热淫于内，治以咸寒，佐以甘苦，以酸收之，以苦发之。**热性恶寒，故以咸寒。热甚于表，以苦发之；不尽，复寒制之；寒制不尽，复苦发之，以酸收之。甚者再方，微者一方，可使必已。时发时止，亦以酸收之。**寒反胜之，治以甘热，佐以苦辛，以咸平之。**

太阴在泉，辰戌年。**湿淫于内，治以苦热，佐以酸淡，以苦燥之，以淡泄之。**湿与燥反，故以苦热，佐以酸淡，利窍也。**热反胜之，治以苦冷，佐以咸甘，以苦平之。**

少阳在泉，巳亥年。**火淫于内，治以咸冷，佐以苦辛，以酸收之，以苦发之。**火气大行于心腹，咸性柔软以制之，以酸收其散气。大法须汗者，以辛佐之。**寒反胜之，治以甘热，佐以苦辛，以咸平之。**

阳明在泉，子午年。**燥淫于内，治以苦温，佐以甘辛，以苦下之。**温利凉性，故以苦下之。**热反胜之，治以辛寒，佐以苦甘，以酸平之，以和为利。**

太阳在泉，丑未年。**寒淫于内，治以甘热，佐以苦辛，以咸泻之，以辛润之，以苦坚之。**以热治寒，是为摧胜，折其气也。**热反胜之，治以咸冷，佐以甘辛，以苦平之。**

李时珍曰：司天主上半年，天气司之，故六淫谓之所胜，上淫于下也，故曰平之。在泉主下半年，地气司之，故六淫谓之于内，外淫于内也，故曰治之。当其时而反得胜己之气者，谓之反胜。六气之胜，何以征之？燥甚则地干，暑胜则地热，风胜则地动，湿胜则地泥，寒胜则地裂，火胜则地涸是也。其六气胜复主客、证治、病机甚详，见素问·至真要大论，文多不载。

六腑六脏用药气味补泻

肝胆温补凉泻。辛补酸泻。

心小肠热补寒泻。咸补甘泻。

肺大肠凉补温泻。酸补辛泻。

肾膀胱寒补热泻。苦补咸泻。

脾胃温热补，寒凉泻，各从其宜。甘补苦泻。

三焦命门同心。

张元素曰：五脏更相平也。一脏不平，所胜平之。故云：安谷则昌，绝谷则亡。水去则营散，谷消则卫亡，神无所居。故血不可不养，卫不可不温。血温气和，营卫乃行，常有天命。

五脏五味补泻

肝苦急，急食甘以缓之，甘草。以酸泻之，赤芍药。实则泻子。甘草。肝欲散，急食辛以散之，川芎。以辛补之，细辛。虚则补母。地黄、黄檗。

心苦缓，急食酸以收之，五味子。以甘泻之，甘草、参、芪。实则泻子。甘草。心欲软，急食咸以软之，芒消。以咸补之，泽泻。虚则补母。生姜。

脾苦湿，急食苦以燥之，白术。以苦泻之，黄连。实则泻子。桑白皮。脾欲缓，急食甘以缓之，炙甘草。以甘补之，人参。虚则补母。炒盐。

△黄连

△人参

△诃子

△桑

肺苦气逆，急食苦以泄之，诃子。以辛泻之，桑白皮。实则泻子。泽泻。肺欲收，急食酸以收之，白芍药。以酸补之，五味子。虚则补母。五味子。

肾苦燥，急食辛以润之，黄檗、知母。以咸泻之，泽泻。实则泻子。芍药。肾欲坚，急食苦以坚之，知母。以苦补之，黄檗。虚则补母。五味子。

张元素曰：凡药之五味，随五脏所入而为补泻，亦不过因其性而调之。酸入肝，苦入心，甘入脾，辛入肺，咸入肾。辛主散，酸主收，甘主缓，苦主坚，咸主软。辛能散结润燥，致津液，通气；酸能收缓敛散；甘能缓急调中；苦能燥湿坚软；咸能软坚；淡能利窍。李时珍曰：甘缓、酸收、苦燥、辛散、咸软、淡渗，五味之本性，一定而不变者也；其或补或泻，则因五脏四时而迭相施用者也。温、凉、寒、热，四气之本性也，其于五脏补泻，亦迭相施用也。此特洁古张氏因素问饮食补泻之义，举数药以为例耳，学者宜因意而充之。

脏腑虚实标本用药式

肝藏血，属木，胆火寄于中，主血，主目，主筋，主呼，主怒。

本病：诸风眩运，僵仆强直惊痫，两胁肿痛，胸肋满痛，呕血，小腹疝痛痃癖，女人经病。

标病：寒热疟，头痛吐涎，目赤面青多怒，耳闭颊肿，筋挛卵缩，丈夫㿉疝，女人少腹肿痛阴病。

有余泻之

泻子甘草

行气 香附　芎䓖　瞿麦　牵牛　青橘皮

行血 红花　鳖甲　桃仁　莪荗　京三棱　穿山甲　大黄　水蛭　虻虫　苏木　牡丹皮

镇惊 雄黄　金薄　铁落　真珠　代赭石　夜明砂　胡粉　银薄　铅丹　龙骨　石决明

搜风 羌活　荆芥　薄荷　槐子　蔓荆子　白花蛇　独活　防风　皂荚　乌头　白附子
　　　僵蚕　蝉蜕

△蔓荆

不足补之

补母 枸杞　杜仲　狗脊　熟地黄　苦参　萆薢　阿胶　菟丝子

补血 当归　牛膝　续断　白芍药　血竭　没药　芎䓖

补气 天麻　柏子仁　白术　菊花　细辛　密蒙花　决明　谷精草　生姜

△续断

△没药

本热寒之

泻木芍药　乌梅　泽泻

泻火黄连　龙胆草　黄芩　苦茶　猪胆

攻里大黄

标热发之

和解柴胡　半夏

解肌桂枝　麻黄

心藏神，为君火，包络为相火，代君行令，主血，主言，主汗，主笑。

本病：诸热瞀瘛，惊惑谵妄烦乱，啼笑骂詈，怔忡健忘，自汗，诸痛痒疮疡。

标病：肌热畏寒战栗，舌不能言，面赤目黄，手心烦热，胸胁满痛，引腰背肩胛肘臂。

火实泻之

泻子黄连　大黄

气甘草　人参　赤茯苓　木通　黄檗

血丹参　牡丹　生地黄　玄参

镇惊朱砂　牛黄　紫石英

神虚补之

补母细辛　乌梅　酸枣仁　生姜　陈皮

气桂心　泽泻　白茯苓　茯神　远志
　石菖蒲

血当归　乳香　熟地黄　没药

△酸枣仁

△玄参

本热寒之

泻火黄芩　竹叶　麦门冬　芒消　炒盐

凉血地黄　栀子　天竺黄

标热发之

散火甘草　独活　麻黄　柴胡　龙脑

脾藏意，属土，为万物之母，主营卫，主味，主肌肉，主四肢。

本病：诸湿肿胀，痞满噫气，大小便闭，黄疸痰饮，吐泻霍乱，心腹痛，饮食不化。

标病：身体胕肿，重困嗜卧，四肢不举，舌本强痛，足大趾不用，九窍不通，诸痉项强。

△天竺黄

土实泻之

泻子诃子　防风　桑白皮　葶苈

吐豆豉　栀子　萝卜子　常山　瓜蒂　郁金　虀汁　藜芦　苦参　赤小豆　盐汤
　　苦茶

下大黄　芒消　青礞石　大戟　甘遂　续随子　芫花

土虚补之

补母桂心　茯苓

气人参　黄芪　升麻　葛根　甘草　陈橘皮　藿香　葳蕤　缩砂仁　木香　扁豆

血白术　苍术　白芍药　胶饴　大枣　干姜　木瓜　乌梅　蜂蜜

本湿除之

燥中宫白术　苍术　橘皮　半夏　吴茱萸　南星　草豆蔻　白芥子

洁净府木通　赤茯苓　猪苓　藿香

标湿渗之

开鬼门葛根　苍术　麻黄　独活

肺藏魄，属金，总摄一身元气，主闻，主哭，主皮毛。

本病：诸气愤郁，诸痿喘呕，气短，咳嗽上逆，咳唾脓血，不得卧，小便数而欠，遗失不禁。

标病：洒淅寒热，伤风自汗，肩背痛冷，臑臂前廉痛。

△郁金

△藜芦

气实泻之

泻子泽泻　葶苈　桑白皮　地骨皮

除湿半夏　白矾　白茯苓　薏苡仁　木瓜　橘皮

泻火粳米　石膏　寒水石　知母　诃子

通滞枳壳　薄荷　干生姜　木香　厚朴　杏仁　皂荚　桔梗　紫苏梗

△厚朴

△桔梗

气虚补之

补母甘草　人参　升麻　黄芪　山药

润燥蛤蚧　阿胶　麦门冬　贝母　百合　天花粉　天门冬

敛肺乌梅　粟壳　五味子　芍药　五倍子

△百合

本热清之

清金黄芩　知母　麦门冬　栀子　沙参　紫苑　天门冬

△沙参

△紫苑

本寒温之

温肺丁香　藿香　款冬花　檀香　白豆蔻　益智　缩砂　糯米　百部

△檀香

△白豆蔻

标寒散之

解表麻黄　葱白　紫苏

肾藏志，属水，为天一之源，主听，主骨，主二阴。

本病：诸寒厥逆，骨痿腰痛，腰冷如冰，足胕肿寒，少腹满急
疝瘕，大便闭泄，吐利腥秽，水液澄彻清冷不禁，消渴引饮。

标病：发热不恶热，头眩头痛，咽痛舌燥，脊股后廉痛。

水强泻之

泻子大戟　牵牛

泻腑泽泻　猪苓　车前子　防己　茯苓

△车前子

水弱补之

补母人参　山药

气知母　玄参　补骨脂　砂仁　苦参

血黄檗　枸杞　熟地黄　锁阳　肉苁蓉　山茱萸　阿胶　五味子

△补骨脂　　△苦参

本热攻之

下伤寒少阴证，口燥咽干，大承气汤。

本寒温之

温里附子　干姜　官桂　蜀椒　白术

标寒解之

解表麻黄　细辛　独活　桂枝

标热凉之

清热玄参　连翘　甘草　猪肤

命门为相火之原，天地之始，藏精生血，降则为漏，升则为铅，主三焦元气。

本病：前后癃闭，气逆里急，疝痛奔豚，消渴膏淋，精漏精寒，赤白浊，溺血，崩中带漏。

△玄参

△连翘

火强泻之

泻相火黄檗　知母　牡丹皮　地骨皮　生地黄　茯苓　玄参　寒水石

△地骨皮

火弱补之

益阳附子　肉桂　益智子　破故纸　沉香　川乌头　硫黄　天雄　乌药　阳起石　舶茴香
　　胡桃　巴戟天　丹砂　当归　蛤蚧　覆盆

△巴戟天

精脱固之

涩滑牡蛎　芡实　金樱子　五味子　远志　山茱萸　蛤粉

三焦为相火之用，分布命门元气，主升降出入，游行天地之间，总领五脏六腑营卫经络内外上下左右之气，号中清之府。上主纳，中主化，下主出。

本病：诸热瞀瘛，暴病暴死暴喑，躁扰狂越，谵妄惊骇，诸血溢血泄，诸气逆冲上，诸疮疡痘疹瘤核。

上热则喘满，诸呕吐酸，胸痞胁痛，食饮不消，头上出汗。

中热则善饥而瘦，解㑊中满，诸胀腹大，诸病有声，鼓之如鼓，上下关格不通，霍乱吐利。

下热则暴注下迫，水液浑浊，下部肿满，小便淋沥或不通，大便闭结下痢。

上寒则吐饮食痰水，胸痹，前后引痛，食已还出。

中寒则饮食不化，寒胀，反胃吐水，湿泻不渴。

下寒则二便不禁，脐腹冷，疝痛。

标病：恶寒战栗，如丧神守，耳鸣耳聋，嗌肿喉痹，诸病胕肿，疼酸惊骇，手小指、次指不用。

实火泻之

汗麻黄　柴胡　葛根　荆芥　升麻　薄荷　羌活　石膏

吐瓜蒂　沧盐　齑汁

下大黄　芒消

△葛根

△薄荷

虚火补之

上人参 天雄　桂心

中人参 黄芪　丁香　木香　草果

下附子 桂心　硫黄　人参　沉香　乌药　破故纸

△沉香

△补骨脂

本热寒之

上黄芩　连翘　栀子　知母　玄参　石膏　生地黄

中黄连　连翘　生苄　石膏

下黄檗　知母　生苄　石膏　牡丹　地骨皮

标热散之

解表柴胡　细辛　荆芥　羌活　葛根　石膏

胆属木，为少阳相火，发生万物，为决断之官，十一脏之主。主同肝。

本病：口苦，呕苦汁，善太息，澹澹如人将捕状，目昏不眠。

标病：寒热往来，痁疟，胸胁痛，头额痛，耳痛鸣聋，瘰疬结核马刀，足小指、次指不用。

实火泻之

泻胆龙胆　牛胆　猪胆　生蕤仁　生酸枣仁　黄连　苦茶

△龙胆

△酸枣仁

虚火补之

温胆人参　细辛　半夏　炒蕤仁　炒酸枣仁　当归　地黄

本热平之

降火黄芩　黄连　芍药　连翘　甘草

镇惊黑铅　水银

标热和之

和解柴胡　芍药　黄芩　半夏　甘草

胃属土，主容受，为水谷之海。主同脾。

本病：噎膈反胃，中满肿胀，呕吐泻痢，霍乱腹痛，消中善饥，不消食，伤饮食，胃管当心痛，支两胁。

标病：发热蒸蒸，身前热，身前寒，发狂谵语，咽痹，上齿痛，口眼㖞斜，鼻痛鼽衄赤皶。

胃实泻之

湿热大黄　芒消

饮食巴豆　神曲　山楂　阿魏　硇砂　郁金　三棱　轻粉

△山楂

△郁金

胃虚补之

湿热苍术　白术　半夏　茯苓　橘皮　生姜

寒湿干姜　附子　草果　官桂　丁香　肉豆蔻　人参　黄芪

△草果

△肉豆蔻

本热寒之

降火石膏　地黄　犀角　黄连

标热解之

解肌升麻　葛根　豆豉

大肠属金，主变化，为传送之官。

本病：大便闭结，泄痢下血，里急后重，痔疮脱肛，肠鸣而痛。

标病：齿痛喉痹，颈肿口干，咽中如核，鼽衄目黄，手大指、次指痛，宿食发热寒栗。

肠实泻之

热大黄　芒消　桃花　牵牛　巴豆　郁李仁　石膏

气枳壳　木香　橘皮　槟榔

△巴豆

△郁李仁

肠虚补之

气皂荚

燥桃仁　麻仁　杏仁　地黄　乳香　松子　当归　肉苁蓉

湿白术　苍术　半夏　硫黄

陷升麻　葛根

△火麻仁

△杏仁

脱龙骨　白垩　诃子　粟壳　乌梅　白矾　赤石脂　禹余粮　石榴皮

本热寒之

清热秦艽　槐角　地黄　黄芩

本寒温之

温里干姜　附子　肉豆蔻

△白矾

△禹余粮

标热散之

解肌石膏　白芷　升麻　葛根

小肠主分泌水谷，为受盛之官。

本病：大便水谷利，小便短，小便闭，小便血，小便自利，大便后血，小肠气痛，宿食夜热旦止。

标病：身热恶寒，嗌痛颔肿，口糜耳聋。

△白芷

实热泻之

气 木通　猪苓　滑石　瞿麦　泽泻　灯草

血 地黄　蒲黄　赤茯苓　栀子　牡丹皮

虚寒补之

气 白术　楝实　茴香　砂仁　神曲　扁豆

血 桂心　玄胡索

△瞿麦

△茴香

△神曲

本热寒之

降火黄檗　黄芩　黄连　连翘　栀子

标热散之

解肌藁本　羌活　防风　蔓荆

膀胱主津液，为胞之府，气化乃能出，号州都之官，诸病皆干之。

本病：小便淋沥，或短数，或黄赤，或白，或遗失，或气痛。

标病：发热恶寒，头痛，腰脊强，鼻窒，足小指不用。

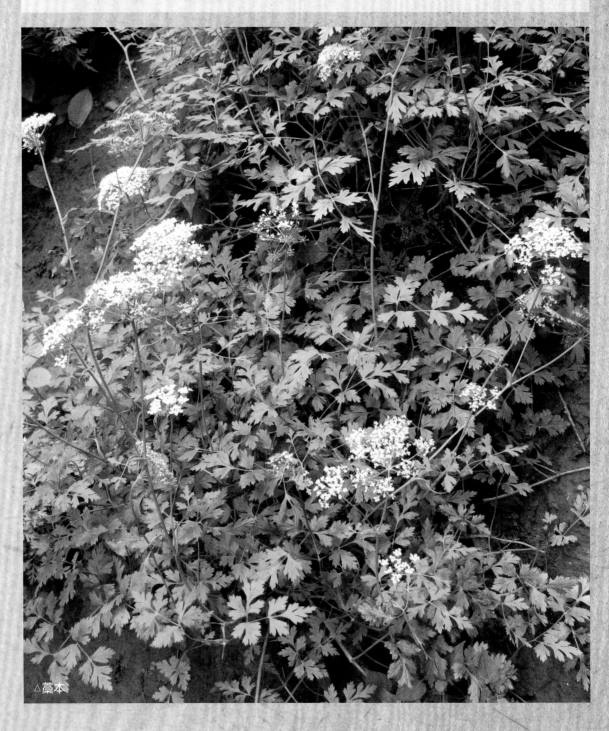

△藁本

实热泻之

泄火滑石　猪苓　泽泻　茯苓

下虚补之

热黄檗　知母

寒桔梗　升麻　益智　乌药　山茱萸

本热利之

降火地黄　栀子　茵陈　黄檗　牡丹皮　地骨皮

标寒发之

发表麻黄　桂枝　羌活　苍术　防己　黄芪　木贼

△茵陈蒿

△牡丹皮

引经报使《洁古珍珠囊》

手少阴心黄连　细辛

手太阳小肠藁本　黄檗

足少阴肾独活　桂　知母　细辛

足太阳膀胱羌活

手太阴肺桔梗　升麻　葱白　白芷

手阳明大肠白芷　升麻　石膏

足太阴脾升麻　苍术　葛根　白芍

足阳明胃白芷　升麻　石膏　葛根

手厥阴心主柴胡　牡丹皮

手少阳三焦连翘　柴胡

　　上：地骨皮

　　中：青皮

　　下：附子

足厥阴肝青皮　吴茱萸　川芎　柴胡

足少阳胆柴胡　青皮

△葱白

△白芷

△川芎

本草纲目

序例第二卷

序例下

药名同异

[五物同名]

独摇草羌活　鬼臼　鬼督邮　天麻　薇衔

[四物同名]

堇堇菜　蒴藋　乌头　石龙芮
苦菜贝母　龙葵　苦苣　败酱
鬼目白英　羊蹄　紫葳　麂目
红豆赤小豆　红豆蔻　相思子　海红豆
白药桔梗　白药子　栝楼　会州白药
豚耳猪耳　莶菜　马齿苋　车前

[三物同名]

美草甘草　旋花　山姜
山姜美草　苍术　杜若
蜜香木香　多香木　沉香
女萎萎蕤　蔓楚　紫葳
鬼督邮徐长卿　赤箭　独摇草
王孙黄芪　猢狲　牡蒙
百枝草薢　防风　狗脊
接骨草山蒴藋　续断　攀倒甑
虎须款冬花　沙参　灯心草
鹿肠败酱　玄参　斑龙肠
解毒子苦药子　鬼臼　山豆根
羊乳羖羊乳　沙参　枸杞
豕首猪头　蠡实　天门冬
山石榴金罂子　小檗　杜鹃花
狗骨犬骨　鬼箭　猫儿刺木
苦蘵败酱　苦参　酸浆草
仙人杖枸杞　仙人草　立死竹
木莲木馒头　木兰　木芙蓉
白幕天雄　白英　白微
立制石理石　礜石　石胆
守田半夏　茵草　狼尾草
水玉半夏　玻璃　水精石

△败酱

△苦参

△酸浆草

芑地黄　薏苡　白黍

黄牙金　硫黄　金牙石

石花琼枝菜　乌韭　钟乳石汁

淡竹叶水竹叶　碎骨子　鸭跖草

牛舌牛之舌　车前　羊蹄

虎膏虎脂　豨莶　天南星

酸浆米浆水　灯笼草　三叶酸草

石龙蜥蜴　荭草　络石

木蜜大枣　蜜香　枳椇

石蜜乳糖　樱桃　蜂蜜

[二物同名]

淫羊藿仙灵脾　天门冬

黄芝芝草　黄精

黑三棱京三棱　乌芋

知母蝭母　沙参

地精人参　何首乌

龙衔蛇含　黄精

金钗股钗子股　忍冬藤

荠苨桔梗　杏叶沙参

神草人参　赤箭

芰草黄芪　菱

长生草羌活　红茂草

仙茅长松　婆罗门参

水香兰草　泽兰

儿草知母　芫花

千两金淫羊藿　续随子

墙蘼蛇床　营实

香草兰草　零陵草

逐马玄参　丹参

百两金牡丹　百两金草

牡蒙紫参　王孙

香菜香薷　罗勒

地筋白茅根　菅茅根

△人参

△何首乌

△淫羊藿

△续随子

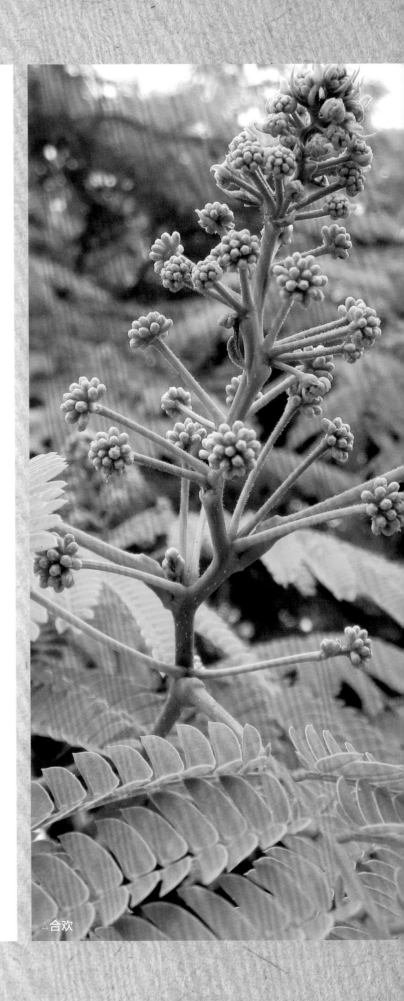

△合欢

香茅鼠曲草　菁茅

丽春罂粟　仙女蒿

仙人掌草　射干

旱莲鳢肠　连翘

石发乌韭　陟厘

兰华兰草　连翘

羊婆奶沙参　萝藦子

大蓼荭草　马蓼

石衣乌韭　陟厘

鬼针鬼钗草　鬼齿烂竹

血见愁茜草　地锦

山葱茖葱　藜芦

地椒野小椒　水杨梅

斑杖虎杖　攀倒甑

鸡肠草蘩缕之类　鹅不食草

鹿葱萱草　藜芦

地节葳蕤　枸杞

芒草芭茅　莽草

凤尾草金星草　贯众

扁竹萹蓄　射干

莞草白芷　茵芋

妓女萱草　地肤苗

紫金牛草根似巴戟　射干

通草木通　通脱木

天豆云实　石龙芮

重台蚤休　玄参

胭脂菜藜　落葵

羊肠羊之肠　羊桃

白草白蔹　白英

更生菊　雀翘

燕尾草兰草　慈姑

白昌商陆　水菖蒲

臭草云实　茺蔚

地肤草　赤地利

△鳢肠

△射干

红内消紫荆皮　何首乌

龙须席草　海菜

水萍浮萍　慈姑

林兰石斛　木兰

承露仙人肝藤　伏鸡子根

象胆象之胆　芦荟

水葵水苔　莼

杜兰石斛　木兰

冬葵子葵菜　姑活

马尾马之尾　商陆

水芝芡实　冬瓜

屏风防风　水苔

三白草候农之草　牵牛

鸦臼乌桕木　鹁鸠鸟

天葵菟葵　落葵

赤葛何首乌　乌敛莓

猢狲头鳢肠　地锦

鹿藿野绿豆　葛苗

水花浮萍　浮石

酸母酸模　酢浆草

菩提子薏苡　无患子

景天慎火草　萤火虫

山芋山药　旱芋

鬼盖人参　地菌

相思子木红豆　郎君子虫

王瓜土瓜　菝葜

石南风药　南藤

萝藦雀瓢　百合

鸡骨香沉香　降真香

黄瓜胡瓜　栝楼

△何首乌

△蚕豆

△乌敛莓

△豌豆

胡菜胡荽　芸薹　　　　　　　鼠矢鼠粪　山茱萸

甜藤甘藤　忍冬　　　　　　　苦心知母　沙参

白马骨兽之骨　又木名　　　　日及木槿　扶桑

金罂金樱子　安石榴　　　　　茛菫　乌头

胡豆蚕豆　豌豆　　　　　　　乌犀犀角　皂荚

杭子山楂　杨梅　　　　　　　棪木桂　又木名

金盏银台水仙花　王不留行　　大青大青草　扁青石

木绵古贝　杜仲　　　　　　　茆莼　女菀

水栗芰实　萍蓬草根　　　　　文蛤海蛤　五倍子

阳桃猕猴桃　五敛子　　　　　桦木桦皮　木芙蓉

胡王使者羌活　白头翁　　　　终石草　石

獐头獐首　土菌　　　　　　　榛榛子　厚朴

独摇白杨　扶栘　　　　　　　果蠃螵蛸　栝楼

薪蓂大齐　白棘　　　　　　　风药石南　泽兰

桑上寄生桑耳　　　　　　　　将军大黄　硫黄

△木槿

△扶桑

△榛子

△厚朴

△络石藤

△穿山甲

△漏芦

△天名精

天狗玃　鱼狗鸟

水狗獭　鱼狗鸟

山鸡翟雉　鳖雉

扶老秃鹙　灵寿木

鬼鸟姑获鸟　鬼车鸟

醴泉瑞水名　人口中津

无心薇衔　鼠曲草

朝开暮落花木槿　狗溺薹

[比类隐名]

土青木香马兜铃

野天麻茺蔚

鬼油麻漏芦

甜桔梗荠苨

山牛蒡大蓟

草续断石龙刍

杜牛膝天名精

野芝麻玄参

甜葶苈菥蓂

木羊乳丹参

天蔓菁天名精

草甘遂蚤休

黄芫花尧花

杏叶沙参荠苨

野鸡冠青葙子

山苋菜牛膝

黄大戟芫花

胡薄荷积雪草

龙脑薄荷水苏

青蛤粉青黛

野红花大戟

竹园荽海金沙

野园荽鹅不食草

野胡萝卜

△射干

△杜衡

△羊蹄

△海芋

△苍耳

相须相使相畏相恶诸药

出徐之才药对，今益以诸家本草续增者。

甘草术、苦参、干漆为之使。恶远志。忌猪肉。

黄芪茯苓为之使。恶白鲜、龟甲。

人参茯苓、马蔺为之使。恶卤咸、溲疏。畏五灵脂。

沙参恶防己。

桔梗节皮为之使。畏白及、龙胆、龙眼。忌猪肉、伏砒。

黄精忌梅实。

葳蕤畏卤咸。

知母得黄檗及酒良。伏蓬砂、盐。

术防风、地榆为之使。忌桃、李、雀肉、菘菜、青鱼。

狗脊草薢为之使。恶莎草、败酱。

贯众藋菌、赤小豆为之使。伏石钟乳。

巴戟天覆盆子为之使。恶雷丸、丹参、朝生。

远志得茯苓、龙骨、冬葵子良。畏真珠、飞廉、藜芦、齐蛤。

淫羊藿薯蓣、紫芝为之使。得酒良。

玄参恶黄芪、干姜、大枣、山茱萸。

地榆得发良。恶麦门冬。伏丹砂、雄黄、硫黄。

丹参畏咸水。

紫参畏辛夷。

白头翁蠡实为之使。得酒良。

白及紫石英为之使。恶理石。畏杏仁、李核仁。

[上草之一]

黄连黄芩、龙骨、理石为之使。忌猪肉。畏牛膝、款冬。恶冷水、菊花、玄参、白僵蚕、白鲜、芫花。

胡黄连忌猪肉。恶菊花、玄参、白鲜。

黄芩龙骨、山茱萸为之使。恶葱实。畏丹砂、牡丹、藜芦。

秦艽菖蒲为之使。畏牛乳。

柴胡半夏为之使。恶皂荚。畏女菀、藜芦。

羌独活蠡实为之使。

苦参玄参为之使。恶贝母、漏芦、菟丝子、伏苓、雌黄、焰消。

白鲜恶桔梗、茯苓、萆薢、螵蛸。

贝母厚朴、白薇为之使。恶桃花。畏秦艽、莽草、礜石。

龙胆贯众、赤小豆为之使。恶地黄、防葵。

细辛曾青、枣根为之使。忌生菜、狸肉。恶黄芪、狼毒、山茱萸。畏滑石、消石。

白薇恶黄芪、干姜、大枣、山茱萸、大黄、大戟、干漆。

[上草之二]

△菟丝子

当归恶茴茹、湿面。制雄黄。畏菖蒲、生姜、海藻、牡蒙。

芎䓖白芷为之使。畏黄连。伏雌黄。

蛇床恶牡丹、贝母、巴豆。

藁本恶茴茹。畏青葙子。

白芷当归为之使。恶旋覆花。制雄黄、硫黄。

牡丹忌蒜、胡荽。伏砒。畏菟丝子、贝母、大黄。

芍药须丸、乌药、没药为之使。恶石斛、芒消。畏消石、鳖甲、小蓟。

杜若得辛夷、细辛良。恶柴胡、前胡。

补骨脂得胡桃、胡麻良。恶甘草。忌诸血、芸薹。

缩砂蜜白檀香、豆蔻、人参、益智、黄檗、茯苓、赤白石脂为之使。得诃子、鳖甲、白芜荑良。

蓬莪茂得酒、醋良。

香附子得芎䓖、苍术、醋、童子小便良。

零陵香伏三黄、朱砂。

泽兰防己为之使。

积雪草伏硫黄。

香薷忌山白桃。

[上草之三]

△旋覆花

△菖蒲

△海藻

△鳖甲

菊花术、枸杞根、桑根白皮、青蘘叶为之使。

庵蕳荆子、薏苡为之使。

艾叶苦酒、香附为之使。

芫蔚制三黄、砒石。

薇衔得秦皮良。

夏枯草土瓜为之使。伏汞、砂。

红蓝花得酒良。

续断地黄为之使。恶雷丸。

漏芦连翘为之使。

飞廉得乌头良。忌麻黄。

苍耳忌猪肉、马肉、米泔。

天名精垣衣、地黄为之使。

芦笋忌巴豆。

麻黄厚朴、白微为之使。恶辛夷、石韦。

[上草之四]

△桑根白皮

△辛夷

△石韦

地黄得酒、麦门冬、姜汁、缩砂良。恶贝母。畏芜荑。忌葱、蒜、萝卜、诸血。

牛膝恶萤火、龟甲、陆英。畏白前。忌牛肉。

紫菀款冬为之使。恶天雄、藁本、雷丸、远志、瞿麦。畏茵陈。

女菀畏卤咸。

冬葵子黄芩为之使。

麦门冬地黄、车前为之使。恶款冬、苦芙、苦瓠。畏苦参、青蘘、木耳。伏石钟乳。

款冬花杏仁为之使。得紫菀良。恶玄参、皂荚、消石。畏贝母、麻黄、辛夷、黄芩、黄芪、连翘、青葙。

佛耳草款冬为之使。

决明子蓍实为之使。恶大麻子。

瞿麦牡丹、蓑草为之使。恶螵蛸。伏丹砂。

葶苈榆皮为之使。得酒、大枣良。恶白僵蚕、石龙芮。

车前子常山为之使。

女青蛇衔为之使。

茛草畏鼠负。

蒺藜乌头为之使。

[上草之五]

△茵陈蒿

大黄黄芩为之使。恶干漆。忌冷水。

商陆得大蒜良。忌犬肉。伏硇砂、砒石、雌黄。

狼毒大豆为之使。恶麦句姜。畏醋、占斯、密陀僧。

狼牙芜荑为之使。恶地榆、枣肌。

蔺茹甘草为之使。恶麦门冬。

大戟小豆为之使。得枣良。恶薯蓣。畏菖蒲、芦苇、鼠屎。

泽漆小豆为之使。恶薯蓣。

甘遂瓜蒂为之使。恶远志。

莨菪畏蟹、犀角、甘草、升麻、绿豆。

蓖麻忌炒豆。伏丹砂、粉霜。

常山畏玉札。忌葱、菘菜。伏砒石。

藜芦黄连为之使。恶大黄。畏葱白。

附子地胆为之使。得蜀椒、食盐，下达命门。恶蜈蚣、豉汁。畏防风、甘草、人参、黄芪、绿豆、乌韭、童溲、犀角。

天雄远志为之使。恶腐婢、豉汁。

白附子得火良。

乌头远志、莽草为之使。恶藜芦、豉汁。畏饴糖、黑豆、冷水。伏丹砂、砒石。

天南星蜀漆为之使。得火、牛胆良。恶莽草。畏附子、干姜、防风、生姜。伏雄黄、丹砂、焰消。

半夏射干、柴胡为之使。恶皂荚。忌海藻、饴糖、羊血。畏生姜、干姜、秦皮、龟甲、雄黄。

鬼臼畏垣衣。

羊踯躅畏栀子。恶诸石及面。伏丹砂、硇砂、雌黄。

芫花决明为之使。得醋良。

莽草畏黑豆、紫河车。

石龙芮巴戟为之使。畏蛇蜕皮、吴茱萸。

荨麻畏人溺。

钩吻半夏为之使。恶黄芩。

[上草之六]

菟丝子薯蓣、松脂为之使。得酒良。恶藿菌。

五味子苁蓉为之使。恶葳蕤。胜乌头。

牵牛子得干姜、青木香良。

紫葳畏卤咸。

栝楼根枸杞为之使。恶干姜。畏牛膝、干漆。

黄环鸢尾为之使。恶茯苓、防己、干姜。

天门冬地黄、贝母、垣衣为之使。忌鲤鱼。畏曾青、浮萍。制雄黄、硇砂。

何首乌茯苓为之使。忌葱、蒜、萝卜、诸血、无鳞鱼。

萆薢薏苡为之使。畏前胡、柴胡、牡蛎、大黄、葵根。

土茯苓忌茶。

白敛代赭为之使。

威灵仙忌茶、面汤。

茜根畏鼠姑。制雄黄。

防己殷蘖为之使。恶细辛。畏萆薢、女菀、卤咸。杀雄黄、消石毒。

络石杜仲、牡丹为之使。恶铁落。畏贝母、菖蒲、杀殷蘖毒。

[上草之七]

△何首乌

△络石藤

泽泻畏海蛤、文蛤。

石菖蒲秦皮、秦艽为之使。恶麻黄、地胆。忌饴糖、羊肉、铁器。

石斛陆英为之使。恶凝水石、巴豆。畏雷丸、僵蚕。

石韦滑石、杏仁、射干为之使。得菖蒲良。制丹砂、矾石。

乌韭垣衣为之使

[上草之八]

柏叶、柏实瓜子、桂心、牡蛎为之使。畏菊花、羊蹄、诸石及面曲。

桂得人参、甘草、麦门冬、大黄、黄芩，调中益气。得柴胡、紫石英、干地黄，疗吐逆。畏生葱、石脂。

辛夷芎䓖为之使。恶五石脂。畏菖蒲、黄连、蒲黄、石膏、黄环。

沉香、檀香忌见火。

骐麟竭得密陀僧良。

丁香畏郁金。忌火。

[上木之一]

△檀香

黄蘖木恶干漆。伏硫黄。

厚朴干姜为之使。恶泽泻、消石、寒水石。忌豆。

杜仲恶玄参、蛇蜕皮。

干漆半夏为之使。畏鸡子、紫苏、杉木、漆姑草、蟹。忌猪脂。

桐油畏酒。忌烟。

楝实茴香为之使。

槐实景天为之使。

秦皮苦瓠、防葵，大戟为之使。恶吴茱萸。

皂荚柏实为之使。恶麦门冬。畏人参、苦参、空青。伏丹砂、粉霜、硫黄、硇砂。

巴豆芫花为之使。得火良。恶蘘草、牵牛。畏大黄、藜芦、黄连、芦笋、酱、豉、豆汁、冷水。

栾华决明为之使。

[上木之二]

△漆树

△皂荚

桑根白皮桂心、续断、麻子为之使。

酸枣恶防己。

山茱萸蓼实为之使。恶桔梗、防风、防己。

五加皮远志为之使。畏玄参、蛇皮。

溲疏漏芦为之使。

牡荆实防己为之使。恶石膏。

蔓荆子恶乌头、石膏。

栾荆子决明为之使。恶石膏。

石南五加皮为使。恶小蓟。

[上木之三]

茯苓、茯神马蔺为之使。得甘草、防风、芍药、麦门冬、紫石英，疗五脏。恶白敛、米醋、酸物。畏地榆、秦艽、牡蒙、龟甲、雄黄。

雷丸厚朴、芫花、蓄根、荔实为之使。恶葛根。

桑寄生忌火。

竹沥姜汁为之使。

占斯茱萸为之使。

[上木之四]

杏仁得火良。恶黄芩、黄芪、葛根。畏蘘草。

桃仁香附为之使。

榧实壳反绿豆，杀人。

秦椒恶栝楼、防葵。畏雌黄。

蜀椒杏仁为之使。得盐良。畏款冬花、防风、附子、雄黄、囊吾、冷水、麻仁、浆。

吴茱萸蓼实为之使。恶丹参、消石、白垩。畏紫石英。

食茱萸畏紫石英。

石莲子得茯苓、山药、白术、枸杞子良。

莲蕊须忌地黄、葱、蒜。

荷叶畏桐油。

[上果部]

△榧实

▽荷叶

麻花蘆虫为之使。

麻仁恶茯苓。畏牡蛎、白微。

小麦面畏汉椒、萝卜。

大麦石蜜为之使。

罂粟壳得醋、乌梅、橘皮良。

大豆得前胡、杏仁、牡蛎、乌喙、诸胆汁良。恶五参、龙胆、猪肉。

大豆黄卷得前胡、杏子、牡蛎、天雄、乌喙、鼠屎、石蜜良。恶海藻、龙胆。

诸豆粉畏杏仁。

[上谷部]

△罂粟

生姜秦椒为之使。恶黄芩、黄连、天鼠粪。杀半夏、南星、莨菪毒。

干姜同。

茅香得酒良。

蘼芜子得荆实、细辛良。恶干姜、苦参。

薯蓣紫芝为之使。恶甘遂。

菌得酒良。畏鸡子。

六芝并薯蓣为之使。得发良。得麻子仁、牡桂、白瓜子，益人。畏扁青、茵陈蒿。

[上菜部]

▽蘼芜

金恶锡。畏水银、翡翠石、余甘子、驴马脂。

朱砂银畏石亭脂、磁石、铁。忌诸血。

生银恶锡。畏石亭脂、磁石、荷叶、蕈灰、羚羊角、乌贼骨、黄连、甘草、飞廉、鼠尾、龟甲、生姜、地黄、羊脂、苏子油。恶羊血、马目毒公。

赤铜畏苍术、巴豆、乳香、胡桃、慈姑、牛脂。

黑铅畏紫背天葵。

胡粉恶雌黄。

锡畏五灵脂、伏龙肝、羖羊角、马鞭草、地黄、巴豆、蓖麻、姜汁、砒石、硇砂。

诸铁制石亭脂。畏磁石、皂荚、乳香、灰炭、朴消、硇砂、盐卤、猪犬脂、荔枝。

[上金石之一]

玉屑恶鹿角。畏蟾肪。

玉泉畏款冬花、青竹。

青琅玕得水银良。杀锡毒。畏鸡骨。

白石英恶马目毒公。

紫石英长石为之使。得茯苓、人参、芍药，主心中结气。得天雄、菖蒲，主霍乱。恶鮀甲、黄连、麦句姜。畏扁青、附子及酒。

云母泽泻为之使。恶徐长卿。忌羊血。畏鮀甲、矾石、东流水、百草上露、茅屋漏水。制汞。伏丹砂。

[上金石之二]

▽紫石英

丹砂恶磁石。畏咸水、车前、石韦、皂荚、决明、瞿麦、南星、乌头、地榆、桑椹、紫河车、地丁、马鞭草、地骨皮、阴地厥、白附子。忌诸血。

水银畏磁石、砒石、黑铅、硫黄、大枣、蜀椒、紫河车、松脂、松叶、荷叶、谷精草、金星草、萱草、夏枯草、莨菪子、雁来红、马蹄香、独脚莲、水慈姑、瓦松、忍冬。

汞粉畏磁石、石黄、黑铅、铁浆、陈酱、黄连、土茯苓。忌一切血。

粉霜畏硫黄、荞麦杆灰。

雄黄畏南星、地黄、莴苣、地榆、黄芩、白芷、当归、地锦、苦参、五加皮、紫河车、五叶藤、鹅肠草、鸡肠草、鹅不食草、圆桑叶、猬脂。

雌黄畏黑铅、胡粉、芎䓖、地黄、独帚、益母、羊不食草、地榆、瓦松、五加皮、冬瓜汁。

石膏鸡子为之使。畏铁。恶莽草、巴豆、马目毒公。

理石滑石为之使。恶麻黄。

方解石恶巴豆。

滑石石韦为之使。恶曾青。制雄黄。

不灰木制三黄、水银。

五色石脂畏黄芩、大黄、官桂。

赤石脂恶大黄、松脂。畏芫花、豉汁。

白石脂燕屎为之使。恶松脂。畏黄芩、黄连、甘草、飞廉、毒公。

△滑石

△赤石脂

黄石脂曾青为之使。恶细辛。畏蜚蠊、黄连、甘草。忌卵味。

孔公蘖木兰为之使。恶术、细辛。忌羊血。

石钟乳蛇床为之使。恶牡丹、玄石、牡蒙、人参、术。忌羊血。畏紫石英、蘘草、韭实、独蒜、胡葱、胡荽、麦门冬、猫儿眼草。

殷蘖恶防己。畏术。

[上金石之三]

阳起石桑螵蛸为之使。恶泽泻、雷丸、菌桂、石葵、蛇蜕皮。畏菟丝子。忌羊血。

磁石柴胡为之使。恶牡丹、莽草。畏黄石脂。杀铁毒。消金。伏丹砂。养水银。

玄石畏松脂、柏实、菌桂。

代赭石干姜为之使。畏天雄、附子。

禹余粮牡丹为之使。制五金、三黄。

太一余粮杜仲为之使。畏贝母、菖蒲、铁落。

空青、曾青畏菟丝子。

石胆水英为之使。畏牡桂、菌桂、辛夷、白微、芫花。

礜石得火良。铅丹、棘针为之使。畏水。恶马目毒公、虎掌、细辛、鹜屎。忌羊血。

砒石畏冷水、绿豆、醋、青盐、蒜、消石、水蓼、常山、益母、独帚、菖蒲、木律、菠薐、莴苣、鹤顶草、三角酸、鹅不食草。

礞石得焰消良。

[上金石之四]

大盐漏芦为之使。

朴消石韦为之使。畏麦句姜、京三棱。

凝水石畏地榆。

消石火为之使。恶曾青、苦参、苦菜。畏女菀、杏仁、竹叶、粥。

硇砂制五金、八石。忌羊血。畏一切酸浆水、醋、乌梅、牡蛎、卷柏、萝卜、独帚、羊蹄、商陆、冬瓜、苍耳、蚕沙、海螵蛸、羊靷骨、羊踯躅、鱼腥草、河豚鱼胶。

蓬砂畏知母、芸薹、紫苏、瓻带、何首乌、鹅不食草。

石硫黄曾青、石亭脂为之使。畏细辛、朴消、铁、醋、黑锡、猪肉、鸭汁、余甘子、桑灰、益母、天盐、车前、黄檗、石韦、荞麦、独帚、地骨皮、地榆、蛇床、蓖麻、菟丝、蚕沙、紫荷、菠薐、桑白皮、马鞭草。

矾石甘草为之使。恶牡蛎，畏麻黄、红心灰藋。

绿矾畏醋。

[上金石之五]

△凝水石

△绿矾

蜜蜡恶芫花、齐蛤。

蜂子畏黄芩、芍药、白前、牡蛎、紫苏、生姜、冬瓜、苦荬。

露蜂房恶干姜、丹参、黄芩、芍药、牡蛎。

桑螵蛸得龙骨，止精。畏旋覆花、戴椹。

白僵蚕恶桔梗、茯苓、茯神、萆薢、桑螵蛸。

晚蚕沙制硇砂、焰消、粉霜。

斑蝥马刀为之使。得糯米、小麻子良。恶曾青、豆花、甘草。畏巴豆、丹参、空青、黄连、黑豆、靛汁、葱、茶、醋。

芫青、地胆、葛上亭长并同斑蝥。

蜘蛛畏蔓菁、雄黄。

水蛭畏石灰、食盐。

蛴螬蜚蠊为之使。恶附子。

蝼蛄畏石膏、羊角、羊肉。

衣鱼畏芸草、莽草、莴苣。

䗪虫畏皂荚、菖蒲、屋游。

蜚虻恶麻黄。

蜈蚣畏蛞蝓、蜘蛛、白盐、鸡屎、桑白皮。

蚯蚓畏葱、盐。

蜗牛、蛞蝓畏盐。

[上虫部]

△露蜂房

△水蛭

△斑蝥

△蜈蚣

龙骨、龙齿得人参、牛黄、黑豆良。畏石膏、铁器。忌鱼。

龙角畏蜀椒、理石、干漆。

鼍甲蜀漆为之使。畏芫花、甘遂、狗胆。

蜥蜴恶硫黄、斑蝥、芜荑。

蛇蜕得火良。畏磁石及酒。

白花蛇、乌蛇得酒良。

鲤鱼胆蜀漆为之使。

乌贼鱼骨恶白及、白敛、附子。

河豚鱼畏橄榄、甘蔗、芦根、粪汁、鱼茗木、乌苡草根。

[上鳞部]

△蛇蜕

△牡蛎

龟甲恶沙参、蜚蠊。畏狗胆。

鳖甲恶矾石、理石。

牡蛎贝母为之使。得甘草、牛膝、远志、蛇床子良。恶麻黄、吴茱萸、辛夷。伏硇砂。

蚌粉制石亭脂、硫黄。

马刀得火良。

海蛤蜀漆为之使。畏狗胆、甘遂、芫花。

[上介部]

伏翼苋实、云实为之使。

夜明沙恶白敛、白微。

五灵脂恶人参。

[上禽部]

羚羊角菟丝子为之使。

羊胫骨伏硇砂。

羖羊屎制粉霜。

牛乳制秦艽、不灰木。

马脂、驼脂柔五金。

阿胶得火良。薯蓣为之使。畏大黄。

牛黄人参为之使。得牡丹、菖蒲，利耳目。恶龙骨、龙胆、地黄、常山、蜚蠊。畏牛膝、干漆。

犀角松脂、升麻为之使。恶雷丸、藋菌、乌头、乌喙。

熊胆恶防己、地黄。

鹿茸麻勃为之使。

鹿角杜仲为之使。

鹿角胶得火良。畏大黄。

麋脂忌桃、李。畏大黄。

麝香忌大蒜。

猬皮得酒良。畏桔梗、麦门冬。

猬脂制五金、八石。伏雄黄。

[上兽部]

△鹿角胶

相反诸药 凡三十六种

甘草反大戟、芫花、甘遂、海藻。

大戟反芫花、海藻。

乌头反贝母、栝楼、半夏、白敛、白及。

藜芦反人参、沙参、丹参、玄参、苦参、细辛、芍药、狸肉。

河豚反煤焰、荆芥、防风、菊花、桔梗、甘草、乌头、附子。

蜜反生葱。

柿反蟹。

△大戟

服药食忌

甘草忌猪肉、菘菜、海菜。

黄连、胡黄连忌猪肉、冷水。

苍耳忌猪肉、马肉、米泔。

桔梗、乌梅忌猪肉。

仙茅忌牛肉、牛乳。

半夏、菖蒲忌羊肉、羊血、饴糖。

牛膝忌牛肉。

阳起石、云母、钟乳、硇砂、礜石并忌羊血。

商陆忌犬肉。

丹砂、空青、轻粉并忌一切血。

吴茱萸忌猪心、猪肉。

地黄、何首乌忌一切血、葱、蒜、萝卜。

补骨脂忌猪血、芸薹。

细辛、藜芦忌狸肉、生菜。

荆芥忌驴肉。反河豚、一切无鳞鱼、蟹。

紫苏、天门冬、丹砂、龙骨忌鲤鱼。

巴豆忌野猪肉、菰笋、芦笋、酱、豉、冷水。

苍术、白术忌雀肉、青鱼、菘菜、桃、李。

薄荷忌鳖肉。

麦门冬忌鲫鱼。

常山忌生葱、生菜。

附子、乌头、天雄忌豉汁、稷米。

牡丹忌蒜、胡荽。

厚朴、蓖麻忌炒豆。

鳖甲忌苋菜。

威灵仙、土茯苓忌面汤、茶。

当归忌湿面。

丹参、茯苓、茯神忌醋及一切酸。

凡服药，不可杂食肥猪犬肉、油腻羹鲙、腥臊陈臭诸物。

凡服药，不可多食生蒜、胡荽、生葱、诸果、诸滑滞之物。

凡服药，不可见死尸、产妇、淹秽等事。

△仙茅

△紫苏

△蓖麻

△威灵仙

妊娠禁忌

乌头　附子　天雄　乌喙　侧子　野葛　羊踯躅　桂　南星　半夏　巴豆　大戟　芫花　藜芦　薏苡仁　薇衔　牛膝　皂荚　牵牛　厚朴　槐子　桃仁　牡丹皮　榄根　茜根　茅根　干漆　瞿麦　菵茹　赤箭　草三棱　蔄草　鬼箭　通草　红花　苏木　麦蘖　葵子　代赭石　常山　水银　锡粉　硇砂　砒石　芒消　硫黄　石蚕　雄黄　水蛭　虻虫　芫青　斑蝥　地胆　蜘蛛　蝼蛄　葛上亭长　蜈蚣　衣鱼　蛇蜕　蜥蜴　飞生　蘆虫　樗鸡　蚱蝉　蛴螬　猬皮　牛黄　麝香　雌黄　兔肉　蟹　爪甲　犬肉　马肉　驴肉　羊肝　鲤鱼　蛤蟆　鳅　鳝　龟　鳖　蟹　生姜　小蒜　雀肉　马刀

△茜根

饮食禁忌

猪肉忌生姜　荞麦　葵菜　胡荽　梅子　炒豆　牛肉　马肉　羊肝　麋鹿　龟　鳖　鹌鹑　驴肉

猪肝忌鱼鲙　鹌鹑　鲤鱼肠子

猪心肺忌饴　白花菜　吴茱萸

羊肉忌梅子　小豆　豆酱　荞麦　鱼鲙　猪肉　醋　酪　鲊

羊心肝忌梅　小豆　生椒　苦笋

白狗血忌羊　鸡

犬肉忌菱角　蒜　牛肠　鲤鱼　鳝鱼

驴肉忌凫茈　荆芥茶　猪肉

牛肉忌黍米　韭薤　生姜　猪肉　犬肉　栗子

牛肝忌鲇鱼

牛乳忌生鱼　酸物

马肉忌仓米　生姜　苍耳　粳米　猪肉　鹿肉

兔肉忌生姜　橘皮　芥末　鸡肉　鹿肉　獭肉

△兔

獐肉忌梅　李　生菜　鹄　虾

麋鹿忌生菜　菰蒲　鸡　鲍鱼　雉　虾

鸡肉忌胡蒜　芥末　生葱　糯米　李子　鱼汁　犬肉
鲤鱼　兔肉　獭肉　鳖肉　野鸡

鸡子忌同鸡

雉肉忌荞麦　木耳　蘑菇　胡桃　鲫鱼　猪肝　鲇鱼
鹿肉

野鸭忌胡桃　木耳

鸭子忌李子　鳖肉

鹌鹑忌菌子　木耳

雀肉忌李子　酱　诸肝

鲤鱼忌猪肝　葵菜　犬肉　鸡肉

鲫鱼忌芥末　蒜　糖　猪肝　鸡　雉　鹿肉　猴肉

青鱼忌豆藿

鱼鲊忌豆藿　麦酱　蒜　葵　绿豆

黄鱼忌荞麦

鲈鱼忌乳酪

鲟鱼忌干笋

鮰鱼忌野猪　野鸡

鲐鱼忌牛肝　鹿肉　野猪

鳅鳝忌犬肉　桑柴煮

鳖肉忌苋菜　薄荷　芥菜　桃子　鸡子　鸭肉　猪肉
兔肉

螃蟹忌荆芥　柿子　橘子　软枣

虾子忌猪肉　鸡肉

李子忌蜜　浆水　鸭　雀肉　鸡　獐

橙橘忌槟榔　獭肉

桃子忌鳖肉

枣子忌葱　鱼

枇杷忌热面

杨梅忌生葱

银杏忌鳗鲡

慈姑忌茱萸

诸瓜忌油饼

沙糖忌鲫鱼　笋　葵菜

△李子

△枇杷

△荞麦

荞麦忌猪肉　羊肉　雉肉　黄鱼
黍米忌葵菜　蜜　牛肉
绿豆忌榧子，杀人。鲤鱼鲊
炒豆忌猪肉
生葱忌蜜　鸡　枣　犬肉　杨梅
韭薤忌蜜　牛肉
胡荽忌猪肉
胡蒜忌鱼鲙　鱼鲊　鲫鱼　犬肉　鸡
苋菜忌蕨　鳖
白花菜忌猪心肺
梅子忌猪肉　羊肉　獐肉
凫茈忌驴肉
生姜忌猪肉　牛肉　马肉　兔肉
芥末忌鲫鱼　兔肉　鸡肉　鳖
干笋忌沙糖　鲟鱼　羊心肝
木耳忌雉肉　野鸭　鹌鹑
胡桃忌野鸭　酒　雉
栗子忌牛肉

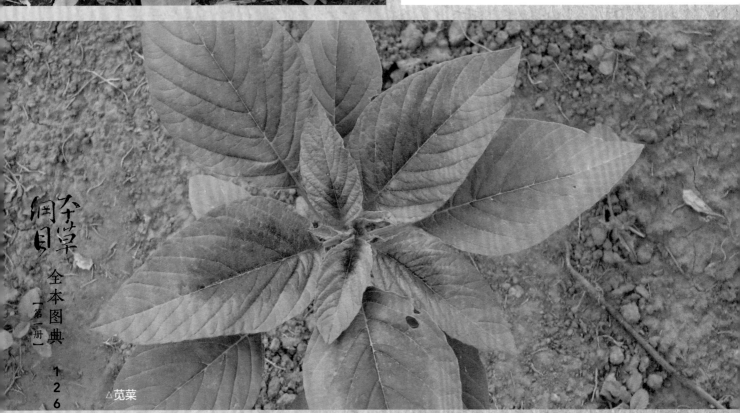

△苋菜

李东垣随证用药凡例

风中六腑手足不遂，先发其表，羌活、防风为君，随证加药。然后行经养血，当归、秦艽、独活之类，随经用之。

风中五脏耳聋目瞀，先疏其里，三化汤。然后行经，独活、防风、柴胡、白芷，川芎，随经用之。

破伤中风脉浮在表，汗之；脉沉在里，下之。背搐，羌活、防风；前搐，升麻、白芷；两旁搐，柴胡、防风；右搐，加白芷。

△羌活

△防风

△秦艽

△当归

△独活

△麻黄　　　　　　　　△防风　　　　　　　　　　　△甘草

伤风恶风防风为君，麻黄、甘草佐之。

伤寒恶寒麻黄为君，防风、甘草佐之。

六经头痛须用川芎，加引经药。太阳，蔓荆；阳明，白芷；太阴，半夏；少阴，细辛；厥阴，吴茱萸；巅顶，藁本。

眉棱骨痛羌活、白芷、黄芩。

风湿身痛羌活。

嗌痛颔肿黄芩、鼠粘子、甘草、桔梗。

肢节肿痛羌活。

眼暴赤肿防风、芩、连泻火，当归佐酒煎服。

眼久昏暗熟苄、当归为君，羌、防为臣，甘草、甘菊之类佐之。

风热牙疼喜冷恶热，生苄、当归、升麻、黄连、牡丹皮、防风。

肾虚牙疼桔梗、升麻、细辛、吴茱萸。

△桔梗

△升麻

风湿诸病须用羌活、白术。

风冷诸病须用川乌。

一切痰饮须用半夏。风加南星，热加黄芩，湿加白术、陈皮，寒加干姜。

风热诸病须用荆芥、薄荷。

诸咳嗽病五味为君，痰用半夏，喘加阿胶佐之。不拘有热无热，少加黄芩。春加川芎、芍药，夏加栀子、知母，秋加防风，冬加麻黄、桂枝之类。

诸嗽有痰半夏、白术、五味、防风、枳壳、甘草。

咳嗽无痰五味、杏仁、贝母、生姜、防风。

有声有痰半夏、白术、五味、防风。

寒喘痰急麻黄、杏仁。

热喘咳嗽桑白皮、黄芩、诃子。

水饮湿喘白矾、皂荚、葶苈。

热喘燥喘阿胶、五味、麦门冬。

气短虚喘人参、黄芪、五味。

诸疟寒热柴胡为君。

脾胃困倦参、芪、苍术。

不思饮食木香、藿香。

脾胃有湿嗜卧有痰，白术、苍术、茯苓、猪苓、半夏、防风。

△羌活

△白术

△细辛

△吴茱萸

上焦湿热黄芩泻肺火。

中焦湿热黄连泻心火。

下焦湿热酒洗黄檗、知母、防己。

下焦湿肿酒洗汉防己、龙胆草为君，甘草、黄檗为佐。

腹中胀满须用姜制厚朴、木香。

腹中窄狭须用苍术。

腹中实热大黄、芒消。

过伤饮食热物大黄为君。冷物，巴豆为丸散。

宿食不消须用黄连、枳实。

胸中烦热须用栀子仁、茯苓。

胸中痞塞实用厚朴、枳实，虚用芍药、陈皮，痰热用黄连、半夏，寒用附子、干姜。

六郁痞满香附、抚芎。湿加苍术，痰加陈皮，热加栀子，食加神曲，血加桃仁。

诸气刺痛枳壳、香附，加引经药。

诸血刺痛须加当归，详上下用根梢。

胁痛寒热须用柴胡。

胃脘寒痛须加草豆蔻、吴茱萸。

少腹疝痛须加青皮、川楝子。

脐腹疼痛加熟苄、乌药。

诸痢腹痛下后白芍、甘草为君，当归、白术佐之。先痢后便，黄檗为君，地榆佐之。先便后痢，黄芩为君，当归佐之。里急，消、黄下之。后重，加木香、藿香、槟榔和之。腹痛用芍药，恶寒加桂，恶热加黄芩，不痛芍药减半。

水泻不止须用白术、茯苓为君，芍药、甘草佐之。谷不化，加防风。

小便黄涩黄檗、泽泻。

小便不利黄檗、知母为君，茯苓、泽泻为使。

心烦口渴干姜、茯苓、天花粉、乌梅。禁半夏、葛根。

小便余沥黄檗、杜仲。

茎中刺痛生甘草梢。

肌热有痰须用黄芩。

△干姜

△茯苓

△天花粉

△乌梅

虚热有汗须用黄芪、地骨皮、知母。

虚热无汗用牡丹皮、地骨皮。

潮热有时黄芩。午加黄连，未加石膏，申加柴胡，酉加升麻，辰、戌加羌活，夜加当归。

自汗盗汗须用黄芪、麻黄根。

惊悸恍惚须用茯神。

一切气痛调胃，香附、木香。破滞气，青皮、枳壳。泄气，牵牛、萝卜子。助气，木香、藿香。补气，人参、黄芪。冷气，草蔻、丁香。

一切血痛活血补血，当归、阿胶、川芎、甘草。凉血，生地黄。破血，桃仁、红花、苏木、茜根、玄胡索、郁李仁。止血，发灰、棕灰。

上部见血须用防风、牡丹皮、剪草、天、麦门冬为使。

中部见血须用黄连、芍药为使。

下部见血须用地榆为之使。

新血红色生地黄、炒栀子。

陈血瘀色熟地黄。

△升麻

本草纲目
全本图典
第一册

132

△槟榔

诸疮痛甚苦寒为君，黄芩、黄连。佐以甘草，详上下用根梢及引经药。十二经皆用连翘。知母、生地黄酒洗为用。参、芪、甘草、当归，泻心火，助元气，止痛。解结，用连翘、当归、藁本。活血去血，用苏木、红花、牡丹皮。脉沉病在里，宜加大黄利之。脉浮为表，宜行经，芩、连、当归、人参、木香、槟榔、黄檗、泽泻。自腰已上至头者，加枳壳引至疮所。加鼠粘子，出毒消肿。加肉桂，入心引血化脓。坚不溃者，加王瓜根、黄药子、三棱、莪茂、昆布。

　　上身有疮须用黄芩、防风、羌活、桔梗。上截黄连，下身黄檗、知母、防风，用酒各半煎。引药入疮，用皂角针。

　　下部痔漏苍术、防风为君，甘草、芍药佐之。详证加减。

　　妇人胎前有病，以黄芩、白术安胎，然后用治病药。发热及肌热者，芩、连、参、芪。腹痛者，白芍、甘草。

　　产后诸病忌柴胡、黄连、芍药。渴去半夏加白茯苓，喘嗽去人参，腹胀去甘草，血痛加当归、桃仁。

　　小儿惊搐与破伤风同。

　　心热摇头咬牙、额黄，黄连、甘草、导赤散。

　　肝热目眩，柴胡、防风、甘草、泻青丸。

　　脾热鼻上红，泻黄散。

　　肺热右腮红，泻白散。

　　肾热额上红，知母、黄檗、甘草。

陈藏器诸虚用药凡例

夫众病积聚，皆起于虚也，虚生百病。积者，五脏之所积，聚者，六腑之所聚，如斯等疾，多从旧方，不假增损。虚而劳者，其弊万端，宜应随病增减。古之善为医者，皆自采药，审其体性所主，取其时节早晚，早则药势未成，晚则盛势已歇。今之为医，不自采药，且不委节气早晚，又不知冷热消息、分两多少，徒有疗病之名，永无必愈之效，此实浮惑。聊复审其冷热，记增损之主尔。

虚劳头痛复热，加枸杞、葳蕤。

虚而欲吐，加人参。

虚而不安，亦加人参。

虚而多梦纷纭，加龙骨。

虚而多热，加地黄、牡蛎、地肤子、甘草。

虚而冷，加当归、芎䓖、干姜。

虚而损，加钟乳、棘刺、苁蓉、巴戟天。

虚而大热，加黄芩、天门冬。

虚而多忘，加茯神、远志。

虚而口干，加麦门冬、知母。

虚而吸吸，加胡麻、覆盆子、柏子仁。

△人参根及须根

△麦冬

△知母饮片

虚而多气兼微咳，加五味子、大枣。

虚而惊悸不安，加龙齿、沙参、紫石英、小草。若冷，则用紫石英、小草；若客热，即用沙参、龙齿；不冷不热，皆用之。

虚而身强，腰中不利，加磁石、杜仲。

虚而多冷，加桂心、吴茱萸、附子、乌头。

虚而劳，小便赤，加黄芩。

虚而客热，加地骨皮、白水黄芪。白水，地名。

虚而冷，加陇西黄芪。

虚而痰，复有气，加生姜、半夏、枳实。

虚而小肠利，加桑螵蛸、龙骨、鸡膍胵。

虚而小肠不利，加茯苓、泽泻。

虚而损，溺白，加厚朴。

髓竭不足，加生地黄、当归。

肺气不足，加天门冬、麦门冬、五味子。

心气不足，加上党参、茯神、菖蒲。

肝气不足，加天麻、川芎䓖。

脾气不足，加白术、白芍药、益智。

肾气不足，加熟地黄、远志、牡丹皮。

胆气不足，加细辛、酸枣仁、地榆。

神昏不足，加朱砂、预知子、茯神。

张子和汗吐下三法

人身不过表里，气血不过虚实。良工先治其实，后治其虚。粗工或治实，或治虚。谬工则实实虚虚。惟庸工能补其虚，不敢治其实。举世不省其误，此余所以著三法也。夫病，非人身素有之物，或自外入，或自内生，皆邪气也。邪气中人，去之可也，揽而留之可乎？留之轻则久而自尽，甚则久而不已，更甚则暴死矣。若不去邪而先以补剂，是盗未出门而先修室宇，真气未胜而邪已横骛矣。惟脉脱下虚，无邪无积之人，始可议补尔。他病惟先用三法，攻去邪气，而元气自复也。

素问一书，言辛甘发散、淡渗泄为阳，酸、苦、咸涌泄为阴。发散归于汗，涌归于吐，泄归于下。渗为解表同于汗，泄为利小便同于下，殊不言补。所谓补者，辛补肝，咸补心，甘补肾，酸补脾，苦补肺，更相君臣佐使，皆以发腠理、致津液、通气血而已，非今人所用温燥邪僻之补也。盖草木皆以治病，病去则五谷、果、菜、肉皆补物也，犹当辨其五脏所宜，毋使偏倾可也。若以药为补，虽甘草、苦参，久服必有偏胜增气而夭之虑，况大毒有毒乎？是故三法犹刑罚也，粱肉犹德教也。治乱用刑，治治用德，理也。余用三法，常兼众法，有按有跷，有揣有导，有减增，有续止。医者不得余法而反诬之，哀哉！如引涎漉涎，取嚏追泪，凡上行者，皆吐法也。熏蒸、渫洗、熨烙、针刺、砭射，导引、按摩，凡解表者，皆汗法也。催生、下乳，磨积、逐水，破经、泄气，凡下行者，皆下法也。

天之六气，风、寒、暑、湿、燥、火，发病多在上；地之六气，雾、露、雨、雪、水、泥，发病多乎下；人之六味，酸、苦、甘、辛、咸、淡，发病多在乎中，发病者三，出病者亦三。风寒之邪，结搏于皮肤之间，滞于经络之内，留而不去，或发痛注麻痹，肿痒拘挛，皆可汗而出之。痰饮宿食在胸膈为诸病，皆可涌而出之。寒湿固冷火热客下焦发为诸病，皆可泄而出之。吐中有汗，下中有补。经云：知其要者，一言而终。是之谓也。

△苦参

△甜瓜

　　吐法　凡病在胸膈中脘已上者，皆宜吐之。考之本草，吐药之苦寒者，瓜蒂、栀子、茶末、豆豉、黄连、苦参、大黄、黄芩。辛苦而寒者，常山、藜芦、郁金。甘而寒者，桐油。甘而温者，牛肉。甘苦而寒者，地黄、人参芦。苦而温者，青木香、桔梗芦、远志、厚朴。辛苦而温者，薄荷、芫花、菘萝。辛而温者，萝卜子、谷精草、葱根须、杜衡、皂荚。辛而寒者，胆矾、石绿、石青。辛而温者，蝎梢、乌梅、乌头、附子尖、轻粉。酸而寒者，晋矾、绿矾、齑汁。酸而平者，铜绿。甘酸而平者，赤小豆。酸而温者，饭浆。咸而寒者，青盐、沧盐、白米饮。甘而寒者，牙消。辛而热者，砒石。诸药惟常山、胆矾、瓜蒂有小毒，藜芦、芫花、乌、附、砒石有大毒，他皆吐药之无毒者。凡用法，先宜少服，不涌渐加之，仍以鸡羽撩之；不出，以齑投之，不吐再投，且投且深，无不吐者。吐至瞑眩，慎勿惊疑，但饮冰水、新水立解。强者可一吐而安，弱者作三次吐之。吐之次日，有顿快者，有转甚者，引之未尽也，俟数日再吐之。吐后不禁物，惟忌饱食酸咸硬物干物油肥之物。吐后心火既降，阴道必强，大禁房室悲忧，病人既不自责，必归罪于吐法也。不可吐者有八：性刚暴好怒喜淫者，病势已危老弱气衰者，自吐不止者，阳败血虚者，吐血、咯血、衄血、嗽血、崩血、溺血者，病人粗知医书不辨邪正者，病人无正性反复不定者，左右多嘈杂之言者，皆不可吐。吐则转生他病，反起谤端，虽恳切求之，不可强从也。

汗法 风寒暑湿之邪，入于皮肤之间而未深，欲速去之，莫如发汗，所以开玄府而逐邪气也。然有数法：有温热发汗，寒凉发汗，熏渍发汗，导引发汗，皆所以开玄府而逐邪气也。以本草校之，荆芥、薄荷、白芷、陈皮、半夏、细辛、苍术、天麻、生姜、葱白，皆辛而温者也。蜀椒、胡椒、茱萸、大蒜，皆辛而热者也。青皮、防己、秦艽，其辛而平者乎。麻黄、人参、大枣，其甘而温者乎。葛根、赤茯苓，其甘而平者乎。桑白皮，其甘而寒者乎。防风、当归，其甘辛而温者乎。官桂、桂枝，其甘辛而大热者乎。厚朴、桔梗，其苦而温者乎。黄芩、知母、枳实、苦参、地骨皮、柴胡、前胡，其苦而寒者乎。羌活、独活，其苦辛而微温者乎。升麻，其苦甘且平者乎。芍药，其酸而微寒者乎。浮萍，其辛酸而寒者乎。凡此皆发散之属也。善择者，当热而热，当寒而寒；不善择者反此，则病有变也。发汗中病则止，不必尽剂。凡破伤风、小儿惊风、飧泄不止、酒病火病，皆宜汗之，所谓火郁则发之也。

下法 积聚陈莝于中，留结寒热于内，必用下之。陈莝去而肠胃洁，癥瘕尽而营卫通。下之者，所以补之也。庸工妄投，当寒反热，当热反寒，故谓下为害也。考以本草，下之寒者，戎盐之咸，犀角之酸咸，沧盐、泽泻之甘

△葱

△胡椒

▽大蒜

咸，枳实之苦酸，腻粉之辛，泽漆之苦辛，杏仁之苦甘。下之微寒者，猪胆之苦。下之大寒者，牙消之甘，大黄、牵牛、瓜蒂、苦瓠、牛胆、蓝汁、羊蹄根苗之苦，大戟、甘遂之苦甘，朴消、芒消之苦咸。下之温者，槟榔之辛，芫花之苦辛，石蜜之甘，皂角之辛咸。下之热者，巴豆之辛。下之凉者，猪、羊血之咸。下之平者，郁李仁之酸，桃花之苦。皆下药也。惟巴豆性热，非寒积不可轻用，妄下则使人津液涸竭，留毒不去，胸热口燥，转生他病也。其不可下者凡四：洞泄寒中者，表里俱虚者，厥而唇青手足冷者，小儿病后慢惊者，误下必致杀人。其余大积大聚、大痞大秘、大燥大坚，非下不可，但须寒热积气用之，中病则止，不必尽剂也。

△巴豆

△桃

病有八要六失六不治 _{注见神农名例}

药对·岁物药品

立冬之日，菊、卷柏先生，为阳起石、桑螵蛸使，凡十物使，主二百草为之长。立春之日，木兰、射干先生，为柴胡、半夏使，主头痛四十五节。立夏之日，蜚蠊先生，为人参、茯苓使，主腹中七节，保神守中。夏至之日，豕首、茱萸先生，为牡蛎、乌喙使，主四肢三十二节。立秋之日，白芷、防风先生，为细辛、蜀漆使，主胸背二十四节。[禹锡曰] 五条出药对中，义旨渊深，非俗所究，而是主统之本，故载之。[时珍曰] 此亦素问岁物之意，出上古雷公药对中，而义不传尔。按杨慎卮言云：白字本草，相传出自神农。今观其中，如肠鸣幽幽，劳极洒洒。发髪仍自还神化，及此五条，文近素问，决非后世医所能为也。此文以立冬日为始，则上古以建子为正也。

△卷柏

神农本草经目录

[时珍曰] 神农古本草凡三卷，三品共三百六十五种，首有名例数条。至陶氏作别录，乃拆分各部，而三品亦移改，又拆出青葙、赤小豆二条，故有三百六十七种，逮乎唐、宋，屡经变易，旧制莫考。今又并入已多，故存此目，以备考古云耳。

上品药一百二十种

丹砂　云母　玉泉　石钟乳　矾石　消石　朴消　滑石　空青　曾青　禹余粮　太一余粮　白石英　紫石英　五色石脂　菖蒲　菊花　人参　天门冬　甘草　干地黄　术　菟丝子　牛膝　茺蔚子　女萎　防葵　麦门冬　独活　车前子　木香　薯蓣　薏苡仁　泽泻　远志　龙胆　细辛　石斛　巴戟天　白英　白蒿　赤箭　庵䕡子　菥蓂子　菁实　赤芝　黑芝　青芝　白芝　黄芝　紫芝　卷柏　蓝实　蘼芜　黄连　络石　蒺藜子　黄芪　肉苁蓉　防风　蒲黄　香蒲　续断　漏芦　天名精　决明子　丹参　飞廉　五味子　旋花　兰草　蛇床子　地肤子　景天　茵陈蒿　杜若　沙参　徐长卿　石龙刍　云实　王不留行　牡桂　菌桂　松脂　槐实　枸杞　橘柚　柏实　茯苓　榆皮　酸枣　干漆　蔓荆实　辛夷　杜仲　桑上寄生　女贞实　蕤核　藕实茎　大枣　葡萄　蓬蘽　鸡头实　胡麻　麻蕡　冬葵子　苋实　白瓜子　苦菜　龙骨　麝香　熊脂　白胶　阿胶　石蜜　蜂子　蜜蜡　牡蛎　龟甲　桑螵蛸

中品药一百二十种

雄黄　雌黄　石硫黄　水银　石膏　磁石　凝水石　阳起石　理石　长石　石胆　白青　扁青　肤青　干姜　枲耳实　葛根　栝楼　苦参　茈胡　芎劳　当归　麻黄　通草　芍药　蠡实　瞿麦　玄参　秦艽　百合　知母　贝母　白芷　淫羊藿　黄芩　石龙芮　茅根　紫菀　紫草　茜根　败酱　白鲜皮　酸浆　紫参　藁本　狗脊　草薢　白兔藿　营实　白微　薇衔　翘根　水萍　王瓜　地榆　海藻　泽兰　防己　牡丹　款冬花　石韦　马先蒿　积雪草　女菀　王孙　蜀羊泉　爵床　栀子　竹叶　檗木　吴茱萸　桑根白皮　芜荑　枳实　厚朴　秦皮　秦椒　山茱萸　紫葳　猪苓　白棘　龙眼　木兰　五加皮　卫矛　合欢　彼子　梅实　桃核仁　杏核仁　蓼实　葱实　薤　假苏　水苏　水靳　发髲　白马茎　鹿茸　牛角䚡　羖羊角　牡狗阴茎　羚羊角　犀角　牛黄　豚卵　麋脂　丹雄鸡　雁肪　鳖甲　鮀鱼甲　蠡鱼　鲤鱼胆　乌贼鱼骨　海蛤　文蛤　石龙子　露蜂房　蚱蝉　白僵蚕

下品药一百二十五种

孔公孽　殷孽　铁精　铁落　铁　铅丹　粉锡　锡镜鼻　代赭戎盐　大盐　卤碱　青琅玕　礜石　石灰　白垩　冬灰　附子　乌头　天雄　半夏　虎掌　鸢尾　大黄　葶苈　桔梗　莨菪子　草蒿　旋覆花　藜芦　钩吻　射干　蛇含　常山　蜀漆　甘遂　白

敛　青葙子　藋菌　白及　大戟　泽漆　茵芋　贯众　芫花　牙子　羊踯躅　荛花　姑
活　别羇　商陆　羊蹄　萹蓄　狼毒　鬼臼　白头翁　羊桃　女青　连翘　石下长卿　蔺
茹　乌韭　鹿藿　蚤休　石长生　陆英　荩草　牛扁　夏枯草　屈草　巴豆　蜀椒　皂
荚　柳华　楝实　郁李仁　莽草　雷丸　梓白皮　桐叶　石南　黄环　溲疏　鼠李　松
萝　药实根　蔓椒　栾华　淮木　大豆黄卷　腐婢　瓜蒂　苦瓠　六畜毛蹄甲　燕屎　天
鼠屎　鼺鼠　伏翼　蛤蟆　马刀　蟹　蛇蜕　猬皮　蠮螉　蜣螂　蛞蝓　白颈蚯蚓　蛴
螬　石蚕　雀瓮　樗鸡　斑猫　蝼蛄　蜈蚣　马陆　地胆　萤火　衣鱼　鼠妇　水蛭　木
虻　蜚虻　蜚蠊　䗪虫　贝子

宋本草旧目录

[时珍曰] 旧目不录可也，录之所以存古迹也，又以见三品之混乱，不必泥古也。

新旧药合一千八十二种

三百六十种神农本经白字。

一百八十二种名医别录墨字。

一百一十四种唐本先附

一百三十三种今附开宝所附。

一百九十四种有名未用　八十二种新补

一十七种新定已上皆宋嘉祐本草所定者。

四百八十八种陈藏器余　二种唐本余

一十三种海药余　八种食疗余

一百种图经·外类已上皆唐慎微续收补入者。

玉石部上品七十三种。中品八十七种。下品九十三种。

草部上品之上八十七种。上品之下五十三种。中品之上六十二种。中品之下七十八种。下品之上六十二种。下品之下一百五种。

木部上品七十二种。中品九十二种。下品九十九种。

人部三品二十五种。

兽部上品二十种。中品一十七种。下品二十一种。

禽部三品五十六种。

虫鱼部上品五十种。中品五十六种。下品八十一种。

果部三品五十三种。

米谷部上品七种。中品二十三种。下品一十八种。

菜部上品三十种。中品一十三种。下品二十二种。

有名未用一百九十四种。

图经·外类一百种。

本草纲目主治第三卷

百病主治药上

诸风

有中脏、中腑、中经、中气、痰厥、痛风、破伤风、麻痹。

[吹鼻] 皂荚末　细辛末　半夏末　梁上尘
葱茎插鼻耳

[熏鼻] 巴豆烟　蓖麻烟　黄芪汤

[擦牙] 白梅肉　南星末　蜈蚣末　苏合丸
白矾　盐　龙脑　南星

[吐痰] 藜芦或煎，或散。皂荚末酒服。食盐煎汤。人参芦或煎，或散。瓜蒂、赤小豆齑汁调服。莱菔子擂汁。桐油扫入。桔梗芦为末，汤服二钱。牙皂、莱菔子为末，煎灌。附子尖研末，茶服。牛蒡子末羌活酒服。常山末水煎。醋、蜜和服。胆矾末醋调灌。牙皂、晋矾末水服。大虾煮熟，食虾饮汁，探吐。苦茗茶探吐。石绿醋糊为丸，每化一丸。砒霜研末，汤服少许。地松捣汁。豨莶捣汁。离鬲草汁。芭蕉油汁。石胡荽汁。三白草汁。苏方木煎酒调乳香末二钱服，治男女中风口噤，立吐恶物出。橘红一斤，熬逆流水一碗服，乃吐痰圣药也。

△石胡荽

[贴呩] 南星末姜汁调贴。蓖麻仁捣贴。炒石灰醋调贴。乌头末龟血调贴。鸡冠血 蜗牛捣贴。生鹿肉切贴。鲇鱼尾切贴。皂荚末醋调贴。伏龙肝鳖鱼调贴。鳝鱼血 蛞蝓捣贴。寒食面醋贴。桂末水调贴。马膏 桂酒 大麦面栝楼汁调。蟹膏贴。衣鱼摩之。蜘蛛向火摩之。牛角䚡炙熨。水牛鼻火炙熨之。大蒜膏贴合谷穴。巴豆贴手掌心。

[各经主治] 藁本手太阳。羌活足太阳。白芷手阳明。葛根足阳明。黄芪手少阳。柴胡足少阳。防风手太阴。升麻足太阴。细辛手少阴。独活足少阴。芎䓖手足厥阴。

[发散] 麻黄发散贼风、风寒、风热、风湿、身热麻痹不仁。熬膏服之，治风病取汗。荆芥散风热，祛表邪，清头目，行瘀血。主贼风、顽痹、喎斜。同薄荷熬膏服，治偏风。研末，童尿、酒服，治产后中风，神效。薄荷治贼风，散风热、风寒，利关节，发毒汗，为小儿风涎要药。葛根发散肌表风寒、风热，止渴。白芷解利阳明及肺经风寒、风热，皮肤风痹瘙痒，利九窍，表汗不可缺之。升麻发散阳明风邪。葱白散风寒、风热、风湿，身痛。生姜散风寒、风湿。桂枝治一切风冷、风湿、骨节挛痛，解肌开腠理，抑肝气，扶脾土，熨阴痹。黄荆根治肢体诸风、心风、头风，解肌发汗。铁线草治男女诸风、产后风，发出粘汗。水萍治热毒风湿麻痹，左瘫右痪，三十六风，蜜丸酒服取汗。治风热瘙痒，煎水浴取汗。

△水萍

[风寒风湿] [草部] **羌活**一切风寒风湿，不问久新，透关利节，为太阳厥阴少阴要药。**防风**三十六般风，去上焦风邪，头目滞气，经络留湿，一身骨节痛，除风去湿仙药。**藁本**一百六十恶风，头面身体风湿，手足弹曳。**石菖蒲**浸酒服，治三十六风，一十二痹，主骨痿。丸服，治中风湿痹，不能屈伸。**豨莶**治肝肾风气，麻痹瘫缓诸病，九蒸九晒，丸服。**菜耳**大风湿痹，毒在骨髓，为末水服，或丸服，百日病出，如丹如疥，如驳起皮，亦可酿酒。**牛蒡根**风毒缓弱，浸酒服。老人中风，口目瞤动，风湿久痹，筋挛骨痛，一二十年风疾病。**茵陈蒿**风湿挛缩，酿酒服。浴风痹。**白术**逐风湿，舌本强，消痰益胃。**苍术**大风顽痹。筋骨软弱，散风除湿解郁。汁酿酒，治一切风湿筋骨痛。**车前子 水蓼 陆英 飞廉 忍冬 坐拿草 菵蘼 伏牛花 石南藤 百灵藤**酒。**青藤**酒。**钩吻**并主风邪湿痹；骨痛拘挛。**防己**中风湿，不语拘挛，口目㖞斜，泻血中湿热。**茵芋**年久风湿痹痛，拘急软弱。**艾叶**灸诸风口噤。浴风湿麻痹。**白附子**诸风冷气失音，头面游风，足弱无力。风㖞，同僵蚕、全蝎研末，酒服。**附子 乌头 天雄**并主风湿痰气麻痹，拘挛不遂，通经络，开气道，燥湿痰。**草乌头**恶风冷痰瘫缓，年久麻痹。**芫花**毒风冷痰，四肢拘挛。**羊踯躅**贼风走皮中淫淫痛，风湿痹痛，不遂言謇，酒蒸为末，牛乳酒服，亦效。**蓖麻子**油酒煮日服，治偏风不遂。作膏，通关，拔风邪出外。[谷菜] **大豆**炒焦投酒中饮，主风痹瘫缓，口噤口㖞，破伤中风，产后风痉头风。煮食，治湿痹膝痛。醋蒸卧，治四肢挛缩。**豆豉**浸酒，治膝挛不遂，骨痛。**大豆黄卷 巨胜**酿酒，治风痹痛。**麻仁**骨髓风毒，痛不能动，炒香浸酒饮。**麻勃**一百二十种恶风，黑色遍身苦痹挛。**麦麸**醋蒸，熨风湿痹痛。**薏苡**久风湿痹，筋急拘挛，亦煮酒服。**茄子**腰脚风血积冷，筋挛痛，煎汁熬膏，入粟粉、麝香、朱砂，丸服。[果木] **秦椒**治风湿痹。**蜀椒**大风肉枯，生虫游走，痹痛死肌，寒热，腰脚不遂，散寒除湿，为丸。**吴茱萸**煎酒，治顽风痹痒。同姜、豉煎酒，冷服取汗，治贼风口㖞不语。**柏叶**酿酒。**松节**酒。**秦皮**风寒湿痹。**五加皮**名追风使，治一切风湿，痿痹挛急，宜酿酒。**皂荚**通关节，搜肝风，泻肝气。**蔓荆实**除贼风，搜肝气，筋骨间寒湿痹，头旋脑鸣。**栾荆子**大风诸风不遂。[虫部] **蚕沙**风缓顽痹不随，炒浸酒服，亦蒸熨。**蝎**半身不遂，抽掣，口目㖞斜，研入麝香，酒服。**竹虱**半身不遂，同麝香浸酒服，出汗。[鳞介] **守宫**中风瘫缓，同诸药煎服。**鲮鲤甲**中风瘫缓，寒热风痹，及风湿强直，痛不可忍。**乌蛇**酒。**白花蛇**酒。**蚺蛇**酒。并主贼风，顽痹痛痒，大风，疮癣有虫。**鳝鱼**逐十二风邪湿气，作臛取汗。**水龟**酿酒，主大风缓急拘挛。煮食，除风痹痛。[禽部] **鸡屎白**炒研，豆淋酒服，主风寒湿痹，口噤不省人事。**五灵脂**散血活血引经有功。瘫缓，热酒服二钱。风冷痹痛，同乳、没、川乌，丸服。**雁肪 鹈鹕油**主风痹，透经络，引药气入内。[兽部] **羊脂**贼风痿痹肿痛，彻毒气，引药入内。**熊脂**风痹。**青羖羊角**炒研酒服，治风痰恍惚，闷绝复苏。**驴毛骨**中一切风，炒黄浸酒服，取汗。**狸骨**一切游风。**羊胫骨**酒。**虎胫骨**酒。并主诸风注痛。[金石] **雄黄**除百节中大风，搜肝气。**金牙石**一切腰脚不遂，火煅酒淬饮。**河砂**风湿顽痹，冷风瘫缓，晒热坐之，冷即易，取汗。[土部] **鼠壤土**蒸熨中风冷痹，偏枯死肌。

[风热湿热] [草部] 甘草泻火，利九窍百脉。黄芩　黄连　菊花　秦艽并治风热湿热。玄参　大青　苦参　白鲜皮　白头翁　白英　青葙子　败酱　桔梗并治风热。大黄荡涤湿热，下一切风热。柴胡治湿痹拘挛，平肝胆三焦包络相火，少阳寒热必用之药。升麻去皮肤肌肉风热。白微暴中风，身热腹满，忽忽不知人。龙葵治风消热，令人少睡。麦门冬清肺火，止烦热。天门冬风湿偏痹及热中风。牡丹皮寒热，中风瘛疭，惊痫烦热，手足少阴厥阴四经伏火。钓藤肝风心热，大人头眩。小儿十二惊痫。紫葳及茎叶热风游风风刺。蒺藜诸风瘙痒，大便结。[谷果] 胡麻久食不生风热，风病人宜食之。绿豆浮风风疹。白扁豆行风气，除湿热。茶茗中风昏愦多睡。梨汁除风热不语。叶亦作煎。[木部] 槐实气热烦闷。枝酿酒，治大风痿痹。白皮治中风，皮肤不仁。身直不得屈伸，煎酒及水服。胶一切风热，口噤筋挛，四肢不收，顽痹周身如虫行。侧柏叶凡中风不省口噤，手足弹曳，便取一握同葱白捣酒煎服，能退风和气，不成废人。花桑枝炒香煎饮，治风气拘挛，身体风疹。久服终身不患偏风。叶煎酒，治一切风。蒸罨风痛。出汗。白杨皮毒风缓弱，气在皮肤中，浸酒服。皂荚子疏导五脏风热。丸服，治腰脚风痛不能行。栀子去热毒风。除烦闷。黄檗皮肾经风热。地骨皮肾家风湿痹。柽叶远近一切风，煎汁和竹沥服。荆沥除风热，开经络，导痰涎，日饮之。竹沥暴中风痹，大热烦闷，失音不语，子冒风痉，破伤风噤，养血清痰，并宜同姜汁饮之。竹叶痰热，中风不语，烦热。天竹黄诸风热痰涎，失音不语。[虫兽] 蝉花一切风热瘙痒。犀角大热风毒，噩噩烦闷，中风失音。羚羊角一切热，毒风湿注，伏在骨间，及毒风卒死，子痫痉疾。[金石] 石膏风热烦躁。铁华粉平肝，除风热。铁落　劳铁　赤铜并除贼风反折，烧赤浸酒饮。

△栀子

△藿香

[痰气] [草部] **天南星**中风中气痰厥，不省人事，同木香煎服。诸风口噤，同苏叶、生姜煎服。**半夏**消痰除湿，痰厥中风，同甘草、防风煎服。**前胡**化痰热，下气散风。**旋覆花**风气湿痹，胸上痰结留饮。中风壅滞，蜜丸服。**香附子**心肺虚气客热，行肝气，升降诸气。煎汤浴风疹。**木香**中气不省人事，研末服之，行肝气，调诸气。**藿香**升降诸气。**苏叶**散风寒，行气利肺。**苏子**治腰脚中湿气风结气，治风顺气化痰，利膈宽肠。煮粥食，治风寒湿痹，四肢挛急，不能践地。**玄胡索**除风治气，活血通经络。**兰叶**浴风痛，俗名风药。**大戟　甘遂**并治经络痰饮留滞，麻痹隐痛，牵引走注。**威灵仙**治诸风，宣通五脏，去冷滞痰水，利腰膝。**牵牛子**除风毒，下一切壅滞。[果木] **杏仁**头面风气，往来烦热，散风降气化痰。逐日生吞，治偏风不遂，失音不语，肺中风热。**陈橘皮**理气除湿痰。**枳实　枳壳**大风在皮肤中如麻豆，苦痒麻木，破气胜湿化痰。**枳茹**渍酒服，治中风身直，及口僻目斜。**槟榔**除一切风、一切气，宣利脏腑。**乌药**治中风中气，气顺则风散，气降则痰下。**龙脑香**入骨治骨痛，散经络壅滞。**苏合香　安息香**通诸窍脏腑，一切不正之气。[虫兽] **麝香**入骨，治风在骨髓，中风不省，香油灌二钱。**白僵蚕**散风痰。酒服七枚，治口噤发汗，并一切风痉、风疹。[金石] **铅霜**坠中风痰湿。**矾石**除风消痰。

[血滞] [草部] **当归** 芎䓖并主一切风，一切气，一切虚。破恶血，养新血。蜜丸服，治风痰，行气解郁。**丹参**除风邪留热，骨节痛，四肢不遂。破宿血，生新血。渍酒饮，治风毒足软，名奔马草。**芍药**治风，除血痹，泻肝，安脾肺。风毒在骨髓痛，同虎骨浸酒饮。**地黄**逐血痹，填骨髓。**茺蔚子**治风解热，茎叶，治血风痛。**地榆**汁酿酒，治风痹补脑。**虎杖**煮酒，治风在骨节间。**姜黄**止暴风痛，除风热，理血中之气。**红蓝花**治六十二种风及血气痛。子煎服，治女子中风烦渴。[谷菜] **麻仁**中风出汗，下气，逐一切风，利血脉。**韭汁**肥白人中风失音。[果木] **桃仁**血滞风痹，大便结。酒浸作丸，治偏风。**苏方木**男女中风口噤，同乳香服。**乳香**中风口噤。烧烟熏，口目㖞斜，活血止痛。[虫兽] **蜜蜡**暴风身冷如瘫，化贴并裹手足。**阿胶**男女一切风病，骨节痛不随。醍醐酒服，治中风烦热。**野驼脂**一切风疾，皮肤急痹，酒服并摩之。

△地榆

△姜黄

[风虚] [草部] **天麻**主肝气不足，风虚内作，头运目旋，麻痹不仁，语言不遂，为定风神药。**黄芪**风虚自汗。逐五脏恶血，泻阴火，去虚热。无汗则发，有汗则止。**人参**补元气，定魂魄，生津液，消痰。**沙参**去皮肌浮风，宣五脏风气，养肝气。**长松**煮酒，治一切风虚。**黄精**补中，除风湿。**葳蕤**治中风暴热，不能动摇，虚风湿毒，风温自汗灼热，一切虚乏。**牛膝**寒湿痿痹，拘挛膝痛，强筋，补肝脏风虚。**石龙芮 骨碎补 巴戟天 狗脊 萆薢 菝葜 土茯苓 何首乌**并主风虚风湿，痹痛软弱，补肝肾，利关节。**列当**煮酒，去风血，补腰肾。**白及**肾中邪气，风痹不收，补肺气。**仙茅**一切风气，腰脚风冷，挛痹不能行，九蒸九晒，浸酒服。**淫羊藿**一切冷风，挛急不仁，老人昏耄。浸酒服，治偏风。**蛇床子**男女风虚，湿痹毒风，腰胯酸痛。浴大风身痒。**补骨脂**风虚冷痹，骨髓伤败，一切风气痛，作丸服。**菟丝子**补肝风虚，利腰脚。**覆盆子**

劳损风虚，补肝明目。**石斛**脚膝软弱，久冷风痹。酥浸蒸，服至一镒，永不骨痛。**络石 木莲叶 扶芳藤**并主风血，暖腰脚，一切冷气，浸酒饮。[菜果] **薯蓣**去冷风，头面游风，强筋骨，壮脾胃。**栗**肾虚腰脚无力，日食十颗。栗楔，治筋骨风痛。**松子**诸风，骨节风。[木部] **松叶**风痛脚痹，浸酒服，出汗。**松节**风虚久痹，骨节痛，能燥血中之湿。**杜仲 海桐皮 山茱萸 枸杞子**并主风虚，腰脚痛。**冬青子**浸酒，去风虚。**神木**治周痹偏风，毒风不语。**石南**逐诸风，脚弱。**南烛**熬膏，治一切风，强筋益气。**不凋木**浸酒，去风气补虚。**放杖木**为风痹肾弱要药。**木天蓼**酿酒，治风劳虚冷有奇效。[石部] **磁石**周痹风湿，肢节中痛，男女风虚，同白石英浸水，煮粥食。**白石英**风虚冷痹，诸阳不足，烧淬酒饮。**孔公蘗**风冷膝痹，同石斛浸酒饮。**石脑 石钟乳 阳起石 代赭石 禹余粮 石硫黄**并主风冷湿痹。**云母粉**中风寒热，如在舟车。**海蚕**诸风冷气虚劳。[禽兽] **乌鸡**中风舌强，烦热麻痹，酒煮食。**练鹊**浸酒饮，治风。**麋角**风虚冷痹，暖腰膝，壮阳。

△石斛

痉风

即痉病，属太阳、督脉二经。其证发热口噤如痫，身体强直，角弓反张，甚则搐搦。伤风有汗者，为柔痉。伤寒湿无汗者，为刚痉。金疮折伤，痈疽产后，俱有破伤风湿发痉之证。

[风寒风湿] [草部] **麻黄** **桂枝** **术**并主风寒风湿痉。**羌活**风寒风湿，伤金疮痫痉。产后中风，口噤不知人，酒水煎服。**葛根**金疮中风寒，发痉欲死，煮汁服，干者为末。**荆芥**散风湿风热。产后中风口噤，四肢强直，角弓反张，或搐搦欲死，为末，豆淋酒服，入童尿尤妙。**防风**主金疮中风湿内痉。**天南星**打扑伤损，金疮，破伤风及伤湿，牙关紧急。角弓反张，同防风末，热酒小便调服，名玉真散，三服即苏。南星、半夏等分为末，姜汁、竹沥灌服一钱，仍灸印堂。口噤，生研同姜汁或龙脑揩牙，名开关散。**薇衔**小儿破伤风口噤，同白附子末、薄荷，酒服一字。**细辛**督脉为病，脊强而厥。**防己**除风湿，手足挛急。**芍药** **芎䓖**一切风气。**当归**客血内寒，中风痉，汗不出。

△芍药

△大蒜

产后中风不省，吐涎瘈疭，同荆芥末，童尿、酒服，下咽即有生意。**附子**阴痉自汗。**草乌**破伤风病，同白芷、葱白煎酒，取汗。**威灵仙**破伤风病，同独蒜、香油捣服，取汗。[菜谷]**大蒜**产后中风，角弓反张不语，煎酒服，取汗。或煎水服。**黑大豆**破伤风湿，炒半熟，研蒸，以酒淋汁服，取汗，仍傅疮上。亦同朱砂末酒服。[石部]**雄黄**破伤中风，同白芷煎酒服，取汗。[鳞介]**白花蛇**破伤中风，项强身直，同乌蛇、蜈蚣末服。**土虺蛇**破伤中风，口噤目斜，同地龙、南星丸服，取汗。**守宫**破伤风病，同南星、腻粉丸服，取汗。**龙齿**主诸痉。**鳔胶**破伤风搐强直，炒研同麝香，苏木酒服，仍封疮口。有表症，同蜈蚣末，煎羌活、防风、川芎汤服。产后搐搦，乃风入子脏，与破伤风同，炒研，蝉蜕汤服三钱。**牡蛎**破伤湿病，口噤强直，酒服二钱，并傅之。[虫]**蜜蜡**破伤风湿如疟，以热酒化一块服，与玉真散对用立效。**蝎**破伤中风，同天麻、蟾酥为丸，豆淋酒服，取汗，仍同麝香贴之。**蟾蜍**破伤风病，剁烂入花椒，同酒炒熟，再入酒热服，取汗。**蜈蚣**破伤中风，同蝎梢、附子、乌头末，热酒服一字，仍贴疮上，取汗。研末掺牙，立苏。**僵蚕**口噤，发汗。[禽兽]**鸡子**痫痉。**鸡屎白**破伤中风，产后中风，小儿脐风，口噤反张，强直瘈疭，以黑豆同炒黄，用酒沃之，少顷温服，取汗。或入竹沥。**野鸽屎**破伤风病传入里，炒研，同江鳔、白僵蚕、雄黄末，蒸饼丸服。**雀屎**破伤风，疮作白痂无血者，杀人最急，研末酒服五分。**鸭涎**小儿痉风反张，滴之。**黄明胶**破伤风，烧研酒服，取汗。**狐目**同上，神效无比。**狐肝狼屎中骨**破伤风，同蝉蜕、桑花末，米饮服。**六畜毛蹄甲**痫痉。[人]**手足爪甲**破伤中风，油炒，热酒服，取汗便愈。手足颤掉加南星。

△蝉蜕

[风热湿热] [石部] **铁落**炒热，淬酒饮，主贼风痉。[草部] **黄连**破伤风，煎酒入黄蜡化服。**地黄**产后风痉，取汁同姜汁交浸焙研，酒服。[果木] **杏仁**金疮及破伤中风，角弓反张，杵蒸绞汁服，并涂疮上，仍以烛火炙之取效。**槐胶** **桑沥**破伤中风，和酒饮至醉。**篁叶**痉风。**竹沥**去痰热子冒风痉。金疮中风，破伤中风，产后中风，小儿中风，发痉口噤，反张欲死，饮一二升，或入姜汁。**栾荆**狂痉。**苏方木**破伤中风，产后中风，为末，酒服三钱，立效。[虫兽] **蝉蜕**破伤风病发热，炒研，酒服一钱，仍以葱涎调涂，去恶汗。小儿脐风口禁，入全蝎、轻粉。**羚羊角**子痫痉疾。**牛黄**热痉。**乌牛尿**刺伤中水，热饮一升。[人] **人尿**痉风及产后风痉，入酒饮。**发髲灰**大人痉，小儿惊。

[外傅] **贝母** **茅花**并金疮伤风。**刘寄奴** **麦面**同烧盐。**白芷** **炒盐** **鹭头灰** **鼠灰** **乱发灰**并傅风入疮中肿痛。**胡粉**主疮入水湿肿痛，同炭灰傅。**煨葱**傅金疮伤水，同干姜、黄檗煎水，洗诸疮伤风水。**薤白** **韭叶**并主诸疮中风寒及水湿肿痛，捣烘用之，冷即易，或加炙至水出。**箭笴漆**刮涂。**鲤鱼目灰**。**鲇鱼目灰**。并主刺疮伤风及水，傅取汗出。**猪肉**乘热贴之，连易三次，立消。**人耳塞**破伤中风或水，痛不可忍，封之一夕，水尽即安。

[洗浸] **鸡肠草**手足疮伤水。**桑灰汁**疮伤风水，入腹杀人。**自己尿**金疮中风，日洗数次。

[熨灸] **商陆**疮伤水湿，捣炙，熨之，冷即易。**蜀椒**诸疮中风肿痛，和面煨熨。**槐白皮**安疮上，灸百壮。**桑枝**刺伤疮，犯露水肿痛多杀人，炮热烙之，冷即易。**黍瓤** **青布** **牛屎** **白马通** **骡屎**并主诸疮，伤风及水，肿痛欲死者，单烧熏令水出尽愈。

△羚羊角

项强

本草纲目 全本图典 [第一册] 160

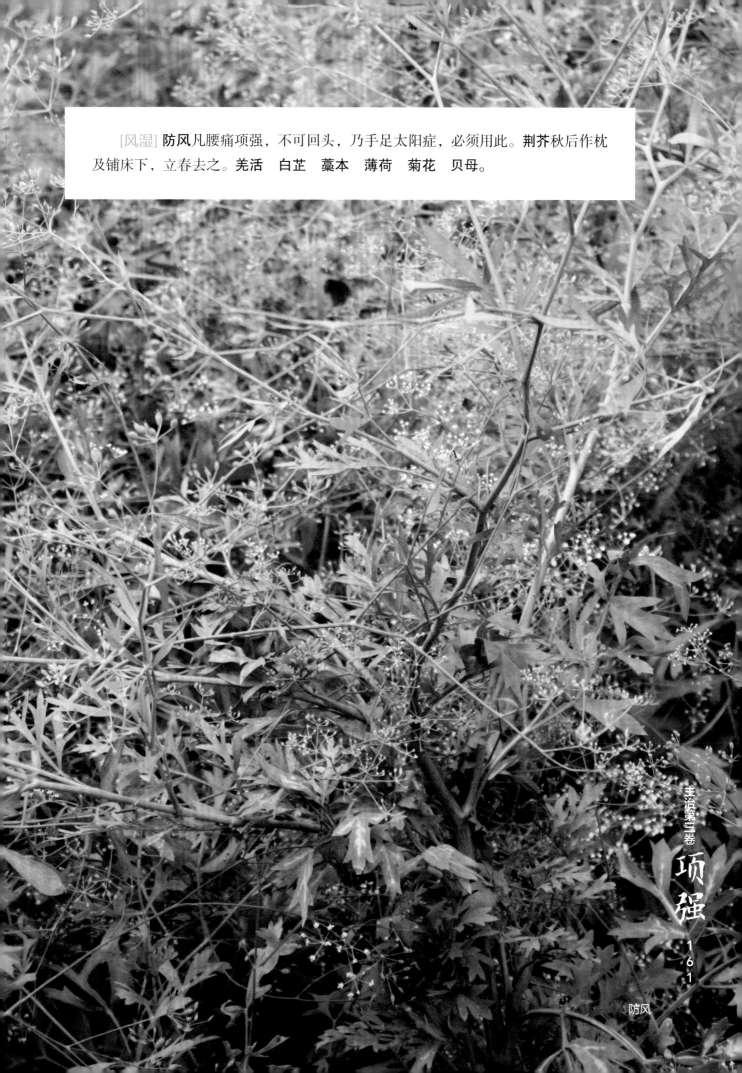

[风湿] **防风**凡腰痛项强，不可回头，乃手足太阳症，必须用此。**荆芥**秋后作枕及铺床下，立春去之。**羌活　白芷　藁本　薄荷　菊花　贝母。**

△防风

癫痫

有风热、惊邪，皆兼虚与痰。

本草纲目 全本图典 [第一册]

162

[吐痰] 瓜蒂 藜芦 乌头尖 附子尖 石胆 石绿并吐癫痫暗风痰涎。芭蕉油暗风痫疾，眩运仆倒，饮之取吐。白梅擦牙追涎，或加白矾。皂荚水浸，捼汁熬膏，入麝摊晒，每以一片化浆水，灌鼻取涎。

[风热惊痰] [草木] 羌活 防风 荆芥 薄荷 细辛 龙胆 防己 藁本 升麻 青黛 白鲜皮并主风热惊痫。百合 鸭跖草并主癫邪，狂叫身热，钩藤卒痫，同甘草煎服。防葵癫痫狂走者，研末酒服。莨菪子癫狂风痫，浸酒煎丸服。蛇含 紫菀 半夏并主寒热惊痫瘛疭。天南星风痫痰迷，九蒸九晒，姜汁丸服。郁金失心风癫，痰血络聚心窍，同明矾丸。甘遂心风癫痫，痰迷心窍，猪心煮食。黄连泄心肝火，去心窍恶血。苦参童尿煎汁，酿酒饮，主三十年痫。天门冬风颠发则作吐，耳鸣引胁痛，为末酒服。紫河车惊痫颠疾，摇头弄舌，热在腹中。薇衔惊痫吐舌。附子暗风痫疾，同五灵脂末，猪心血丸服。苍耳大风痫疾。艾叶癫痫诸风，灸谷道正门当中，随年壮。茯神 琥珀 雷丸 莽草 蔓荆子 木兰皮并主风癫惊邪狂走。苦竹笋 竹叶 竹沥 天竹黄并主风热痰涎发癫狂痫疾。芦荟小儿癫痫。苏合香惊痉邪气。皂荚搜肝通肺，风痫五种，烧研，同苍耳、密陀僧丸服。蓖麻仁五种风痫，用麻黄、石膏煮食。桑白皮惊痫客忤，泻肺气。桂心伐肝扶脾。芜荑小儿虫痫，发则恶症昏搐。同漆灰水服。紫葳花根叶久近风痫，酒服三钱，后梳发漱水四十九口愈。震烧木大惊失心，煮汁服。[金石] 丹砂猪心煮过，同茯神丸服。黄丹同白矾末服。黑铅同水银、南星丸服。密陀僧 金屑 银屑 生铁 铁粉 铁落 铁精 铁华粉 铁浆 古镜 珊瑚 紫石英 菩萨石 雄黄同丹砂研末，丸服。雌黄同黄丹、麝香丸服。矾石同细茶丸服。磁石 玄石 石青 消石 青礞石 代赭石已上二十五味，并主风热痰涎癫痫。水银失心风，同藕节炒，丸服。蛇黄暗风痫疾，火煅醋淬末服。[土部] 伏龙肝狂癫风邪不识人，为末水服。天子籍田三推犁下土惊悸癫邪，安神定魄。[虫部] 蜂房 雀瓮 蚯蚓 全蝎 蜈蚣 蜣螂 白僵蚕并主

△苍耳子

△芦荟

癫痫发搐。**蚕退纸**癫狂乱走，悲泣妄言，及风痫病，烧灰酒服。**蚱蝉**颠病寒热，小儿痫绝不能言。**衣鱼**小儿痫，同竹沥煎酒服。[鳞介] **龙角 龙骨 龙齿**癫疾狂走，五惊十二痫。**白花蛇 乌蛇**定痫搐。**蛇蜕**蛇痫，癫疾瘈疭，摇头弄舌。**玳瑁**热痫。[禽部] **鸭涎**癫痫发搐。**雁毛**小儿佩之辟痫。**啄木鸟**久年风痫，同荆芥煅服。**乌鸦**暗风痫疾，煅研入朱砂服，不过十日愈。又煅研，同苍耳子、胡桃服。**鸱头**癫痫眩冒瘈疭，同黄丹为丸服。肉亦可食。**鸮肉**食之主风痫。**凤凰台**鸡痫，癫痫发狂，水磨服。[兽部] **狗齿及粪中骨 白狗血**并狗痫。**豚卵 猪屎**并猪痫。**羊齿 羊头骨**羊痫。**羖羊角**风痫，烧灰酒服。**牛齿 牛屎中豆 牛拳木**并牛痫。**马齿 马目 马悬蹄 马绳索 野马肉**并马痫。**驴乳**心热气痫。**驴脂**酒服，主狂癫不能语，不识人。**六畜毛蹄甲**惊痫癫痉。**牡鼠**煎油，主惊痫。**羚羊角 犀角 羇牛角 象牙 牛黄 鲊荅 野猪黄及胆 熊胆**并主风热癫痫。**麝香 虎睛鼻 狐肝 狐肉**并主癫痫，恍惚歌笑。**猴头骨**癫痫口噤。[人部] **人发**痫痉。**人胞**煮食，治久癫失志，亦和药作丸服。**人魄**磨水服，定癫狂。

[风虚] [草部] **人参**消胸中痰，治惊痫。小儿风痫，同辰砂、蛤粉末、猪心血丸服。**石菖蒲**开心孔，通九窍，出音声。为末，猪心汤日服，治癫痫风疾。**远志**安心志。**天麻**小儿风痫，善惊失志。补肝定风。**蛇床子 芍药 牡丹 女萎**并主惊痫，寒热瘈疭。**当归 芎劳 地黄**并养血。**缩砂 桔梗 香附**并惊痫邪气。**萆薢**缓关节老血，头旋风痫。[果木] **酸石榴**小儿痫，酿蝎五枚，泥煅研，乳服五分。**柏实**定痫养血。[虫禽] **蜂蜜 鸡子**并痫痉。**白雄鸡及脑**癫邪狂妄。

辛夷

△安息香

有尸厥、气厥、火厥、痰厥、血厥、中恶、魇死、惊死。

[外治] **半夏　菖蒲　皂角　雄黄　梁上尘**并主卒死尸厥魇死，客忤中恶，为末吹鼻。**葱黄**插入鼻中七八寸，及纳下部。**薤汁　韭汁**并灌鼻。**醋**鬼击卒死，灌少许入鼻。**酒**惊怖卒死，灌之，并吹两鼻。**乳香　安息香　樟木**并烧烟熏之。**鸡冠血**寝死，中恶卒死，涂面及心，并纳口鼻。**东门上鸡头**为末酒服。**犬肉**搨心上。**青牛蹄**魇死，安头上即苏。**牛黄　麝香**水服。**热汤**忤恶卒死，隔衣熨腹，冷即易。**井底泥**卧忽不寤，勿以火照，但痛啮足拇趾甲际，多唾其面，以泥涂目，令人垂头于井中呼之即苏。**瓦甑**魇死不寤，覆面打破之。**鞋履**卧时一仰一覆，则不魇。**人尿**中恶不醒，尿其面上即苏。**烧人灰**置枕中，辟魇寐。

[内治] **女青**诸卒死，捣末酒灌，立活。**菖蒲汁　蠡实根汁**并灌之。**南星　木香　附子**同木香煎服。**陈粟米**卒得鬼打，擂水服。**白薇**妇人无故汗多，卒厥不省人事，名血厥。同当归、人参、甘草煎服。**巴豆**鬼击，同杏仁汁服，取利。**常山**小儿惊忤，中恶卒死，同牡蛎煎服吐痰。**盐胆水**吐痰厥。**烧尸场上土**尸厥，泡汤灌。**食盐**卒鬼击，水灌并㖒之。**锅底土**魇寐死，末灌二钱，并吹鼻。**白鸭血　白犬血　猪心血　尾血**并灌之。**犀角**中恶鬼气，卒死厥逆，口鼻出清血，须臾不救，似乎尸厥，但腹不鸣，心下暖，同麝香、朱砂末服二钱，即苏。**羚羊角**热毒风攻注，中恶毒气，卒不识人。**狐胆**人卒暴亡，即取温水化灌，入喉即活，移时者无及。**马屎**卒中恶死，绞汁灌之。**白马夜眼**卒死尸厥，同尾烧丸服。**裈裆　汗衫**并中鬼昏厥，口鼻出血，烧灰汤服。**铁锥柄**鬼打鬼排中恶，和桃奴、鬼箭丸服。**刀鞘**鬼打，烧灰水服。

伤寒热病

寒乃标，热乃本。春为温，夏为热，秋为瘴，冬为寒，四时天行为疫疠。

[发表] [草部] **麻黄** **羌活**太阳、少阴。**葛根** **升麻** **白芷**阳明，太阴。**细辛**少阴。**苍术**太阴。**荆芥** **薄荷** **紫苏**并发四时伤寒不正之汗。**香薷**四时伤寒不正之气，为末，热酒服，取汗。**香附**散时气寒疫。**艾叶**时气温疫，煎服取汗。**苍耳叶**发风寒头痛汗。**浮萍**夹惊伤寒，同犀角、钓藤末服取汗。**天仙藤**治伤寒，同麻黄发汗。**牛蒡根**捣汁服，发天行时疾汗。[谷菜] **豆豉**治数种伤寒，同葱白，发汗通关节。汗后不解，同盐吐之。**胡麻**煎酒，发汗。**生姜** **小蒜** **葱白** [果木] **茗茶**并发汗。**杏仁**同酢煎，发时行温病汗。**桃叶**蒸卧，发伤寒汗。**胡桃**同葱、姜擂茶服，发汗。**桂枝**太阳解肌。**皂荚**伤寒初起，烧赤水服取汗。研汁和姜、蜜服，取汗。[水石] **百沸汤**多饮取汗。**丹砂**伤寒时气，始得一二日，煮服取汗。涂身向火亦出汗。**石膏**阳明发热，解肌出汗。**代赭石**伤寒无汗，同干姜末热醋调，涂掌心合定，暖卧取汗。

▽白芷

[改里][草部] **大黄**阳明、太阴、少阴、厥阴，燥热满痫诸证。**栝楼实**利热实结胸。**甘遂**寒实结胸。**葶苈**结胸狂躁。**大戟** **芫花**胁下水饮。**莞花**行水。**蜀漆**行水。**千里及**主天下疫气，煮汁吐利。[果木] **桃仁**下瘀血。**巴豆**寒热结胸。[虫石] **水蛭** **虻虫**下瘀血。**芒消**下痞满燥结。

△水蛭

△虻虫

[和解] [草部] 柴胡少阳寒热诸证。伤寒作余热，同甘草煎服。半夏 黄芩 芍药 牡丹 贝母 甘草并主寒热。白术 葳蕤 白微 白鲜皮 防风 防己并主风温、风湿。泽泻 秦艽 海金沙 木通 海藻并主湿热。黄连 大青 黄药 白药 荠苨 船底苔 陟厘并主天行热毒狂烦。知母 玄参 连翘 天门冬 麦门冬 栝楼根并主热病烦渴。前胡 恶实 射干 桔梗并主痰热咽痛。蕙草 白头翁热痢。五味子咳嗽。苦参热病狂邪，不避水火，蜜丸服。龙胆草伤寒发狂，末服二钱。青黛阳毒发斑，及天行头痛寒热；水研服。地黄温毒发斑，熬黑膏服。同薄荷汁服，主热瘴昏迷。青蒿苗捣汁服，大治温疫。蘘荷温病初得，头痛壮热，捣汁服。芦根伤寒内热，时疾烦闷，煮汁服。菫草汗后虚热，杵汁服。蛇莓伤寒大热，杵汁服。番木鳖热病，磨汁服。虎杖时疫流毒攻手足，肿痛欲断，煮汁渍之。含水藤天行时气烦渴。[谷部] 黑大豆疫疠发肿，炒熟，同甘草煎服。豆豉伤寒头痛，寒热瘴气，及汗后不解，身热懊恼，同栀子煎服。余毒攻手足，煎酒服。暴痢，同薤白煎服。赤小豆除湿热。薏苡仁风湿痛。粳米烦热。饧建中。麻子脾约秘结。[菜部] 百合百合病。葱白少阴下利。干姜痞湿及下利。茄子温疾。甜菜汁解时行壮热。生瓜菜汁解阳毒壮热头痛。[果部] 大枣和营卫。杏仁利肺气。桃仁行血。乌梅烦渴及蛔厥。橘皮呕哕痰气。槟榔伤寒痞满结胸，末服。马槟榔伤寒

天冬

热病，每嚼数枚水吞。**梨汁**热毒烦渴。**木皮**，伤寒温病，同甘草、秫米、锅煤服。**芰实**伤寒积热。**吴茱萸**厥阴头痛，多涎。**蜀椒**阴毒时气及蛔厥。**盐麸子**天行寒热。[木部] **栀子**烦热懊恼。**黄檗**热毒下利及吐血。**厚朴**满痞头痛。**枳壳**痞满。**枳实**满实。**竹叶**烦热。**竹茹**温气寒热。**秦皮**热痢。**梓白皮**时行温病，壮热发黄，煎服。**桐木皮**伤寒发狂，煎服，取吐下。**榉木皮**时行头痛，热结在肠胃。**柳叶**天行热病。**楝实**温疾伤寒，大热烦狂。**李根白皮**奔豚。**茯苓**行湿利小便。**猪苓**热渴水逆，小便不利。[水土] **腊雪**解伤寒时气温疾大热。**冬霜**解伤寒内热。**夏冰**阳毒热盛，置于膻中。**凉水**阳毒，浸青布贴胸中。**蚯蚓粪**谵语狂乱，凉水服。**蜣螂转丸**时气烦热，绞汁服。**梁上尘 釜底墨**并主阳毒发狂斑。[金石] **黑铅**伤寒毒气。**铅丹**火劫惊邪。**古文钱**时气欲死，煮汁入麝香服，取吐或下。**铁粉**阳毒发狂，同龙胆草、磨刀水服。**铁铧**小儿百日伤寒壮热，烧赤淬水服。**石膏**伤寒头痛如裂，壮热如火，解肌发汗，阳明潮热大渴。同黄连煎服，治伤寒发狂。**滑石**解利四时一切伤寒，同甘草末服。**凝水石**时气热盛。**雄黄**伤寒咳逆，煎酒服。烧烟熏狐惑。**食盐**伤寒寒热。**赤石脂 禹余粮**少阴下利。**石蟹**天时热疾。[鳞介] **龙骨**火劫惊邪。下利不止。**鳖甲**阴毒。**玳瑁**热结狂言，磨水服。**牡蛎**伤寒寒热，及自汗水结。**海蛤**伤寒血结，同芒消、滑石、甘草服。**文蛤**伤寒大汗，烦热口渴，末服。**贝子**伤寒狂热。[禽部] **鸡子**伤寒发斑下痢。生吞一枚，治伤寒发狂烦躁。打破煮浑入浆啜之，治天行不解。井中浸冷，吞七枚，治妊娠时疾，安胎。**鸡屎白**伤寒寒热。[兽部] **猪胆**少阳证热渴，又导大便不通。**猪膏**伤寒时气，温水服一弹丸，日三。**猪肤**少阴咽痛。**犀角**伤寒热毒，发狂发斑，吐血下血。**牛黄**天行热病。**羚羊角**伤寒热在肌肤。**牛角**时气寒热头痛。**马屎 羊屎 羊尿**伤寒手足疼欲脱，并洗之。**阿胶**热毒下痢。[人部] **人尿**少阴下痢，入白通汤。**人屎**大热狂走，水渍服。**人中黄**研水。**胞衣水**并主热病发狂，饮之。

梓

[温经] [草部] **人参**伤寒厥逆发躁，脉沉，以半两煎汤，调牛胆南星末服。坏证不省人事，一两煎服，脉复即苏。夹阴伤寒，小腹痛，呕吐厥逆，脉伏，同姜、附煎服，即回阳。**附子**治三阴经证。及阴毒伤寒，阴阳易病。**蓼子**女劳复，卵缩入腹绞痛，煮汁服。**草乌头**阴毒，插入谷道中。[谷菜] **黑大豆**阴毒，炒焦投酒热服，取汗。**干姜**阴毒，同附子用，补中有发。**韭根**阴阳易病。**葱白**阴毒，炒热熨脐。**芥子**阴毒，贴脐，发汗。[果部] **蜀椒**阴毒，入汤液用。**胡椒**阴毒，同葱白、麝香和蜡作挺，插入茎内，出汗愈。**吴茱萸**阴毒，酒拌蒸熨足心。[木部] **松节**炒焦投酒服，治阴毒。**乌药子**阴毒，炒黑，水煎服，取汗。**青竹皮**女劳复，外肾肿，腹中绞痛，水煎服。**皂荚仁**阴毒。[石禽] **雄黄**阴毒，入汤药。**消石 石硫黄**阴毒，二味为末，服三钱，取汗。硫黄同巴豆丸服，治阴阳二毒。**太阴玄精石**阴毒，正阳丹用之。**鸡屎白**阴毒，同黑豆、乱发、地肤子炒焦入酒服，取汗。**鸽屎**阴毒，炒焦酒服，取汗。[兽人] **鼠屎**阴易腹痛，同韭根煮汁服，取汗。**豚卵**阴阳易病，小腹急痛，热酒吞二枚。**麝香**阴毒。**父母爪甲**阴阳易病，同中衣裆烧灰酒服。**妇人阴毛**阴阳易病，卵缩欲死，烧灰，以洗阴水服。[服器] **裈裆**女劳复及阴阳易，烧灰水服。下裳带烧服，病免劳复。**月经衣**烧末，水服。

△干姜

△雄黄

[食复劳复] [草部] 麦门冬伤寒后小劳，复作发热。同甘草、竹叶、粳米煎服。胡黄连劳复，同栀子丸服。芦根劳复食复，煮汁服。[谷果] 饭伤寒多食，复作发热。烧末饮服。曲食复，煮服。橘皮食复，水煎服。[木石] 枳壳劳复发热，同栀子、豉、浆水煎服。栀子食复发热，上方加大黄。劳复发热，同枳壳、猵鼠屎、葱白煎服。胡粉食复劳复，水服少许。凝水石解伤寒劳复。[介禽兽人] 鳖甲食复劳复，烧研水服。抱出鸡子壳劳复，炒研汤服一合，取汗。马屎劳复，烧末冷酒服。猵鼠屎　人屎劳复，烧灰酒服。头垢劳复，含枣许水下。[水服器] 洗手足水食复劳复，饮一合。头巾劳复口渴，浸汁服。缴脚布劳复，洗汁服。砧上垢食复劳复，同病人足下土、鼠屎煎服。饭箩食复，烧灰水服。

△枳壳

瘟疫

△蜘蛛香

[辟禳] [草部] 苍术山岚瘴气，温疾恶气。弭灾沴。烧烟黑，去鬼邪。升麻吐温疫时气毒疠。苍耳为末水服，避恶邪，不染疫疾。虎耳擂酒服，治瘟疫。木香 辟虺雷 徐长卿 鬼督邮 藁本 女青 山奈 菝葜 莽草并辟毒疫温鬼邪气。白茅香 茅香兰草并煎汤浴，辟疫气。艾纳香 兜纳香 蜘蛛香 [木部] 沉香 蜜香 檀香 降真香 苏合香 安息香 詹糖香 樟脑 返魂香兜木香 皂荚 古厕木并烧之辟疫。钓樟叶置门上。乌药 预知子 阿魏 乳香腊月二十四日五更，取初汲水浸至元旦五更，人嚼一块，饮水三呷，一年无疫。松叶细切酒服，日三，能辟五年瘟。柏叶时气瘴疫，社中东南枝，为末，日服。桃枝 桃橛 桃符并辟疫。桃仁茱萸、青盐炒过，每嚼一二十枚，预辟瘴疠。三岁陈枣核中仁常服百邪不干。[谷菜] 椒柏酒 屠苏酒元旦饮之，辟瘟疠。黑豆布袋一斗，纳井中一夜取出，每服七粒，辟禳时气。赤小豆除夕正月朔望投井中，辟瘟病。正月七日，囊盛置井中，三日取出，男吞七粒，女吞二七，一年无病。元旦向东吞三七粒，一年无疫。立秋日面西吞七粒，不病痢。豉和白术浸酒常饮，除瘟疫病。麻子仁除夜同小豆投井中，辟疫。穄米为末水服，不染瘟疫。蒜时气温病，捣汁服。立春元旦，作五辛盘食，辟温疫。蔓菁立春后庚子日，饮汁，一年免时疾。马齿苋元旦食之，解疫气。生姜辟邪。淡竹叶解疫。[服器] 初病人衣蒸过，则一家不染。草绳度所住户中壁，屈结之，则不染。[水土] 半天河水饮之辟疫。东壁土冢上土石五月五日

主治第三卷

瘟

1
7
5

取，埋户外，一家不患时气。[石部] **丹砂**蜜丸，太岁日平旦，各吞三七丸，永无疫疾。**阳起石**解温疫冷气。**婆娑石**瘴疫，热闷头痛。[鳞介] **蚺蛇肉 鳠鱼 鲵鱼 牛鱼 鲍鱼头灰 贲龟 珠鳖 蚬肉**并食辟疫。[禽兽] **雄鸡**冬至作腊，立春食之，辟疫。**东门上鸡头**辟疫禳恶。**雄鹊**冬至埋圊前，辟时疾温气。**石燕肉**炒浸酒饮，辟瘟疫岚瘴。**五灵脂**辟疫。**獭肉**煮服，主疫气温病及牛马疫。**狸肉**温鬼毒气，皮中如针刺。**麝香 灵猫阴 雄狐屎**烧之辟疫。**马骨及蹄**佩之辟疫。**貘皮**寝之辟疠。

　　[瘴疠] [草部] **升麻**吐。**钗子股**吐。**葛根 草犀 大黄**温瘴。**附子**冷瘴。**恒山**吐。**芫花**下。**金丝草 锦地罗 千金藤 伏鸡子根 解毒子 含水藤 千里及 肉豆蔻 苍术** [菜谷] **葱 苦葱 蒜 白蘘 苦茄 豉 红曲 烧酒** [果木] **茶 盐肤子 槟榔 乌梅 大腹皮 安息香 苏合香 阿魏 相思子**吐。[石部] **丹砂 雄黄 砒石 婆娑石** [鳞部] **蚺蛇肉 鲮鲤甲 海豚鱼**作脯。**海鹞鱼**烧服。[兽部] **猪血 猪屎 羖羊角 山羊肉 羚羊角 犀角 麝香 果然肉 猴头骨及肉** [人部] **天灵盖**

瘟疫

177

△千金藤

暑

有受暑中暍，受凉中暑。

[中暍]　[草谷]　水蓼煮汁灌。胡麻炒黑，井水擂灌。寒食面井水灌。[菜果]　大蒜同道中热土捣，水澄服。瓜蒂吐之即省。[水土]　热汤布蘸熨心即苏，仍徐灌之。地浆灌。道中热土壅脐上，令人溺于中，即苏。车辇土澄水服。仰天皮新水调灌。热瓦互熨心上。

[清暑]　[草部]　香薷解暑利小便，有彻上彻下之功。夏月解表之药，能发越阳气，消散畜水。黄连酒煮丸服，主伏暑在心脾，发热吐泻痢渴诸病。石香薷　紫苏叶　苍术　白术　木通　车前　泽泻　半夏　藿香　缩砂　[谷菜]　白扁豆　薏苡仁　稷米　大蒜　[果木]　木瓜　枇杷叶　赤茯苓　厚朴　猪苓并主伤暑有湿热诸病。桂心大解暑毒，同茯苓丸服。同蜜作渴水饮。黄檗去湿热，泻阴火，滋肾水，去痿弱。[水石]　雪水　夏冰　滑石　石膏　朱砂解渴。雄黄暑毒在脾，湿气连脚，或吐或痛，或痢或疟，炼过丸服。消石　硫黄二味结砂，主外伤暑热，内伤生冷，发为头痛寒热，吐泻霍乱，心腹痛诸病。三伏吞硫黄百粒，去积滞甚妙。玄精石解暑消积。

△石膏

[泻火益元][草部]　黄芪伤暑自汗，喘促肌热。人参暑伤元气，大汗痿躄，同麦门冬、五味子煎服，大泻阴火，补元气，助金水。甘草生泻火，熟补火，与参、芪同为泻火益气之药。麦门冬清肺金，降心火，止烦渴咳嗽。黄芩　知母泻肺火，滋肾水。虎杖同甘草煎饮，压一切暑毒烦渴，利小便。[果木]苦茗同姜煎饮，或醋同饮，主伤暑泻痢。石南叶煎服解暑。乌梅生津止渴。西瓜　甜瓜　椰子浆解暑毒。

△虎杖

湿

有风湿、寒湿、湿热。

[风湿] [草部] 羌独活　防风　细辛　麻黄　木贼　浮萍　藁本　芎䓖　蛇床子　黄芪　黄精　葳蕤　秦艽　菖蒲　漏芦　菊花　马先蒿　白蒿　庵䕡　旋覆　豨莶　苍耳　薇衔　蒴藋　石龙芮　萆薢　防己　茜根　忍冬　苏子　南星　草薢　土茯苓　龙常　葱白　薏苡　胡麻　大豆　秦椒　蔓椒　蜀椒

△土茯苓

红　柏实　松叶　沉香　龙脑　蔓荆　皂荚　枸杞　五加皮　桂枝　伏牛花　厚朴与苍术、橘皮同除湿病。[石部]磁石　白石英　[虫鳞]蝎风淫湿痹，炒研入麝香，酒服。鳝鱼湿风恶气，作鲊食。

[寒湿]　[草部]苍术除上中下三焦湿，发汗利小便，逐水功最大。湿气身重作痛，熬膏服。诸方详见本条。草乌头除风湿，燥脾胃，同苍术制煮作丸服。附子　乌头　芫花　王孙　狗脊　牛膝　山柰　红豆蔻　草果　蠡实　艾叶　木香　杜若　山姜　廉姜　[谷菜]葡萄酒　烧酒　豆黄　生姜　干姜　芥子　蒜　葫　茇香　[果木]吴茱萸　胡椒　㮈子　莲实　桂心　丁香　樟脑　乌药　山茱萸　[兽部]貘皮　木狗皮　诸兽毛皮毡　火针。

△厚朴

[湿热] [草部] 山茵陈　黄芩　黄连　防己　连翘　白术　柴胡　苦参　龙胆草　车前　木通　泽泻　通草　白鲜　菀草　半夏　海金沙　地黄　甘遂　大戟　萱草　牵牛气分。大黄血分。营实根　夏枯草　[谷菜] 赤小豆　大豆黄卷　薏苡仁　旱芹丸服。干姜　生姜　[木部] 椿白皮　茯苓　猪苓　酸枣　柳叶　木槿　榆皮　[介石] 蚬子下湿热气。滑石　石膏　矾石　绿矾。

△木槿

火热

有郁火、实火、虚火，气分热、血分热、五脏热、十二经热。

[升散] [草部] **柴胡**平肝胆三焦包络相火，除肌热潮热，寒热往来，小儿骨热疳热，妇人产前产后热。虚劳发热，同人参煎服。**升麻**解肌肉热，散郁火。**葛根**解阳明烦热，止渴散郁火。**羌活**散火郁发热。**白芷**散风寒身热，浴小儿热。**薄荷汁**骨蒸劳热。**水萍**暴热身痒，能发汗。**香附**散心腹客热气郁。

[泻火] [草部] **黄连**泻肝胆心脾火，退客热。**黄芩**泻肺及大肠火，肌肉骨蒸诸热。肺热如火燎，烦躁咳嗽引饮，一味煎服。**胡黄连**骨蒸劳热，小儿疳热，妇人胎蒸。**秦艽**阳明湿热，劳热潮热骨蒸。**沙参**清肺热。**桔梗**肺热。**龙胆**肝胆火，胃中伏热。**青黛**五脏郁火。**蛇莓** **白鲜皮** **大青**并主时行腹中大热。**连翘**少阳阳明三焦气分之火。**青蒿**热在骨间。**恶实**食前挼吞三枚，散诸结节筋骨烦热毒。**灯笼草**骨热肺热。

△龙胆

△积雪草

积雪草暴热，小儿热。**虎杖**压一切热毒。**茵陈**去湿热。**景天**身热，小儿惊热。**钓藤**平心肝火，利小便。同甘草、滑石服，治小儿惊热。**酸浆 防己 木通 通草 灯心 泽泻 车前 地肤 石韦 瞿麦**并利小便，泄火热。**乌韭**热在肠胃。**屋游**热在皮肤。**土马骏骨**热烦败。**大黄**泻诸实热不通，足太阴手足阳明厥阴五经血分药。[菜果]**薯蓣子 李叶 桃叶 枣叶** [木部]**楮叶 楝实 羊桃 秦皮 梓白皮**并浴小儿身热。**栀子**心肺胃小肠火，解郁利小便。**鼠李根皮**身皮热毒。**木兰皮**身热面疱。**桑白皮**虚劳肺火。**地骨皮**泻肺火肾火胞中火，补正气，去骨间有汗之蒸，同防风、甘草煎服。**溲疏**皮肤热，胃中热。**竹叶 竹茹 竹沥**并主烦热有痰。

△积雪草饮片

主治第三卷 **火热**

荆沥热痰。[水石] 雪水　冰水　井水并除大热。石膏除三焦肺胃大肠火，解肌发汗退热，潮热骨蒸发热，为丸散服。食积痰火，为丸服。小儿壮热，同青黛丸服。长石胃中热，四肢寒。理石营卫中大热烦毒。方解石胸中留热。玄精石风热。凝水石身热，皮中如火烧，烦满，水饮之，凉血降火。食盐　卤碱除大热。消石五脏积热。朴消胃中结热。紫雪、碧雪、红雪、金石凌，皆解热结药也。玄明粉胃中实热，肠中宿垢。[虫介] 白颈蚯蚓解热毒狂烦。雪蛆　玳瑁凉心解毒。[兽部] 犀角泻肝凉心清胃，解大热诸毒气。牛黄凉心肝。羚羊角风热寒热。象牙骨蒸热。牛胆　猪胆　熊胆并除肝火。白马胫骨煅过，降火可代芩、连。[人部] 人中白降三焦膀胱肝经相火。人溺滋降火甚速。人屎大解五脏实热，骨蒸劳热。

　　[缓火] [草部] 甘草生用，泻三焦五脏六腑火。黄芪泻阴火，补元气，去虚热。无汗则发，有汗则止。人参与黄芪、甘草三味，为益气泻火、除肌热躁热之圣药，甘温除大热也。麦门冬降心火，清肺热虚劳客热，止渴。五味子与人参、麦门冬三味，为清金滋水、泻火止渴、止汗生脉之剂。天门冬肺劳风热，丸服。阴虚火动有痰热，同五味子丸服。妇人骨蒸，同生地黄丸服。葳蕤五劳七伤虚热。煎服，治发热口干小便少。白术除胃中热、肌热，止汗。妇人血虚发热，小儿脾虚骨蒸，同茯苓、甘草、芍药煎服。茅根　地筋客热在肠胃。甘蕉根　菰根　芦根　天花粉并主大热烦渴。栝楼根润肺降火化痰。饮酒发热，同青黛、姜汁丸服。妇人月经不调，夜热痰嗽，同青黛、香附末服。[菜谷] 山药除烦热，凉而补。小麦客热烦渴，凉心。粱米脾胃客热。麻仁虚劳客热，水煎服。[果部] 梨消痰降火，凉心肺。柿凉肺，压胃热。李曝食，去骨间劳热。乌梅下气除热。马槟榔热病，嚼食。蕉子凉心。甘蔗解热。[介禽] 鳖肉同柴胡诸药丸服，治骨蒸。鸭肉　鸽肉并解热。[兽人] 兔肉凉补。豪猪肉　猪肉肥热人宜食之。猪乳　酥酪　醍醐　人乳。

△柿

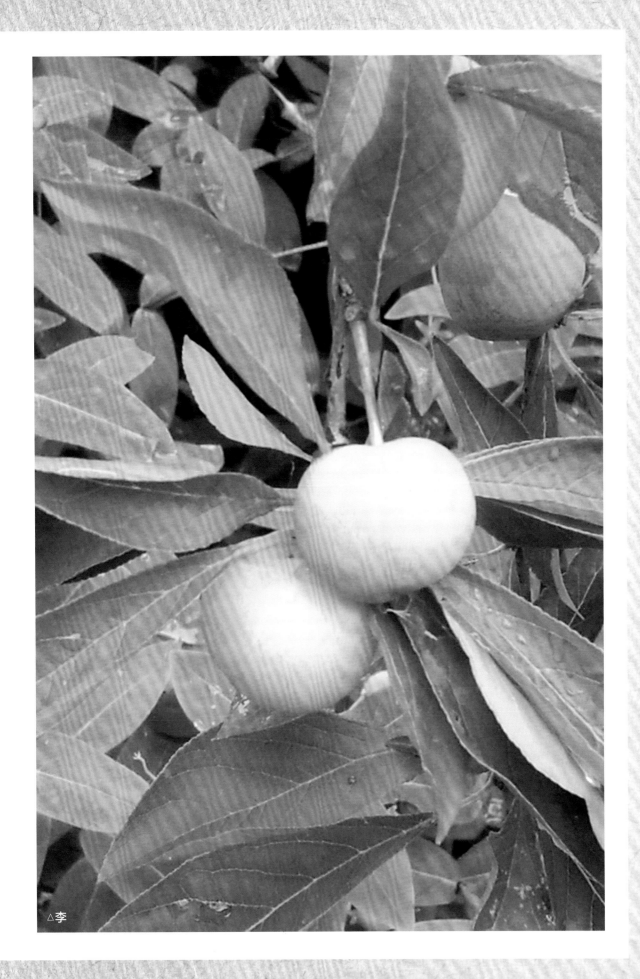

△李

[滋阴] [草部] **生地黄**诸经血热，滋阴退阳。蜜丸服，治女人发热成劳。蜜煎服，治小儿壮热，烦渴昏沉。**熟地黄**血虚劳热，产后虚热，老人虚燥。同生地黄为末，姜汁糊丸，治妇人劳热。**玄参**烦躁骨蒸，滋阴降火，与地黄同功。治胸中氤氲之气，无根之火，为圣剂。同大黄、黄连丸服，治三焦积热。**当归**血虚发热，困渴引饮，目赤面红，日夜不退，脉洪如白虎证者，同黄芪煎服。**丹参**冷热劳，风邪留热。同鼠屎末服，主小儿中风，身热拘急。**牡丹**治少阴厥阴血分伏火，退无汗之骨蒸。**知母**心烦，骨热劳往来，产后蓐劳，热劳。泻肺命火，滋肾水。[木部] **黄檗**下焦湿热，滋阴降火。

[各经火药] 肝气，柴胡；血，黄芩。**心**气，麦门冬；血，黄连。**脾**气，白芍药；血，生地黄。**肺**气，石膏；血，栀子。**肾**气，知母。血，黄檗。**胆**气，连翘；血，柴胡。**小肠**气，赤茯苓；血，木通。**大肠**气，黄芩；血，大黄。**膀胱**气，滑石；血，黄檗。**胃**气，葛根；血，大黄。**三焦**气，连翘；血，地骨。**包络**气，麦门冬；血，牡丹皮。

△当归饮片

[各经发热药] 肝气，柴胡；血，当归。**心气**，黄连；血，生地黄。**脾气**，芍药；血，木瓜。**肺气**，石膏；血，桑白皮。**肾气**，知母；血，地黄。**胆气**，柴胡；血，栝楼。**小肠气**，赤茯苓；血，木通。**大肠气**，芒消；血，大黄。**膀胱气**，滑石；血，泽泻。**胃气**，石膏；血，芒消。**三焦气**，石膏；血，竹叶。**包络气**，麦门冬；血，牡丹皮。

△丹参饮片

诸气

怒则气逆，喜则气散，悲则气消，恐则气下，惊则气乱，劳则气耗，思则气结，寒则气收，炅则气泄。

[郁气] [草部] 香附心腹膀胱连胁下气妨，常日忧愁。总解一切气郁，行十二经气分，有补有泻，有升有降。苍术消气块，解气郁。抚芎与香附、苍术，总解诸郁。木香心腹一切滞气。和胃气，泄肺气，行肝气。凡气郁而不舒者，宜用之。冲脉为病，逆气里急。同补药则补，同泻药则泻。中气，竹沥、姜汁调灌。气胀，同诃子丸服。一切走注，酒磨服。藿香快气。鸡苏 紫苏顺气。薄荷去愤气。[谷菜] 赤小豆缩气，散气。莱菔子练五脏恶气，化积滞。葱白除肝中邪气，通上下阳气。胡荽热气结滞，经年数发，煎饮。莴苣 白苣开胸膈壅气。马齿苋诸气不调，煮粥食。黄瓜菜通结气。[果木] 杏仁下结气，同桂枝、橘皮、诃黎勒丸服。青橘皮疏肝散滞，同茴香、甘草末服。槟榔宣利五脏六腑壅滞，破胸中一切气，性如铁石。大腹皮下一切气。栀子五脏结气，炒黑煎服。梨木灰气积郁冒。橄榄 毗梨勒开胃下气。榆荚仁消心腹恶气，令人能食。[石兽] 铁落胸膈热气，食不下。长石胁肋肺间邪气。麝香 灵猫阴 [人部] 人尿一切气块，煎苦参酿酒饮。

△杏仁

△槟榔

　　[痰气] [草部] **半夏**消心腹胸胁痰热结气。**贝母**散心胸郁结之气，消痰。**桔梗　前胡　白前　苏子**并主消痰，一切逆气。**射干**散胸中痰结热气。**芫花**诸般气痛，醋炒，同玄胡索服。**威灵仙**宣通五脏，去心腹冷滞，推陈致新。男妇气痛，同韭根、乌药、鸡子煮酒服。**牵牛**利一切气壅滞。三焦壅滞，涕唾痰涎，昏眩不爽，皂角汁丸服。气筑奔冲，同槟榔末服。[谷菜] **荞麦**消气宽肠。**黑大豆**调中下气。**生姜**心胸冷热气。暴逆气上，嚼数片即止。**莱菔子　白芥子**消痰下气。[果部] **山楂**行结气。**橘皮**痰隔气胀，水煎服。下焦冷气，蜜丸服。**橙**

△柚

皮消痰下气，同生姜、檀香、甘草作饼服。柚皮消痰下气，及愤懑之痰，酒煮蜜拌服。枸橼皮除痰，止心下气痛。金橘下气快肠。枇杷叶下气止呕。杨梅除愤愤恶气。[木部] 枳实 枳壳 茯苓破结气，逐痰水。桑白皮下气消痰。皂荚一切痰气，烧研，同萝卜子、姜汁、蜜丸服。[介部] 龟甲抑结气不散，酒炙，同柏叶、香附丸服。牡蛎惊恚怒气，结气老血。担罗同昆布作羹，消结气。

△枇杷

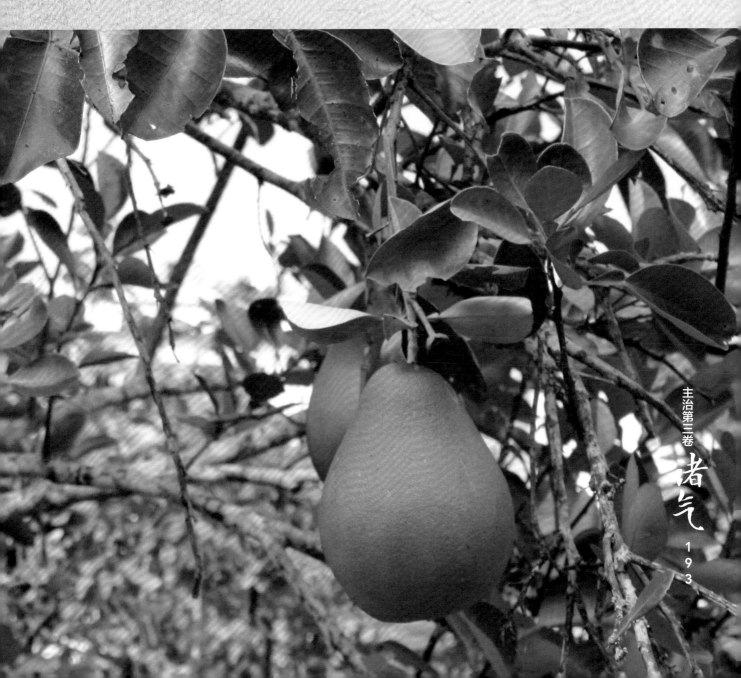

[血气] [草部] 当归气中之血。芎劳血中之气。蓬莪茂气中之血。姜黄血中之气。三棱血中之气。郁金血气。玄胡索 [木部] 乳香 没药 骐麟竭 安息香并活血散气。

[冷气] [草部] 艾叶心腹一切冷气恶气，捣汁服。附子升降诸气，煎汁入沉香服。乌头一切冷气，童尿浸，作丸服。肉豆蔻 草豆蔻 红豆蔻 高良姜 益智子 荜茇 毕勃没 缩砂 补骨脂 胡卢巴 蒟酱并破冷气。五味子奔豚冷气，心腹气胀。[菜部] 蒜葫 芸薹 蔓菁 芥 干姜 薤菜 秦荻藜 马芹并破冷气。茴香肾邪冷气，同附子制为末服。白芥子腹中冷气，微炒为丸服。[果木] 蜀椒解郁结。其性下行通三焦。凡人食饱气上，生吞一二十枚即散。秦椒 胡椒 毕澄茄 吴茱萸 食茱萸 桂 沉香 丁香 丁皮 檀香 乌药 樟脑 苏合香 阿魏 龙脑树子并破冷气，下恶气。厚朴男女气胀，饮食不下，冷热相攻，姜汁炙，研末饮服。诃黎勒一切气疾，宿食不消，每夜嚼咽。[金石] 金屑破冷气。黑铅肾脏气发，同石亭脂、木香、麝香丸服。铜器炙熨冷气痛。车辖冷气走痛，烧淬水服。白石英心胃中冷气。紫石英寒热邪气，补心气，养肺气。灵砂治冷气，升降阴阳，既济水火。玄精石 砒石 硇砂元脏虚冷气痛，同桃仁丸服。又同川乌头丸服。硫黄一切冷气积痛，同青盐丸服。同消石、青皮、陈皮丸服。[鱼禽] 鳢鱼下一切气，同胡椒、大蒜、小豆、葱，水煮食。黄雌鸡 乌雌鸡并治冷气着床。

△高良姜

△荜茇

痰饮

痰有六：湿、热、风、寒、食、气也。饮有五：支、留、伏、溢、悬也。皆生于湿。

[风寒湿郁] [草部] **半夏**行湿下气，湿去则涎燥，气下则痰降，乃痰饮主药。法制半夏可咀嚼。胸膈痰壅，姜汁作饼煎服。停痰冷饮，同橘皮煎服。中焦痰涎，同枯矾丸服。结痰不出，同桂心、草乌头丸服。支饮作呕，同生姜、茯苓煎服。风痰湿痰，清壶丸。风痰，辰砂化痰丸。气痰，三仙丸。惊痰，辰砂半夏丸。老人风痰，半夏消石丸。小儿痰热，同南星入牛胆阴干丸服。**天南星**除痰燥湿。壮人风痰，同木香、生姜煎服。痰迷心窍，寿星丸。小儿风痰，抱龙丸。**苍术**消痰水，解湿郁，治痰夹淤血成囊。**白术**消痰水，燥脾胃。心下有水，同泽泻煎服。五饮酒癖，同姜、桂丸服。**旋覆花**胸上痰结，唾如胶漆，及膀胱留饮，焙研蜜丸服。**威灵仙**心膈痰水，宿脓久积。停痰宿饮，喘咳呕逆，同半夏，皂角水丸。**麻黄**散肺经火郁，止好唾痰喘。**细辛**破痰利水，开胸中滞结。**薄荷**小儿风涎要药。**苏子**治风顺气消痰。**佛耳草**除痰压时气。**附子**胃冷湿痰呕吐，同半夏、生姜丸服。**乌头 天雄 白附子**并主风痰湿痰。**草乌头**胸上冷痰，食不下，心腹冷痰作痛。**紫金牛**风痰。**百两金**风涎。**艾叶**口吐清水，煎服。**防己**膈间支饮喘满，木防己汤。**葶苈**胸中痰饮结气。**人参**胸中痰，变酸水，逆黄。**肉豆蔻**冷气呕沫，同半夏、木香丸。**益智子**上膈客寒，吐沫。**草豆蔻 高良姜 廉姜 荜茇 红豆蔻 蒟酱 狼毒** [菜谷] **干姜**并主冷痰，燥湿温中。**生姜**除湿去痰下气。痰厥卒风，同附子煎服。**芥及子 白芥子**痰在胁下及皮里膜外，非此莫除。同白术丸服。同苏子、莱菔子丸，下痰气。**米醋 烧酒** [果木] **木瓜 楂子 榲桲 橙皮 柚皮**并去湿痰水唾。**橘皮**除湿痰留饮，呕哕反胃。二陈汤，润下丸，宽中丸。痰膈胸中热胀，水煎服。嘈杂吐清水，为末舐之。下焦冷痰，丸服。**槟榔**消

△紫金牛

谷下气，逐水除痰澼，为末汤服。呕吐痰水，同橘皮煎或末服。**大腹皮　都念子　都咸子**　蜀椒温中除湿，心腹留饮。椒目，同巴豆丸服，治留饮腹痛。**吴茱萸**厥阴痰涎。**胡椒　毕澄茄　厚朴**消痰温中。痰壅呕逆，姜汁制末服。**沉香**冷痰虚热，同附子煎服。**杉材**肺壅痰滞。**皂荚**胸中痰结，捼汁熬膏丸服。一切痰气，烧研同莱菔子丸服。钓痰丸，同半夏、白矾丸含。子及木皮，并治风痰。**白杨皮**浸酒化痰澼。**槐胶**一切风涎。[石虫] **矾石**痰涎饮澼。**赤石脂**饮水成澼，吐水不止，末服一斤良。**白僵蚕**散风痰结核。一切风痰，研末姜汁服。**桂蠹**寒澼。

　　[湿热火郁] [草部] **栝楼**降火清金，涤痰结。清痰利膈，同半夏熬膏服。胸痹痰嗽，取子同薤白煎服。饮酒痰癖，胁胀呕吐腹鸣，同神曲末服。**贝母**化痰降气，解郁润肺。痰胀，同厚朴丸服。**前胡　柴胡　黄芩　桔梗　知母　白前　紫菀　麦门冬　灯笼草　鸭跖草　悬钩子　解毒子　辟虺雷　草犀　泽泻　舵菜　山药　竹笋**　[果木] **乌梅　林檎　白柿　盐麸子　甘蔗汁　梨汁　藕汁　茗　皋芦叶　蕤核　枳实　枳壳**胸胁痰澼，停水痞胀，为末服。**桑白皮**上焦痰气。**荆沥**烦热痰唾，漾漾欲吐。**竹沥**去烦热，清痰养血。痰在经络四肢，及皮里膜外，非此不达不行。**竹茹　竹叶**痰热呕逆。**木槿花**风痰壅逆，研末汤服。**茯苓**膈中痰水，淡渗湿热。**诃黎勒**降火消痰。叶亦下气消痰。**天竹黄**　[金石] **铅　铅霜　铅丹　胡粉　铁华粉**并降风热惊痰。**密陀僧**痰结胸中不散，醋、水煮过，为末，每酒水煎二钱饮。**灵砂**上盛下虚，痰涎壅逆。**水银**小儿惊热风涎。**蓬砂　浮石**　[虫鳞] **五倍子**并化顽痰，解热毒。**百药煎**清金化痰，同细茶、海螵蛸丸服。**海螵蛸**　[介兽] **海蛤　文蛤　蛤粉　牡蛎**并化湿痰热痰老痰。**烂蚬壳**心胸痰水吞酸，烧服。**牛黄**化热痰。**阿胶**润肺化痰，利小便。

△前胡

[气滞食积] [草部] 香附子散气郁，消饮食痰饮，利胸膈。停痰宿食，同半夏、白矾、皂角水丸服。鸡苏消谷，除酸水。苏叶 [谷菜] 曲 神曲 麦蘖并消食积痰饮，下气。醋 莱菔及子消食下痰，有推墙倒壁之功。仙人杖菜去冷痰澼。蕺菜消食，豁冷痰。桑耳癖饮积聚。留饮宿食，同巴豆蒸过丸服。蘑菰 茼蒿 [果石] 山楂并消食积痰。盐杨梅消食去痰，作屑服。银杏生食降痰。杏仁 雄黄 粉霜 轻粉 金星石 青礞石 硇砂 绿矾并消痰涎积癖。银朱痰气结胸，同矾石丸服，有声自散。石膏食积痰火，煅研醋糊丸服。[介禽] 马刀 牡蛎 魁蛤痰积。蚌粉痰涎结于胸膈，心腹痛日夜不止，或干呕，以巴豆炒赤，去豆，醋糊丸服。鬼眼睛痰饮积及湿痰心腹痛，烧研酒服。五灵脂痰血凝结，同半夏、姜汁丸服。

[宣吐] 人参芦 桔梗芦 藜芦 三白草汁。恒山 蜀漆 郁金同藜芦末。杜衡 石苋 石胡荽汁。离鬲草汁。附子尖 土瓜根 及己 苦参 地松 豨莶 羊踯躅 紫河车 虎耳草 芭蕉油 萝卜子 苦瓠 瓜蒂 苦茗 乌梅 酸榴皮 梨汁 桐油 皂荚 栀子 相思子 松萝 热汤 蕇水 盐卤水 石绿 石青 石胆 白青 砒石 密陀僧 矾石 大盐 虾汁。

[荡涤] 甘遂直达水气所结之处。芫花胸中痰水，胁下饮澼。荛花肠胃留澼。大戟湿热水澼。续随子痰饮宿滞。牵牛痰饮宿滞。大黄 射干 桃花宿水痰饮积滞，为末水服，或作饼食，取利。接骨木下水饮。巴豆寒澼宿食，大便闭，酒煮三日夜，煎丸水下。风痰湿病，安掌心取汗。芒消 朴消。

△茼蒿

有劳倦内伤，有饮食内伤，有湿热，有虚寒。

[劳倦] [草部] **甘草**补脾胃，除邪热，益三焦元气，养阴血。**人参**劳倦内伤，补中气，泻邪火。煎膏合姜、蜜服。**黄芪**益脾胃，实皮毛，去肌热，止自汗。**黄精　葳蕤**补中益气。**白术**熬膏服良。**苍术**安脾除湿，熬膏作丸散，有四制、八制、坎离、交感诸

脾胃

△荠菜

丸。**柴胡**平肝，引清气自左而上。**升麻**入胃，引清气自右而上。**芍药**泻肝，安脾肺，收胃气。**石斛**厚脾胃，长肌肉。**使君子**健脾胃，除虚热。**连翘**脾胃湿热。**木香　甘松香　藿香　缩砂蔤　白豆蔻　紫苏** [菜谷] **罗勒　莳萝　马芹**并理元气。**茴香**同生姜炒黄丸服，开胃进食。同**蒿　荠菜　苜蓿　蕹菜　仙人杖草　草豉　胡萝卜　芋　山药　石耳　蘑菰　鸡㙡　五芝　胡麻　小麦　大麦　雀麦　糯　粳　籼　稷　黍　蜀秫　粱　粟　秫穄子　稗子　粮　东廧　雕胡　蓬子　水粟　茵草米　筛草米　薏苡　罂子粟　黑大豆　赤小豆　绿豆　白豆　豌豆　蚕豆　豇豆　扁豆　刀豆　豆豉　豆腐　豆黄**壮气润肌。以猪脂和丸，每服百丸，即易肥健，甚验。脾弱不食，同麻子熬香研，日服。**陈廪米　青精**

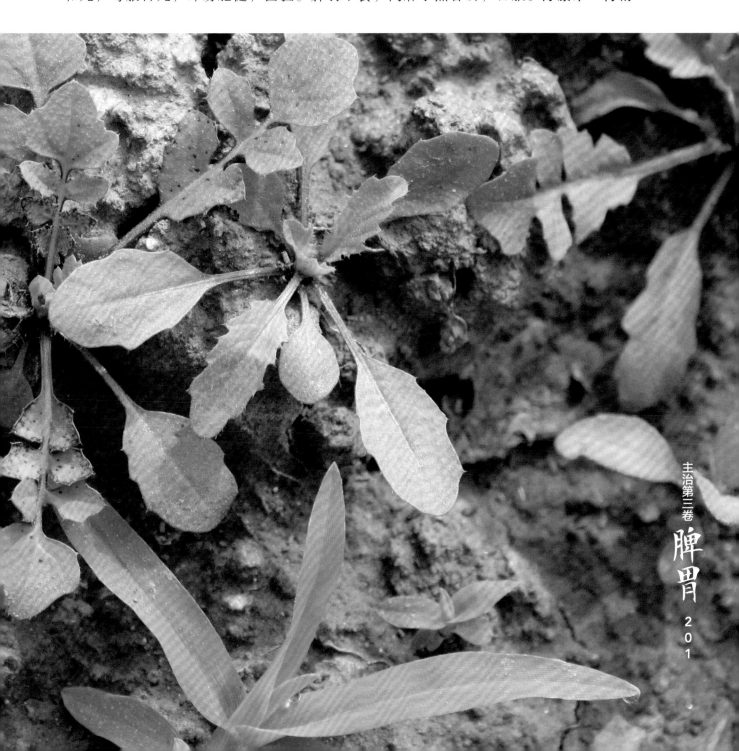

饭　诸米粥　饴糖　酒　糟　[果木] 大枣同姜末点服。仲思枣　木瓜　奈　白柿　橘皮　钩栗　橡子　榛子　龙眼　橄榄　榧子　槟榔　大腹皮　桄榔面　莎木面　波罗蜜　无花果　摩厨子　芡实　莲实　藕　甘蔗　沙糖　凫茈　清明柳枝脾弱食不化似翻胃，煎汤煮小米，滚面晒收，每用烹食。沉香　檀香　诃黎勒　厚朴　茯苓　[水石] 潦水　甘澜水　立春清明水　太一余粮　白石脂　石面　代赭石　[虫部] 蜂蜜　蚕蛹　乳虫　[鳞介] 龙齿　鳟　鲻　鲸　鳠　鲫　鲂　鲤　鲈　鳜　鲳　鲨　白鲞　鱼残鱼　比目鱼　虾　鳖　淡菜　海蛇　[禽兽] 鸡　雉　鹳雉　英鸡　凫　鹚鹕　鹭　鹬　雀　突厥雀　鸠　青鹳　桑扈　莺　鹘嘲　猪脾舌　狗肉　羊肉　牛肉　牛脿　虎肉　兔肉。

[虚寒] [草部] 附子　草豆蔻　高良姜　山姜　廉姜　益智子　荜茇　蒟酱　肉豆蔻　[菜谷] 干姜　生姜　蒜　韭　薤　芥　芜菁　糯米　秫　烧酒　[果木] 胡椒　毕澄茄　秦椒　蜀椒　吴茱萸　食茱萸　丁香　桂。

[食滞] [草部] 大黄荡涤宿食，推陈致新。地黄去胃中宿食。香附　三棱　蓬莪　木香　柴胡消谷。荆芥　薄荷　苏荏　水苏并消鱼鲙。青黛　越王余算　海藻　肉豆蔻　草果　缩砂　蒟酱　红豆蔻　仙茅　[谷菜] 大麦　荞麦　豆黄　蒸饼　女曲　黄蒸曲　神曲同苍术丸服。红曲　蘖米　麦蘖　饴糖　酱　醋　酒糟　蒜　葱　胡葱　胡荽　白菘　莱菔　芜菁　姜　[果木] 杏仁停食，用巴豆炒过，末服。橘皮为末，煎饮代茶。青皮盐、醋、酒、汤四制为末，煎服。柑皮　橙皮　柚皮　木瓜　榅桲　山楂消肉。奈子　杨梅　银杏生食。槟榔　大腹子　榧子　无漏子　茶　凫茈　蜀椒　胡椒　毕澄茄　茱萸　巴豆一切生冷硬物。阿魏消肉。皂荚　楸白皮　厚朴　乌药　樟材　檀香　桂食果腹胀，饭丸吞七枚。诃黎勒　枳实　郁李仁　[水土] 齑水吐。浆水消。生熟汤消。百草霜　梁上尘　[金石] 朴消食饮热结。青礞石食积宿滞，同巴豆等丸服。水中白石食鲙成瘕，烧淬水服七次，利下。食盐酒肉过多胀闷，擦牙漱下，如汤沃雪。硇砂消肉。蓬砂　孔公蘖　[介禽] 鳖甲　淡菜　海月　白鲞并消宿食。鳝头烧服，去痞瘕，食不消。凫　鸡屎白　鹰屎白　雀屎白　鸽屎　五灵脂。

△饴糖

[酒毒] 草部 葛花　葛根汁　白茅根汁　水萍　菰笋　秦艽　苦参　地榆　菊花酒醉不语，为末酒服。悬钩子　木鳖子醋磨。天南星同朱砂丸服，解酒毒积毒。五味子　山姜花　高良姜　红豆蔻　缩砂　白豆蔻　蒟酱　肉豆蔻　蠡实　蕉子 [谷菜] 麦苗汁　丹黍米饮酒不醉。黑大豆　赤小豆　腐婢　绿豆　蚕豆苗煮食。扁豆　豆腐烧酒醉死，切片贴身。豉同葱白煎。曲　萝卜　蔓菁大醉不堪，煮粥饮汁。根蒸三次研末，酒后水服二钱，不作酒气。白蕺解酒醉不醒，研子一合，井水服。水芹　苦苣　白苣　苦竹笋　酸笋　越瓜　甜瓜 [果木] 橘皮　柑皮　橙皮　柚皮　金橘　杨梅干屑服之，止呕吐酒。乌梅　榔梅　梨　楂子　榅桲　柿　椑柿　银杏　橄榄　槟榔　波罗蜜　都桶子　枳椇子　盐麸子　醋林子　甘蔗　沙糖　石蜜　藕　芰　西瓜　丁香　长寿仙　人柳酒病，为末酒服。河边木端午投酒中饮之，令人不醉。桑椹汁　苦竹叶 [水石] 新汲水烧酒醉死，浸发及手足，仍少灌之。食盐擦牙漱咽，解酒毒。先食一匙，饮酒不醉。蓬砂服之，饮酒不醉。雄黄饮酒成癖，遇酒即吐，同巴豆、蝎梢、白面丸服。石灰酒毒下痢，泥煅，醋糊丸服。铅霜 [虫鱼] 五倍子　鳝鱼　黄颡鱼 [介部] 蚌　蛎黄　蛤蜊　车螯　田螺　蜗螺　海月 [禽兽] 鸡内金消酒积，同豆粉丸服。五灵脂酒积黄肿，入麝丸服。猳猪项肉酒积黄胀，同甘遂服，取下酒布袋。猪肾酒积掺葛粉炙食。牛脬　狐胆　麝香并解酒毒。鹿茸饮酒成泄，冲任虚寒，同狗脊、白敛丸服。驴蹄底饮酒过度，欲至穿肠，水煮浓汁冷饮。

△波罗蜜

吞酸嘈杂

本草纲目 全本图典[第一册] 204

有痰食热证，有阳气下陷虚证。

[痰食][草部] 苍术　香附　黄连　蓬莪茂　缩砂仁　半夏　鸡苏生食。荠苧生食，去肠间酸水。旋覆花　[菜谷] 萝卜食物作酸，生食即止。米醋破结气，心中酸水痰饮。神曲　麦蘖　[果木] 橘皮　木瓜　楂子　樝楂　榲桲　山楂并除心间酸水，止恶心。胡桃食物醋心，以干姜同嚼下，立止。槟榔醬心吐水，同橘皮末服。大腹皮痰隔醋心，同疏气药、盐、姜煎服。厚朴吐酸水，温胃气。樟材宿食不消，常吐酸臭水，煎汤服。皂荚子心嚼食，治膈痰吞酸。卮子　[虫兽] 蚬壳吞酸心痛，烧服。羊屎煎酒服。头垢噫吐酸浆，以浆水煎服一杯。

[阳陷][草部] 人参消胸中痰变酸水。妊娠吐水，心酸痛，不能饮食，同干姜丸服。柴胡除痰热。升麻　葛根凡胃弱伤冷，郁遏阳气者，宜三味升发之。荜茇胃冷口酸流清水，心连脐痛，同厚朴末、鲫鱼肉丸服。廉姜胃口冷，吐清水。草豆蔻　益智子　红豆蔻　高良姜　[鳞] 吴茱萸醋心甚者，煎服。有人服之，二十年不发也。鱼鲙心下酸水。

△吴茱萸

噎膈

噎病在咽嗌，主于气，有痰有积。膈病在膈膜，主于血，有挟积、挟饮澼、挟瘀血及虫者。

[利气化痰] [草部] **半夏**噎膈反胃，大便结者，同白面、轻粉作丸煮食，取利。**山豆根**研末，橘皮汤下。**昆布**气噎，咽中如有物，吞吐不出，以小麦煮过，含咽。**栝楼**胸痹咽塞，同薤白、白酒煮服。**芦根**五噎吐逆，煎服。**天南星 前胡 桔梗 贝母 香附子 紫苏子 木香 藿香 泽泻 缩砂 茴香 高良姜 红豆蔻 草果 白豆蔻 生姜**咽中有物，吞吐不出，含之一月愈。噎气，姜入厕内浸过，漂晒研末，入甘草末服。[果木] **橘皮**卒气噎，去白焙研，水煎服。胸痹咽塞，习习如痒，唾沫，同枳实、生姜煎服。**槟榔**五膈五噎，同杏仁以童尿煎服。**青橘皮 厚朴 茯苓 沉香**膈气，同木香、乌药、枳壳为末，盐汤下。**檀**

▷海带

香 苏合香 丁香 枳壳 枳实。

[开结消积] [草部] 三棱治气胀，破积气。反胃，同丁香末服。蓬莪茂破积气，治吐酸水。郁金破恶血，止痛。阿魏五噎膈气，同五灵脂丸服。威灵仙噎膈，同蜜煎服，吐痰。凤仙子噎食不下，酒浸晒研，酒丸服。马蹄香噎食膈气，为末，酒熬膏服。紫金牛治噎膈。板蓝汁治噎膈，杀虫，频饮。红蓝花噎膈拒食，同血竭浸酒服。莞花 甘遂梅核气，同木香末服。大黄食已即吐，大便结，同甘草煎服。[谷菜] 杵头糠膈气噎塞，蜜丸噙咽。卒噎，噙之咽汁，或煎饮。荞麦秸灰淋取碱，入蓬砂服，治噎食。韭汁去胃脘血。入盐，治噎膈，入姜汁、牛乳，治反胃。[果木] 乌芋主五噎膈气。乌梅 杏仁 山楂 桃仁 桑霜消噎食积块。巴豆霜 [水石] 粮罂中水饮之，主噎疾杀虫。浸蓝水主噎疾，温饮一杯，杀虫。梁上尘主噎膈食积。硇砂噎膈吐食，有积癥，用之神效。荞面包煅，同槟榔、丁香末，烧酒服。同人言、黄丹各升打过，同桑霜末，烧酒服。同平胃散末，点服三钱，当吐黑物如石。黑铅膈气，同水银、人言结砂，入阿魏丸服。灰，同醋熬膏，蒸饼和丸服。绿矾面包泥固煅研，枣肉丸服。鲫鱼留胆去肠，酿，煅末服。白矾治噎膈，化痰澼，蒸饼丸服。或同硫黄炒过，入朱砂丸服。雄黄 轻粉 石碱 蓬砂 砒石并化积垢，通噎膈。[服器] 寡妇

木梳烧灰，钥匙汤下。[虫鳞]蛇含 蛤蟆煅研酒服。蜣螂同地牛儿用，治噎膈。壁虎噎膈反胃，炒焦入药用。鲫鱼膈气，酿大蒜，泥包煨焦，和平胃散，丸服。[禽兽]鸠食之不噎。巧妇窠噎膈，烧研酒服，神验。鹏雏煅研酒服。五灵脂噎膈痰涎夹血。鸬鹚头烧研酒服。鹰粪食哽，烧灰，水服。白鹅尾毛噎食，烧灰，饮服。鸡嗉噎气不通，烧研，入木香、沉香、丁香、红枣丸服。狼喉结噎疾，晒研，以五分入饭食。白水牛喉噎膈，结肠不通，醋炙五次，为末，每服一钱，饮下，立效。狗宝噎食病，每用一分，以威灵仙、食盐浸水服，日三服，三日愈。黄狗胆和五灵脂末，丸服。狗屎中粟噎膈吐食，淘净煮粥，入薤白、沉香末食。狸骨噎病不通饮食，炒研白汤服。羚羊角噎塞不通，研末，饮服二钱，日三。[人部]野人粪治噎膈，同阿魏末，以姜片蘸食。人溺 秋石噎病，每服一钱。人淋石治噎食，俗名涩饭病，磨汁服。人癖石消坚，治噎膈。天灵盖噎膈，用七个同黑豆煅研，酒服一钱。人胆噎膈病，盛糯米阴干取黑色者，每服十五粒，通草汤下。胞衣水膈气反胃，饮一钟，当有虫出。头垢主噎疾，以酸浆煎膏用之，立愈。人屎烧服。

△蜣螂

反胃

主于虚，有兼气、兼血、兼寒、兼痰、兼积者。病在中下二焦，食不能入，是有火；食入反出，是无火。

[温中开结] [草部] **附子**温中破积。反胃不下食，以石灰泡热，姜汁淬三次，同丁香、粟米煎服，或为末舐，或为丸噙。或包丁香，以姜汁煮焙丸服。**白豆蔻**脾虚反胃，同丁香、缩砂、陈廪米，姜汁丸服。**白芷**血风反胃，猪血蘸食。**木香**同丁香煎服，治反胃关格。**王瓜**反胃，烧研酒服。或入平胃散末。**木鳖子**三十个去皮油，牛乳、蜂蜜各半斤，石器慢熬干研，日取一匙入粥食。**火杴草**焙末蜜丸。**荜茇** **草豆蔻** **红豆蔻** **高良姜** **肉豆蔻** **藿香** **抚芎** **苏子** **前胡** **香附** **半夏**并温中消食止吐。**三棱**同丁香末服。**益智子**客寒犯胃，多唾沫。

[谷菜] **干饧糟**同姜捣饼焙研，入甘草、食盐服。**韭菜**

△韭菜

△胡椒

炸熟，盐醋吃十顿，治噎膈反胃。**生姜**汁煮粥食。麻油煎研，软柿蘸食。**白芥子**酒服二钱。**紫芥子　大蒜　干姜　兰香**作饼。**莳萝　茴香　杵头糠　萝卜**蜜煎细嚼。**薤白**　[果木]**槟榔　青皮　橘皮**西壁土炒，姜、枣煎服。**胡椒**醋浸七次，酒糊丸服，或加半夏或同煨姜煎服。**毕澄茄**吐出黑汁者，米糊丸服。**枇杷叶**同人参、丁香煎服。**栗子壳**煮汁。**松节**煎酒。**千槌花**煮汁。**丁香**盐梅丸咽。姜、蔗汁丸服。**木香**同煎服。**桂心　沉香　檀香　茯苓　厚朴　枳实**　[金石]**雄黄　雌黄**同甘草丸服。**铅灰**醋熬，蒸饼丸服。**铅丹**坠痰消积，同白矾、石亭脂煅研，丸服。**水银**同铅结砂，入硫黄、官桂为末，姜汁服，清镇反胃。**灵砂**镇坠反胃神丹也。**赤石脂**蜜丸服。**砒石**同巴豆、附子、黄蜡丸服。**白矾　丹砂　釜煤　朴消　蓬砂　轻粉　硇砂**　[鳞介]**烂蛤**烧服。**蚌粉**姜汁服。同田螺壳灰、乌梅烧研，人参汤服。**鲫鱼**酿绿矾，煅研服。**鲤鱼**童尿浸煨，研末入粥食。[禽兽]**抱出鸡子壳**酒服。**鸡膍胫皮**烧研酒服。**鹅鹈皮毛**烧研酒服。**五灵脂**狗胆汁丸，热姜酒磨服。或加沉香、木香、阿魏。**猫衣**煅研，入朱砂噙。**虎肚**煅研，入平胃散末服。**虎脂**切块，麻油浸收，每以酒一钟，和油一杯服，不问久近皆效。**猬皮**煮汁服，或炙食，或烧灰酒服。**白马尿**热饮。**驴尿**已上并能杀虫。**驴屎　羊屎**五钱，童尿煎服。**牛齝草**同杵头糠、糯米粉、牛乳和丸煮食。**羊胲子**煅研，入枣肉、平胃散末，沸汤点服。

▷白茅根饮片

[和胃润燥] [草部] **人参**止反胃吐食，煎饮或煮粥食，或同半夏、生姜、蜜煎服。**白术　芍药　芦根**止反胃五噎吐逆，去膈间客热，煮汁服。**茅根**反胃上气，除客热在胃，同芦根煎汁饮。[谷菜] **山药　粟米**作丸，醋煮吞。**罂粟**同人参、山药煮食。**陈仓米**水煎服。或炊焙为末，入沉香末服。**马齿苋**饮汁。**柳薷**煎服。**莼心　麻仁　胡麻油** [果木] **杏仁　桃仁　梨**插丁香十五粒煨食，止反胃。**棠梨叶**炒研酒服，止反胃。**甘蔗汁**同姜汁饮，治反胃。**干柿**连蒂捣酒服，止反胃，开胃化痰。**干枣叶**同丁香、藿香煎服，止反胃。**石莲**入少肉豆蔻末，蜜汤服，止反胃。**乌芋**主五噎膈气。**梓白皮**主反胃。**淡竹茹　竹沥　醴泉　井华水**并主反胃。[土虫] **螺蛳泥**每火酒服一钱，止反胃。**地龙屎**同木香、大黄末，水服，止反胃。**白善土**醋煅。**西壁土　灶中土**米饮服三钱。**蚕茧**反胃吐食，煎汁煮鸡子食之。**缲丝汤**煮粟米粥食，止反胃。[禽兽] **牛羊乳**反胃燥结，时时咽之，或入汤剂。**牛涎**噎膈反胃，以水服二匙，或入蜜，或入麝香，或和糯米粉作丸，煮食。**羊肉**蒜、薤作生食。**羊胃**作羹食。**乌雄鸡**虚冷反胃，入胡荽子煮，食二只愈。**乌雌鸡**炒香，投酒中一夜饮。**反毛鸡**同人参、当归煮食。

△竹沥

呕吐

有痰热，有虚寒，有积滞。

[痰热] [草部] 葛根大热呕吐，小儿呕吐，荡粉食。泽泻行水止吐。香附妊娠恶阻，同藿香、甘草煎服。黄连　苦耽劳乏呕逆。麦门冬止呕吐燥渴。前胡化痰止吐。芦根主呕逆不食，除膈间客热，水煮服。或入童尿。干苔煮汁。赤小豆　豌豆止呕逆。绿豆粉　莳草子　[果木] 茯苓　猪苓　栀子　楸白皮　梓白皮止呕逆，下气。苏方木人常呕吐，用水煎服。杨梅止呕吐，除烦愦。枇杷止吐下气。木白皮止呕逆，煮服大佳。叶止呕吐不止。[水

△旋覆花

石] 黄丹止吐逆。胡粉　水银　铅　滑石暴得吐逆，汤服二钱。石膏胃火吐逆。阴阳水饮数口即定。[虫兽] 蝉蜕胃热吐食，同滑石末水服。芦蠹虫小儿乳后吐逆，二枚煮汁服。羊屎呕吐酸水，以十枚煎酒服。牛乳小儿吐乳，入葱、姜煎服。兔头骨天行吐不止，烧研饮服。[人部] 人乳小儿初生吐乳，同簠簋篾、盐少许，煎汁入牛黄服。

[虚寒] [草部] 细辛虚寒呕吐，同丁香末服。苍术暖胃消谷，止呕吐。白术胃虚呕逆，及产后呕吐。人参止呕吐，胃虚有痰，煎汁入姜汁、竹沥服。胃寒，同丁香、藿香、橘皮煎服。妊娠吐水，同干姜丸服。艾叶口吐清水，煎服。半夏呕逆厥冷，内有寒痰，同面作弹丸，煮吞之。妊娠呕吐，同人参、干姜丸服。小儿痰吐，同面包丁香煨熟丸服。南星除痰下气止呕。旋覆花止呕逆不下食，消痰下气。苏子止吐。香薷伤暑呕吐。藿香脾胃吐逆为要药。木香　当归温中，止呕逆。茅香温胃止吐。白豆蔻止吐逆，散冷气，胃冷忽恶心，

嚼数枚酒下。小儿胃寒吐乳，同缩砂、甘草末饮服。**生附子**胃寒有痰，同半夏、生姜煎服。**缩砂仁　廉姜　白芷　红豆蔻　高良姜**温中下气消食。忽呕清水，含咽即平。**肉豆蔻**温中下气止吐，及小儿乳霍。**益智子**胃冷。[谷菜]**糯米**虚寒吐逆。**烧酒　白扁豆　豇豆　干姜　生姜**煎醋食。又同半夏煎服，去痰下气，杀虫止呕吐。**芥子**胃寒吐食。**白芥子**　[果木]**橘皮**止吐消痰温中。嘈杂吐清水，去白研末，时舐之。**蜀椒**止吐杀虫。**胡椒**去胃中寒痰，食已即吐水，甚验。**毕澄茄　吴茱萸　食茱萸**并止冷吐。**槟榔**止吐水，同橘皮煎服。**沉**

△赤石脂药材

香　檀香　丁香治吐，同陈皮煎服，小儿丸服，或同半夏丸服。**厚朴**痰壅呕逆不食，姜汁炙研，米饮服。主胃冷，吐不止。**诃黎勒**止呕吐不食，消痰下气，炒研糊丸服。[石兽]**赤石脂**饮食冷过多，成澼吐水，每酒服方寸匕，尽一斤，终身不吐痰水。**硫黄**诸般吐逆，同水银研，姜汁糊丸服。**鹿髓**主呕吐。**熊脂**饮食呕吐。

[积滞] [草谷]**香附子**止呕吐，下气消食。**缩砂蔤**温中消食止吐。**大黄**口中常呕淡泔，煎服。**续随子**痰饮不下食，呕吐。**牵牛　神曲　麦蘗**　[木禽]**巴豆　五灵脂**治呕吐汤药不能下者，狗胆丸服。

哕
啘

有痰热，有虚寒。

[痰热] 芦根客热呕哕，煮汁服。茅根温病热哕，同葛根煎服。温病冷哕，同枇杷叶煎服。苏叶卒啘不止，浓煎呷。葛根汁干呕不止，呷之。前胡 胡麻呕啘不止。合清油煎服。大麻仁止呕逆，炒研，水绞汁服。小麦 小麦面呕哕不止，醋作弹丸煮熟，热茶吞之，未定再作。赤小豆止呕逆。生姜干呕厥逆。时嚼之。亦同半夏煎服，乃呕家圣药。萝卜 蔓菁子 [果木] 枇杷止吐逆。叶，下气消痰。啘哕不止，煮汁或嚼汁咽。杨梅止呕哕去痰。枳椇止呕哕，解酒毒。甘蔗止呕哕不息，入姜汁服。茯苓 猪苓 淡竹茹 仙人杖哕气呕逆，煮汁服。[水石] 阴阳水 古砖煮汁。滑石 [虫鳞] 蠮螉 黄蜂子干呕。蝉蜕胃热呕逆。芦蠹虫 海蛤 蛤粉 白蚬壳并止呕啘。蛇蜕止呕。[禽兽] 鸡子天行呕逆，水煮浸冷吞

△鲫鱼

之。**鸡卵黄**炼汁服。**雁肪**治结热呕逆。**水牛肉**主哕。

[虚寒] [草部] **细辛**虚寒呕哕，同丁香、柿蒂汤服。**半夏**伤寒干哕，为末，姜汤服。胃寒哕逆，停痰留饮，同藿香、丁皮煎服。支饮作呕，哕逆欲死，同生姜煎服。**燕蓐草**烧服，止呕哕。**白术**产后呕哕，同生姜煎服。**草豆蔻**胃弱呕逆，同高良姜煎汁和面煮食。**高良姜**止胃寒呕哕。**荜茇**冷痰恶心，末服。胃冷流清水，心腹痛，同厚朴、鲫鱼和丸服。**白豆蔻**胃冷忽恶心，嚼之酒下。**益智子** **麻黄**并止客寒犯胃多唾。**桔梗**止寒呕。**木香** **藿香** **旋覆花** **红豆蔻** **肉豆蔻** **附子** **乌头** **蒟酱** **苍术** [谷菜] **糯米** **糟笋中酒**止哕气呕逆，或加人参及牛乳。**烧酒** **白扁豆** **干姜**止干呕。**薤**止干呕，煮服。**芥** **兰香**哕呕，取汁服。

[果部] **橘皮**除湿消痰止呕。凡呕清水者，去白研末，时舐之。**橙皮**止恶心，下气消痰。**木瓜**止呕逆，心膈痰呕。**榠楂**止恶心，去胸中酸水。**楂子**同。**山楂** **葡萄藤叶** **蘡薁藤**并主呕哕厥逆，煮汁饮。**五子实** **柿蒂**煮汁饮，止咳逆哕气。同丁香、生姜煎服。寒加良姜、甘草，痰加半夏，虚加人参，气加陈皮、青皮。**槟榔** **荜澄茄**止寒呕。**吴茱萸** [木石] **梓白皮**温病感寒，变为胃哕，煮汁服。**丁香**胃寒咳逆哕气，煮汁服。**诃黎勒**呕逆不食，炒研糊丸服。**厚朴**痰壅呕哕。**黄丹** **代赭石** **硫黄** [鳞兽] **鳢鱼**食之已呕。**鲫鱼** **石首鱼** **鳖肉** **羊乳**大人干呕，小儿哕啘，时时呷之。**青羊肝**病后呕逆，作生淡食，不过三次。**牛��** **鹿角**食后喜呕，烧研，同人参末、姜汤服。小儿哕痰，同大豆末涂乳饮之。**獭骨**呕哕不止，煮汁饮。

主治第三卷

哕
啘

2
1
9

呃音噎，不平也。有寒有热，有虚有实。其气自脐下冲上，作呃呃声，乃冲脉之病，世亦呼为咳逆，与古之咳嗽气急之咳逆不同。朱肱以哕为咳逆，王履以咳嗽为咳逆，皆非也。

[虚寒] [草谷菜部] **半夏**伤寒呃逆，危证也，以一两，同生姜煎服。**紫苏**咳逆短气，同人参煎服。**乌头**阴毒咳逆，同干姜等分，研炒色变，煎服。**缩砂**同姜皮冲酒服。**麻黄**烧烟嗅之立止。**细辛**卒客忤逆，口不能言，同桂安口中。**旋覆花**心痞噫不息，同代赭石服。**高良姜** **蒟酱** **苏子** **荏子** **紫菀** **女菀** **肉豆蔻** **刀豆**病后呃逆，连壳烧服。**姜汁**久患咳噫，连至四五十声，以汁和蜜煎服，三次立效。亦擦背。**兰香叶**咳噫，以二两同生姜四两捣，入面四两，椒盐作烧饼，煨熟食。[果木] **橘皮**呃逆，二两去白煎服，或加丁香。**荔枝**呃噫，七个烧末汤下，立止。**胡椒**伤寒咳逆，日夜不止，寒气攻胃也，入麝煎酒服。**毕澄茄**治上证，同高良姜末煎，入少醋服。**吴茱萸**止咳逆。肾气上筑于咽喉，逆气连属不能出，或至数十声，上下不得喘息，乃寒伤胃脘，肾虚气逆，上乘于胃，与气相并也，同橘皮、附子丸服。**蜀椒**呃噫，炒研糊丸，醋汤下。**梨木灰**三十年结气咳逆，气从脐旁起上冲，胸满气促郁冒，同麻黄诸药丸服。**石莲子**胃虚呃逆，炒末水服。一加丁香、茯苓。**榄子** **丁香**伤寒呃逆及哕逆，同柿蒂末、人参汤下。**沉香**胃冷久呃，同紫苏、白豆蔻末，汤服。**乳香**阴证呃逆，同硫黄烧烟熏之，或煎酒嗅。**桂心** [土石] **伏龙肝**产后咳逆，同丁香、白豆蔻末，桃仁、茱萸煎汤下。**代赭石**心痞噫逆。**硫黄** [虫部] **黄蜡**阴病打呃，烧烟熏之。

[湿热] [草果] **大黄**伤寒阳证呃逆便闭者下之，或蜜兑导之。**人参芦**因气昏瞀呃噫者，吐之。**人参**吐利后胃虚膈热而咳逆者，同甘草、陈皮、竹茹煎服。**干柿**产后咳逆心烦，水煮呷。**柿蒂**煮服，止咳逆哕气。**青橘皮**伤寒呃逆，末服。[木石] **枳壳**伤寒呃噫，同木香末，白汤服。**淡竹叶** **竹茹** **牡荆子** **滑石**病后呃噫，参、术煎服益元散。

△刀豆

△伏龙肝

霍乱

有湿热、寒湿，并七情内伤，六气外感。

[湿热] [草部] 香薷霍乱转筋腹痛，水煮汁服。**石香薷** 术健胃安脾，除湿热，止霍乱吐下。蓼子霍乱烦渴，同香薷煎服。**前胡** 桔梗并下气，止霍乱转筋。**苏子** 紫苏水煮服，止霍乱胀满。**薄荷** 鸡苏 扁竹霍乱吐利，入豉煮羹服。芦根茎叶霍乱烦闷，水煮汁服。胀痛加姜、橘。蓬茂煮汁服。蘡薁藤汁 通草 防己同白芷服。**木通** 泽泻 芍药霍乱转筋。干苔霍乱不止，煮汁服。麋舌 女菀 水堇 海根 [谷菜] 黄仓米 粟米 丹黍米 蜀黍 黄、白粱米并主霍乱大渴杀人，煮汁或水研绞汁饮。粟米泔 粳米霍乱烦渴，水研汁，入竹沥、姜汁饮。白扁豆霍乱吐利不止，研末醋服。花、叶皆可绞汁，入醋服。同香薷、厚朴煎服。豌豆同香薷煎服。**豇豆** 大豆霍乱腹胀痛，生研水服。绿豆叶绞汁入醋服。绿豆粉新水调服。水芹止小儿吐泻。[果木] 木瓜霍乱大吐下，转筋不止，水煎或酒煎服。核及枝、叶、皮、根皆可用。**榠楂** 楂子并同。梨叶煮汁服。棠梨枝叶同木瓜煎服。梅叶煮汁服。**乌梅**止吐逆霍乱，下气消痰止渴。盐梅煎汁呷。藕汁入姜汁同饮。莲薏止霍乱。栀子霍乱转筋，烧研汤服。桑叶煎饮。桑白皮止霍乱吐泻。荆叶煎饮。柏木洗转筋。槐叶同桑叶、甘草煎饮。苏方木煎饮。**枫皮** [服器] 厕筹中恶霍乱转筋，烧烟床下熏之。厕户帘烧灰酒服，主小儿霍乱。尿桶板煎服。败木梳霍乱转筋，一枚烧灰酒服。寡妇荐三七茎，煮汁，止小儿霍乱疾。头缯霍乱吐利，本人者，泡汁呷之。故麻鞋底霍乱转筋，烧投酒中饮。路旁草鞋洗净煎饮。绵絮霍乱转筋，酒煮裹之。青布浸汁和姜汁服，止霍乱。[水土] 东流水 井泉水饮之，仍浸两足。山岩泉水多饮令饱，名洗肠。醴水 热汤转筋，器盛熨之。生熟汤饮之即定。酸浆水煎干姜屑呷。地浆干霍乱欲死，饮之即

△薄荷

△扁竹

△蝼蛄

愈。东壁土煮汁饮。釜脐墨泡汤，饮一二口即止。倒挂尘泡汤饮。土蜂窠小儿吐泻，炙研服。蝼蛄转丸烧研酒服。[金石] 铅丹主霍乱。黑铅同水银结砂，作丸服。水银不拘冷热吐泻霍乱，同硫黄研末服，亦丸服。古文钱霍乱转筋，以七枚同木瓜、乌梅煎服。朱砂霍乱转筋已死，心下微温者，以二两和蜡三两烧烟，熏令汗出而苏。石膏小儿伤热，吐泻黄色，同寒水石、甘草末服。滑石伏暑吐泻，同藿香、丁香末服。玄精石冷热霍乱，同硫黄、半夏丸服。消石同硫黄、滑石、矾石、白面丸服，治暑月吐泻诸病。白矾沸汤服二钱。[虫兽人] 蜜蜡霍乱吐利，酒化一弹丸服。牛涎小儿霍乱，入盐少许服。牛齝草霍乱，同人参、生姜，浆水煎服。乌牛尿　黄牛屎绞汁服。白狗屎绞汁服。人尿小儿霍乱，抹乳上乳之。

　　[寒湿] [草部] 藿香霍乱腹痛垂死，同橘皮煎服。暑月同丁香、滑石末服。木香霍乱转筋，为末酒服。香附子　附子霍乱吐下，为末四钱，盐半钱，水煎服。

小儿吐泻，小便白，熟附子、白石脂、龙骨丸服。**南星**吐泻厥逆，不省人事，为末，姜、枣同煎服，仍以醋调贴足心。**半夏**霍乱腹满，同桂末服。**人参**止霍乱吐利，煎汁入鸡子白服，或加丁香，或加桂心。**缩砂蓉 荜茇 蒟酱 山姜 杜若 山柰 刘寄奴 蓫车香**并温中下气消食，止霍乱。**肉豆蔻**温中消食。霍乱胀痛，为末，姜汤服。**白豆蔻**散冷滞，理脾胃。**草豆蔻**温中消食下气。霍乱烦渴，同黄连、乌豆煎饮。**高良姜**温中消食下气。霍乱腹痛，炙香煮酒。或水煎冷服。**蓬莪茂**霍乱冷气。**艾叶**霍乱转筋，煎服。**水蓼**霍乱转筋，煎饮，并捋脚。[谷菜] **糯米**止霍乱后吐逆不止，水研汁服。**糯米泔**止霍乱烦渴。**烧酒**和新汲水饮。**醋**霍乱吐利，或不得吐利，煎服。转筋，绵蘸搨之。**葱白**霍乱转筋，同枣煎服。**薤**霍乱干呕，煮食数次。**小蒜**煮汁饮，并贴脐，炙七壮。**胡蒜**转筋，捣贴足心。**芥子**捣末傅脐。**白芥子 蔓菁子**煮汁服。**干姜**霍乱转筋，茶服一钱。**生姜**煎酒服。**莳萝 茴香** [果木] **橘皮**除湿痰霍乱，但有一点胃气者，服之回生，同藿香煎服，不省者灌之。**槟榔 大腹皮 椰子皮**煮汁饮。**桃叶**止霍乱腹痛，煮汁服。**胡椒**二七粒吞之，或同绿豆研服。**毕澄茄 吴茱萸**煮服，或入干姜。叶亦可。**食茱萸 丁香**末服。**丁皮 桂心 沉香 白檀香**磨汁。**乳香 安息香 苏合香 樟脑 樟材 楠材 钓樟**磨汁。**乌药**并主中恶霍乱，心腹痛。**乌木屑**酒服。**诃黎勒**风痰霍乱，为末酒服，小儿汤服。**皂荚**霍乱转筋，吹鼻。**厚朴**霍乱胀满腹痛，为末服。或加桂心、枳实、生姜煎服。**海桐皮**中恶霍乱，煎服。[金石] **硫黄**伏暑伤冷吐泻，同消石炒成砂，糯糊丸服。或同水银研黑，姜汁服。暑月吐泻，同滑石末，米饮服。**阳起石 不灰木**霍乱厥逆，同阳起石、阿魏、巴豆丸服。**炒盐**霍乱腹痛，熨之。转筋欲死者，填脐灸之。**铜器**霍乱转筋腹痛，炙热熨之。

[积滞] [草谷] **大黄**同巴豆、郁金丸服，治干霍乱。**陈仓米**吐泄，同麦芽、黄连煎服。**矿麦蘖 神曲** [木部] **巴豆**伏暑伤冷，同黄丹、蜡丸服。**樟木**干霍乱不吐不利，煎服取吐。[石部] **食盐**吐干霍乱。[器部] **屠砧上垢**干霍乱，酒服一团，取吐。[禽部] **雄雀粪**干霍乱胀闷欲死，取三七枚研，酒服。[人部] **百齿霜**小儿霍乱，水服少许。

△海桐皮

△阳起石

泄泻

有湿热、寒湿、风暑、积滞、惊痰、虚陷。

[湿热] [草部] **白术**除湿热，健脾胃。湿泄，同车前子末服。虚泄，同肉豆蔻、白芍药丸服。久泄，同茯苓、糯米丸服。小儿久泄，同半夏、丁香丸服。老人脾泄，同苍术、茯苓丸服。老小滑泄，同山药丸服。**苍术**湿泄如注，同芍药、黄芩、桂心煎服。暑月暴泄，同神曲丸服。**车前子**暑月暴泄，炒研服。**苎叶**骤然水泄，阴干研服。**秦艽**暴泄引饮，同甘草煎。**黄连**湿热脾泄，同生姜末服。食积脾泄，同大蒜丸服。**胡黄连**疳泻。**泽泻　木通　地肤子　灯心** [谷菜] **粟米**并除湿热，利小便，止烦渴，燥脾胃。**青粱米　丹黍米　山药**湿泄，同苍术丸服。**薏苡仁** [木石] **栀子**食物直出，十个微炒，煎服。**黄檗**小儿热泻，焙研米汤服，去下焦湿热。**茯苓　猪苓　石膏**水泄腹鸣如雷，煅研，饭丸服二十丸，二服，愈。**雄黄**暑毒泄痢，丸服。**滑石** [兽部] **猪胆**入白通汤，止少阴下利。

[虚寒] [草部] **甘草** **人参** **黄芪** **白芍药**平肝补脾，同白术丸服。**防风** **藁本**治风泄，风胜湿。**火杴草**风气行于肠胃，泄泻，醋糊丸服。**蘑芜**湿泄，作饮服。**升麻** **葛根** **柴胡**并主虚泄风泄，阳气下陷作泄。**半夏**湿痰泄，同枣煎服。**五味子**五更肾泄，同茱萸丸服。**补骨脂**水泄日久，同粟壳丸服。脾胃虚泄，同豆蔻丸服。**肉豆蔻**温中消食，固肠止泄。热泄，同滑石丸服。冷泄，同附子丸服。滑泄，同粟壳丸服。久泄，同木香丸服。老人虚泻，同乳香丸服。**木香**煨热，实大肠，和胃气。**缩砂**虚劳冷泄，宿食。**草豆蔻**暑月伤冷泄。**益智子**腹胀忽泄，日夜不止，诸药不效，元气脱也，浓煎二两服。**荜茇**暴泄，身冷自汗脉微，同干姜、肉桂、高良姜丸服，名已寒丸。**附子**少阴下利厥逆，同干姜、甘草煎服。脏寒脾泄，同肉豆蔻丸服。大枣煮丸服。暴泄脱阳，久泄亡阳，同人参、木香、茯苓煎服。老人虚泄，同赤石脂丸服。**草乌头**水泄寒利，半生半炒丸服。**艾叶**泄泻，同吴茱萸煎服。同姜煎服。**莨菪子**久泄，同大枣烧服。**菝葜** [谷菜] **陈廪米**涩肠胃，暖脾。**糯米粉**同山药、沙糖食，止久痢泄。**烧酒**寒湿泄。**黄米粉** **干秒** **干糕**并止老人久泄。**罂粟壳**水泄

△胡椒

不止，宜涩之，同乌梅、大枣煎服。**神曲** **白扁豆** **薏苡仁** **干姜**中寒水泄，炮研饮服。**葫蒜** **薤白** **韭白** [果木] **栗子**煨食，止冷泄如注。**乌梅**涩肠止渴。**酸榴皮**一二十年久泄，焙研米饮服，便止。**石莲**除寒湿，脾泄肠滑，炒研米饮服。**胡椒**夏月冷泄，丸服。**蜀椒**老人湿泄，小儿水泄，醋煮丸服。久泄飧泄不化谷，同苍术丸服。**吴茱萸**老人脾冷泄，水煎入盐服。**橡斗子** **大枣** **木瓜** **榅桲** **都桷** **樗子** **诃黎勒**止泄实肠。久泄，煨研入粥食。同肉豆蔻末服。长服方，同厚朴、橘皮丸服。**厚朴**止泄厚肠温胃，治腹中鸣吼。**丁香**冷泄虚滑，水谷不消。**乳香**泄澼腹痛。**桂心** **没石子** **毗梨勒** [石虫鳞介] **白垩土**水泄，同干姜、楮叶丸服。**石灰**水泄，同茯苓丸服。**赤石脂**滑泄疳泄，煅研米饮服。大肠寒泄遗精，同干姜、胡椒丸服。**白石脂**滑泄，同干姜丸服。同龙骨丸服。**白矾**止滑泄水泄，醋糊丸服。老人加诃子。**消石**伏暑泄泻，同硫黄炒，丸服。同硫黄、白矾、滑石、飞面，水丸服。**硫黄**元脏冷泄，黄蜡丸服。久泄加青盐。脾虚下白涕，同炒面丸服。气虚暴泄，同枯矾丸服。伏暑伤冷，同滑石末服，或同胡椒丸服。**禹余粮**冷劳肠泄不止，同乌头丸服。阳

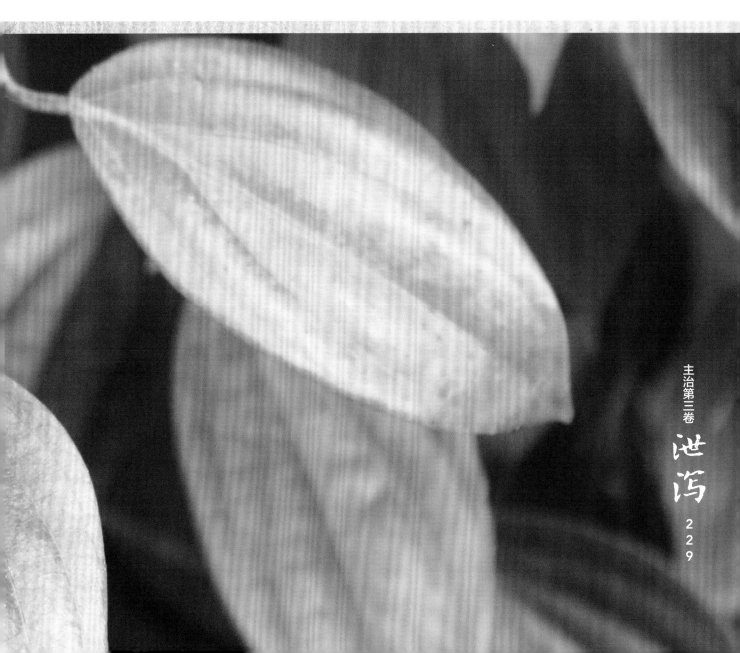

起石虚寒滑泄，厥逆精滑，同钟乳、附子丸服。钟乳粉大肠冷滑，同肉豆蔻丸服。霹雳砧止惊泄。五倍子久泄，丸服。水泄，加枯矾。龙骨滑泄，同赤石脂丸服。龟甲久泄。[禽兽] 乌鸡骨脾虚久泄，同肉豆蔻、草果煮食。黄雌鸡　羖羊角灰久泄，同矾丸服。鹿茸饮酒即泄，同苁蓉丸服。猪肾冷利久泄，掺骨碎补末，煨食。猪肠脏寒久泄，同吴茱萸蒸丸服。猪肝冷劳虚泄。牛髓泄利。

　　[积滞] 神曲　麦糵　荞麦粉脾积泄，沙糖水服三钱。芜荑气泄久不止，小儿疳泄，同豆蔻、诃子丸服。楮叶止一切泄利，同巴豆皮炒研、蜡丸服。巴豆积滞泄

△神曲

泻，可以通肠，可以止泄。夏月水泄，及小儿吐泻下痢，灯上烧，蜡丸水服。**黄丹** **百草霜**并治积泄。

[外治] **田螺**傅脐。**木鳖子**同丁香、麝香贴脐上，虚泄。**蛇床子**同熟艾各一两，木鳖子四个，研匀，绵包安脐上，熨斗熨之。**蓖麻仁**七个，同熟艾半两，硫黄二钱，如上法用。**猪苓**同地龙、针砂末，葱汁和，贴脐。**椒红**小儿泄，酥和贴囟。蓖麻九个贴囟亦可。**巴豆纸**小儿泄，剪作花，贴眉心。**大蒜**贴两足心，亦可贴脐。**赤小豆**酒调，贴足心。

△蛇床子

痢

有积滞、湿热、暑毒、虚滑、冷积、蛊毒。

[积滞] **大黄**诸痢初起，浸酒服，或同当归煎服。**巴豆**治积痢，同杏仁丸服。小儿用百草霜同化蜡丸服。巴豆皮同楮叶烧丸服，治一切泻痢。**藜芦**主泄痢。**紫苋　马苋**和蜜食，主产后痢。莱菔汁和蜜服，干者嚼之，止噤口痢。**莱菔子**下痢后重。**青木香**下痢腹痛，气滞里急，实大肠。**山楂**煮服，止痢。**曲**消谷止痢。一日百起，同马兰子为散服。**蒸饼**捻头汤调地榆末服，止血痢。**槟榔**消食下气，治下痢后重如神。**枳实　枳壳**止痢顺气。**荞麦粉**消积垢。鸡子白丸服，主噤口痢。**百草霜**消食积。同黄连末服，止热痢。**腻粉**消积滞。同定粉丸服，止血痢。**定粉**止久积痢，鸡子白和炙研服。**黄丹**消积痢，同蒜服。又同黄连丸服。**密陀僧**煅研，醋汤服。**硇砂**一切积痢，同巴豆、朱砂，蜡丸服。**砒霜**积痢休息，同黄丹末，蜡丸服。**红矾**止积痢。**鸡内金**焙服，主小儿痢。

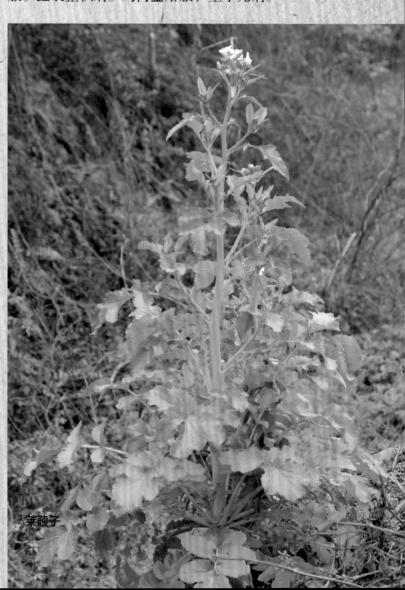

△莱菔子

　　黄连热毒赤痢，水煎，露一夜，热服。小儿入蜜，或炒焦，同当归末、麝香，米汤服。下痢腹痛，酒煎服。伤寒痢，同艾水煎服。暴痢，同黄芩煎服。气痢后重，同干姜末服。赤白日久，同盐梅烧末服。鸡子白丸服。诸痢脾泄，入猪肠煮丸。湿痢，同吴茱萸炒丸服。香连丸加减，通治诸痢。四治黄连丸，治五痔八痢。**胡黄连**热痢，饭丸服。血痢，同乌梅、灶下土末，茶服。**白头翁**一切毒痢，水煎服。赤痢咽肿，同黄连、木香煎服。赤痢下重，同黄连、黄檗、秦皮煎服。**柴胡**积热痢，同黄芩，半水半酒煎服。**大青**热病下痢困笃者，同甘草、胶、豉、赤石脂煎服。**龙牙草**热痢，同陈茶煎服。根为末，米饮服。**青蒿**冷热久痢，同艾叶、豆豉作饼，煎服。**白蒿**夏月暴水痢，为末服。**地榆**冷热痢，煮汁熬服。止久痢疳痢。**青黛**疳痢，末服。**益母草**同米煮粥，止疳痢。同盐梅烧服，止杂痢。**菜耳**熬膏。**荆芥**烧末。**蛇含**水煎，并主产后痢。**山苏**末服，止休息痢。**黄芩**下痢腹痛日久，同芍药、甘草用。**地黄**止下痢腹痛。汁，主蛊痢。**蘘荷**汁蛊痢。**葛谷**十年赤白痢。**马蔺子**水痢，同面服。**鸡肠草**汁，和蜜服。**车前**汁和蜜服。**蒲根**同粟米煎服。**鸭跖草**煎。**牛膝**　**龙胆**　**赤地利**煎。**女萎**　**王瓜子**炒服。**风延母**　**甘藤**　**陟厘**　**水藻**十三味，并主热痢。**菰手**小儿水痢。**冬葵子**同末茶服。**刘寄奴**同乌梅、白姜煎。**地肤子**同地榆、黄芩末服。苗、叶用汁。**千里及**同小青煎。**山漆**米泔服。**旱莲**末服。**苦参**炒焦，水服。**欓藤子**烧灰。**狼牙**水煎。**贯众**酒煎。**地锦**末服。**山豆根**　**忍冬**煎。**蓝汁**　**紫参**同甘草煎服。**桔梗**　**白及**　**蒲黄**　**昨叶何草**　[谷菜]　**绿豆**火麻汁煮。皮蒸食，二三年赤痢。**赤小豆**合蜡煎服。**黑豆**二十一味，并主血痢。**胡麻**和蜜食。**麻子仁**炒研。**豆豉**炒焦酒服，入口即定。**小豆花**热痢，入豉汁作羹食。痢后气满不能食，煮食一顿即愈。**豇豆**　**豌豆**　**茅根茎**烧灰水服。**白扁豆**并主赤白痢。**豆腐**休息痢，醋煎服。**葱白**下痢腹痛，煮粥食，又煮鲫鱼鲊食。**蕺菜**夏月毒痢，煮粥食。**黄瓜**小儿热痢，同蜜食。**冬瓜叶**积热痢，拖面食。**丝瓜**酒痢便血，烧灰酒服。**茄根茎叶**同榴皮末，沙糖水服。**胡荽**炒末服。**木耳**血痢，姜醋煮食，或烧灰水服。久痢，炒研酒服。久者加鹿角胶。**芸薹**汁和蜜服。**苦荬菜**　[果木]　**乌芋**火酒浸收用。**胡桃**同枳壳、皂荚烧服。并治血痢。**柿**止小儿秋痢血痢。**柿根**　**荷蒂**　**杨梅**烧服。**刺**

△龙牙草

△千里及

蜜　无花果　甜瓜　**乌药**烧灰丸服。**槐花**炒研服。**榉皮**同犀角煎服。**盐麸子**及树皮煮服。并止血痢。**樗白皮**除湿热杀虫。血痢，醋糊丸服。脏毒下痢，为末服。水谷痢、小儿疳痢，并水和作馄饨煮食。休息痢，同木香为丸，或加诃子、丁香。**柏叶**血痢，同芍药炒，水煎服。血痢蛊痢疳痢，同黄连煎。小儿洞痢，煎代茶。**栀子**主热痢下重。血痢连年，同鼠尾草、蔷薇汁熬丸服。**黄檗**除下焦湿热及血痢，同黄连、醋煎服。孕痢，同大蒜丸服，神验。**天蓼**末服，止气痢。**桑寄生**治毒痢，同川芎、防风、甘草煎服。**木槿花**噤口痢，煎面食。皮煮汁，止血痢渴。**茯苓**渗湿热。**棕灰**　**败船茹**并止血痢。　[水土石部]　**新汲水**　**滑石**俱治热痢。**黄土**热毒痢，水煮澄清服。**雄黄**暑毒泄痢，蒸过丸服。**古文钱**煮酒，止痢。**白盐**血痢，烧服或入粥食。**石绿**　[鳞介虫禽]　**蜗螺**热痢。**水蛇**毒痢。**贝子**　**五灵脂**俱血痢。**白鸭血**小儿白痢如鱼冻，酒泡服。**白鸭通**　[兽人]　**犀角**俱热毒痢。**猪胆**盛黑豆吞之。**犬胆**、**牛胆**俱同。**熊胆**疳痢。**野猪黄**血痢，水服。**童子尿**休息痢，煮杏仁、猪肝食。

△桑寄生

[虚寒] [草部] **甘草**泻火止痛。久痢，煎服。又浆水炙，同生姜煎服。同肉豆蔻煎服。**芍药**补脾散血，止腹痛后重。**人参**冷痢厥逆，同诃子、生姜煎服。禁口痢，同莲肉煎呷。老人虚痢，同鹿角末服。**当归**止腹痛里急后重，生血养血。久痢，吴茱萸炒过蜜丸服。**白术**胃虚及冷痢多年。**苍术**久痢，同川椒丸服。**熟艾叶**止腹痛及痢后寒热，醋煎服，或入生姜。久痢，同橘皮，酒糊丸服。**乌头**久痢，烧研蜡丸服。**附子**休息痢，鸡子白丸服。**草乌头**寒痢，半生半烧，醋糊丸服。**肉豆蔻**冷痢，醋面包煨研服。气痢，煨熟同樏子、仓米末服。**蕙草**伤寒下痢，同当归、黄连煮酒服。五色诸痢，同木香末服。**漏芦**冷劳泄痢，同艾叶丸服。独用将军酒服，治禁口痢。**玄胡索**下痢腹痛，酒服二钱。**缩砂仁**赤白痢、休息痢，腹中虚痛。同干姜丸服，治冷痢。**草豆蔻**泄痢寒痛。**荜茇**虚痢呕逆。用牛羊乳汁煎服。**破故纸**久痢胃虚。**黄芪**泄痢腹痛。**漏篮子**休息恶痢。**云实 肉苁蓉 艾纳香** [谷菜] **秫米 丹黍米 粳米**并主泄痢肠澼。**火麻叶**冷痢白冻，为末，冷水服。**小豆花**痢后气满不能食，煮食一顿即愈。**白扁豆花**同胡椒作馄饨煮食。**糯壳爆米花**，以姜汁服，治禁口痢、虚寒痢。**山药**半生半炒末服，治禁口痢。**大蒜**禁口痢及小儿痢，同冷水服，或丸黄丹服。**薤白**痔痢久痢，煮粥、作饼、炒黄皆宜。**韭白**醋炒食。**生姜**久痢，同干姜作馄饨食。**浮麦**和面作饼食。**麦面炒焦服**。**小麦粉** [果木] **蜀椒 樏子**并止冷痢。**胡椒**赤白痢，同绿豆丸服。**吴茱萸**燥湿热，止泻痢，同黄连丸服。同黑豆搓热吞之。**石莲**禁口痢，末服。**沙糖**禁口痢，同乌梅煎呷。**桃胶**产痢辽痛后重，同沉香、蒲黄末服。**桂心**久痢，姜汁炙紫，同黄连等分，为末服。**肥皂荚**风湿下痢，同盐烧入粥食。**皂荚刺**风入大肠，久痢脓血，同枳实、槐花丸服。子，治久痢，焙研米糊丸服。里急后重，子，同枳壳丸服。**厚朴**止泄痢，厚肠胃。水谷痢，同黄连煎服。**乳香**虚冷腹痛。**沉香**气痢。**丁香**禁口痢，同莲肉末，米饮服。

[土石] **白垩 赤壁土 代赭**并止泄痢。**蚯蚓泥**久痢，一升，炒烟尽，沃水半升饮。**墨**赤白痢，同干姜，醋糊丸服。**钟乳粉**冷滑不止，同肉豆蔻，枣肉丸服。**石硫黄**虚冷久痢，蛤粉丸服。[虫鳞介部] **蜂蜜**赤白痢，和姜汁服。**黄蜡**厚肠胃，同阿胶、当归、黄连、黄檗、粟米煮服。**蝮蛇骨**烧服。**鳝头**烧。**鳗鲡头**烧服，并止疳痢。**鲤鱼**暴痢，烧灰，饮服。**鲫鱼**久痢，酿五倍子烧服。血痢，酿白矾烧服。头灰，止痢。**白鲞 金鱼 鳖臛 龟臛 龟甲** [禽兽] **乌骨鸡**并止虚痢。**黄雌鸡**煮汁，止噤口痢。**鸡卵**久痢产痢，醋煮食。小儿痢，和蜡煎食。疳痢，同定粉炒食。**鸡卵黄**白痢，同胡粉煅，酒服。胎痢，同黄丹烧服。**雉**虚痢产痢，作馄饨食。**阿胶**赤白虚痢，同黄连、茯苓丸服。**乳腐**赤白痢，浆水煮食。**牛乳**冷气痢，同荜茇煎服。**牛肝 牛膍**虚冷痢，并醋煮食。**羊脂**痢痛，同阿胶煮粥食。孕痢，煮酒服。**羊肾**劳痢，作羹食。**羊肝**冷滑久痢，缩砂末逐片掺上，焙研，入干姜末等分，饭丸服。下痢垂死，掺白矾炙食。**羊脊骨**通督脉，止痢。**羊骨灰**洞泄下痢，水服。**牛骨灰**水谷痢。**狗骨灰**休息痢，饮服。**狗头骨灰**久痢劳痢，同干姜、莨菪灰丸服。**羚羊角**热毒痢，末服。小儿痢，烧服。**鹿角**小儿痢，烧同发灰服。**鹿茸 狗肝**煮粥。**猪肾**作馄饨食。**山羊肉**作脯，并主虚冷久痢。**猫肉**丹石毒痢。**猪肉**禁口痢，作脯炙食。**猪肠**热毒酒痢，同黄连蒸丸服。**猪肝**休息痢，同杏仁、童尿煮食。**猬皮灰**五色痢，酒服。**虎骨**休息痢，炙研服。小儿洞注下痢，烧服。**诸朽骨**水痢，同面服。

△蚯蚓

△龟

[止涩][草部]**赤白花鼠尾草**赤白诸痢，浓煮作丸，或末，或煎服。**狼把草**久痢、血痢、疳痢，或煎或末服。**赤白鸡冠花**酒煎。**木贼**煎水。**菝葜**同蜡茶，白梅丸服。**营实根**疳痢，煎服。**五味子** [谷果]**罂粟**同壳炙，蜜丸服。**粟壳**醋炙，蜜丸服。同陈皮末服。同槟榔末服。同厚朴末服。**阿芙蓉** **苦茶**热毒痢，末服，或同醋，或同姜煎服。同白梅丸服。**乌梅**止渴，除冷热痢，水煎服。血痢，同茶、醋服。同黄连丸服。休息痢，同建茶、干姜丸服。**梅叶**煮汁，止休息痢。**林檎**止痢，煮食。小儿痢，同楮实杵汁服。**荔枝壳**同橡斗、榴皮、甘草煎服。**酸榴**捣汁或烧服。**酸榴皮及根**或煎，或散，或丸，或烧服。**大枣**疳痢，和光粉烧食。**蛀枣**止小儿痢。**橡实**同楮叶，末服。**槲白皮**煮汁熬膏服。**橡斗** **阿月浑子** **木瓜** **海红** **棠梨**煨食。**鹿梨**煨食。**楔楂**煨食。**胡颓子** **毗梨勒** **韶子** **㮇子**生食。**醋林子** **李根白皮**煮。**荷叶灰** [木部]**楮叶**炒研，和面作饼食，断痢。小儿痢，浸水煮木瓜服。**没石子**虚滑久痢、血痢，饭丸服。产后痢，烧研酒服。**枸橘叶**同草薢炒研服。**白杨皮**孕痢，煎服。**赤松皮**三十年痢，研面一斗和粥食。**松杨木皮**冷热水谷痢，煮服。**水杨枝叶**久痢，煮服。**金樱子**久痢，同粟壳丸服，花、叶、子、根并可用。**海桐皮**疳痢久痢。**诃子**止

△荔枝

久痢，实大肠。**枫皮**煎饮。**山矾叶　城东腐木**　[石服虫部]**桃花石　禹余粮　五石脂**并止泄痢。**赤石脂**末服。冷痢，加干姜作丸。伤寒下痢，同干姜、粳米煎服。**白石脂**小肠澼便血，米饮服。久痢，加干姜丸服。**矾石**醋糊丸服。冷劳痢，加羊肝。**石灰**十年血痢，熬黄澄水，日三服。酒积下痢，水和泥裹煅研，醋糊丸服。**云母粉**米饮服。**故衣帛**主胎前痢、小儿痢。**五倍子**久痢，半生半烧丸服，或加枯矾。赤痢，加乌梅。**百药煎**酒痢，同五倍子、槐花丸服。**露蜂房　蛤蟆灰**并止小儿痢。**柳蠹粪　桑蠹粪**并主产后痢。**蝉蜕**烧服。**蜣螂**烧。**蚕连**　[鳞介]**龙骨**涩虚痢。伤寒痢、休息痢，煮汁服，或丸服。**鲮鲤甲**久痢里急，同蛤粉炒研服。**蚺蛇胆**止疳痢、血痢，䗪虫为使。**鲎壳**产后痢。**蚌粉　海蛤　魁蛤　烂蚬壳　牡蛎　甲香**　[禽兽]**猪蹄甲　马粪灰**水服一丸。**獭屎灰**并止久痢。**鹈鹕嘴　牛屎汁　羊屎汁　兔头灰　狸头灰　豺皮灰**并主疳痢。**牛角䚡**冷痢、小儿痢，饮服。

[外治]**木鳖子**六个研，以热面饼挖孔，安一半，热贴脐上，少顷再换即止。**芥子**同生姜捣膏封脐。**黄丹**同蒜捣封脐，仍贴足心。**水蛭**入麝捣，贴脐。**田螺**入麝捣，贴脐。**蓖麻**同硫黄捣，填脐。**针砂**同官桂、枯矾，水调贴脐。

△金樱子

疟

有风、寒、暑、热、湿、食、瘴、邪八种，五脏疟，六腑疟，劳疟，疟母。

[暑热][草部] **柴胡**少阳本经药，通治诸疟为君，随寒热虚实，入引经佐使。**黄芩**去寒热往来，入手少阴、阳明、手足少阳、太阴六经。**甘草**五脏六腑寒热。**黄芪**太阴疟寒热，自汗虚劳。**牛膝**久疟劳疟，水煎日服。茎叶浸酒服。**苍耳子**久疟不止，酒糊丸服。叶捣汁。**马鞭草**久疟，捣汁酒服。**马兰**诸疟寒热，捣汁，发日早服。**香薷**同青蒿末，酒服。暑疟，加桂枝、麦芽。**青蒿**虚疟寒热，捣汁服，或同桂心煎酒服。温疟但热不寒，同黄丹末服。截疟，同常山、人参末酒服。**人参**虚疟食少，必同白术用。孕疟、产后疟、瘴疟，未分阴阳，一两煎冷服。**白术**同苍术、柴胡，为疟家必用之药。**升麻**邪入阴分者，同红花，入柴胡四物提之。**葛根**无汗者加之。久疟，同柴胡、二术用，一补一发。**芎𦬇 知母 葳蕤 牛蒡根**并主劳疟。**当归**水煎，日服。**地黄 菖蒲 玄参 紫参 白及 胡黄连 女**

△青蒿

青　防己　青木香　[谷菜] 麦苗汁。胡麻并主温疟。粳米热疟、肺疟，白虎汤用。秫米肺疟有痰，同恒山、甘草煎服。豆豉心疟、肾疟。寒食面热疟，青蒿汁丸服二钱。翻白草煎酒。冬瓜叶断疟，同青蒿、马鞭草、官桂，糊丸服。翘摇　[果木]　蜀椒并温疟。甘蔗劳疟。竹叶温疟、心疟。地骨皮虚疟、热疟。猪苓　茯苓　[水石虫部]　冬霜热疟，酒服一钱。石膏热甚口渴头痛者加之。鼠负七枚，饴糖包吞即断。同豆豉丸服。蚯蚓热疟狂乱，同薄荷、姜、蜜服。泥，同白面丸服。蝉花　[鳞介]　乌贼骨并温疟。龟壳断疟，烧研酒服。鳖甲久疟，病在血分。劳疟、老疟，醋炙末服。牡蛎虚疟寒热自汗。牡疟，同麻黄、蜀漆、甘草煎服。

△牛蒡

[寒湿] [草部] **附子**五脏气虚，痰饮结聚发疟，同红枣、葱、姜，水煎冷服。眩仆厥逆，加陈皮、甘草、诃子。瘴疟，同生姜煎服。断疟，同人参、丹砂丸服，取吐。**草乌头**秋深久疟，病气入腹，腹高食少，同苍术、杏仁煎服。**草豆蔻**虚疟自汗，煨入平胃散。瘴疟，同熟附子煎服。山岚发疟，同常山浸酒饮。一切疟，同恒山炒焦糊丸，冷酒服，名瞻仰丸。**苍术 麻黄 羌活 高良姜**脾虚，同干姜炮研，猪胆丸服。[谷菜] **火麻叶**炒研服。**生姜汁**露一夜服，孕疟尤效。**干姜**炒黑，发时酒服。**独蒜**烧研酒服。**薤白 韭白** [果木石部] **乌梅**劳疟，同姜、豉、甘草、柳枝、童便服。**橘皮**痰疟，以姜汁浸煮，焙研，同枣煎服。**青橘皮**治疟疏肝，当汗而不透者，须再汗之，以此佐紫苏。止疟，烧研，发日早，酒服一钱，临发再服。**桂心**寒多者加之。同青蒿，看寒热多少，三七分为末，姜酒服。**丁香**久疟，同常山、槟榔、乌梅，浸酒服。**硫黄**朱砂等分，糊丸服。同茶末，冷水服。**云母石**牝疟，但寒不热，同龙骨、蜀漆为散服。**代赭石** [鳞禽兽部] **龙骨**老疟，煮服取汗。**鸡子白**久疟。**鹧鸪**煮酒饮。**猪脾**虚寒疟，同胡椒、高良姜、吴茱萸末，作馄饨食。**牛肝**醋煮食。**羊肉 黄狗肉**并作臛食，取汗。**山羊肉**久疟，作脯食。**果然肉**食，去瘴疟。**皮**，亦辟疟。**驴脂**多年疟，和乌梅丸服。**鹿角**小儿疟，生研服。

[痰食] [草部] **常山**疟多痰水饮食，非此不能破癖利水。醋煮干，水煎服，不吐不泻。鸡子清丸，煮熟服。同茯苓、甘草浸酒服。同草果、知母、贝母煎酒服。同大黄、甘草煎水服。同小麦、竹叶煎水服。同黄丹丸服。瘴疟，同知母、青蒿、桃仁煎服。孕疟，同乌梅、甘草、石膏，酒、水浸服。**芫花**久疟结癖在胁，同朱砂丸服。**醉鱼花**鲫鱼酿煨服，治久疟成癖，并捣花贴之。**大黄**疟多败血痰水，当下不尽者，须再下之，必此佐常山。**阿魏**痰癖寒热，同雄黄、朱砂丸服。**半夏**痰药必用，痰多者倍加。同白豆蔻、生姜、大枣、甘草各二十五块，如皂子大，同葱根煎一碗，露一夜，分三服，热疟重者极效。**三棱 莪茂** [谷果] **神曲 麦蘖**并治食疟，消疟母。**槟榔**消食辟瘴。同酒蒸常山丸服，名胜金丸，或加穿山甲。**桃仁**同黄丹丸服，或加蒜。**桃花**末服，取利。**杏仁** [木石] **巴豆 砒霜**为劫痰截疟神剂。同硫黄、绿豆丸。同雄黄、朱砂、白面丸。同绿豆、黑豆朱砂丸。同恒山、丹砂作饼，麻油炸熟研末，并冷水服。**黄丹**坠痰消积。诸疟，蜜水调服一钱。同青蒿丸。同百草霜丸。同独蒜丸。同桃仁丸。同建茶丸。同恒山丸。并止疟。**矾红**食疟，同蒜丸服。**绿矾**阴疟，同干姜、半夏，醋汤服。**矾石**醋糊丸服。**古石灰**同五灵脂、头垢丸服。**密陀僧** [虫禽] **白僵蚕**痰疟，丸服。**鲮鲤甲**疟疟、牝疟、寒热疟，同干枣烧研服。同酒蒸当归、柴胡、知母，丸服。**夜明砂**五疟不止及胎前疟，冷茶服二钱，或加朱砂、麝香，丸服。**鸡膍胵黄皮**小儿疟，烧服。**雄鸡屎**

△绿矾

△密陀僧

△葎草

[邪气] [谷果服器] 端午棕尖丸疟药。桃枭水丸服。五种疟，同巴豆、黑豆、朱砂丸服。钟馗烧服。历日烧灰丸服。故鞋底灰。甑带 [虫介禽兽] 蜈蚣 勒鱼骨入断疟药。疟龟痎疟，烧服，或浴，或佩。鸱鸮炸食。犬毛烧服。白狗屎烧服。白驴蹄同砒霜丸服，治鬼疟。猴头骨烧水服。黑牛尾烧酒服。乌猫屎小儿病，桃仁汤下。狸屎灰鬼疟，发无期度。灵猫阴 [人部] 头垢 天灵盖 小儿脐带烧灰，饮服。人胆装糯米，入麝香熏干，青者治久疟连年，陈皮汤下十五粒。

[吐痰] 常山 蜀漆 藜芦煎。地菘汁。豨莶汁。葎草汁。石胡荽汁。离鬲草汁。三白草汁。泽漆 莞花 豉汤 瓜蒂 相思子擂水。逆流水 人尿和蜜，取吐。

[外治] 旱莲 毛茛草 石龙芮 马齿苋 小蒜同胡椒、百草霜杵。同阿魏、胭脂。同桃仁罨。蜘蛛 蛤蟆 烧人场上黑土并系臂。吴葵华捼手。鱼腥草擦身，取汗。乌头末发时，酒调涂背上。鬼箭羽同鲮鲤甲末，发时嗜鼻。燕屎泡酒，熏鼻。野狐粪同夜明砂，醋糊丸，把嗅。野狐肝糊丸，绯帛裹系中指。虎睛 虎骨 虎爪 麝香 狸肝 野猪头骨 驴皮骨 牛骨 天牛 马陆 两头蛇佩。蛇蜕塞耳。人牙 人胆。

痛者为结胸胸痹，不痛者为痞满。有因下而结者，从虚及阳气下陷；有不因下而痞结者，从土虚及痰饮食郁湿热治之。

[湿热气郁] [草部] **桔梗**胸胁痛刺，同枳壳煎。**黄连**湿热痞满。**黄芩**利胸中气，脾经湿热。**柴胡**伤寒心下诸痰热结实，胸中邪气，心下痞，胸胁痛。**前胡**痰满胸胁中痞，心腹结气。**贝母**主胸胁逆气，散心胸郁结之气，姜汁炒丸。**芎䓖**治一切气、一切血，燥湿开郁，搜肝气。**木香**能升降诸气，专泄胸腹滞塞。阳衰气胀懒食，同诃子，糖和丸服。**甘松**理元气，去郁病。**香附子**利三焦，解六郁，消饮食痰饮。一切气疾，同砂仁、甘草末服。同乌药末煮服。同茯神丸服。一味浸酒服之。**泽泻**主痞满，渗湿热，同白术、生姜煎服。**芍药**脾虚中满，心下痞。**白豆蔻**散肺中滞气。**射干**胸膈热满，腹胀。**大黄**泄湿热，心下痞满。伤寒下早，心下满而不痛，同黄连煎服。**草豆蔻** **吴茱萸**湿热痞满，同黄连煎服。[果木] **枳实**除胸膈痰澼，逐停水，破结实，消胀满，心下急，痞痛逆气，解伤寒结胸，胃中湿热。卒胸痹痛，为末，日服。胸痹结胸，同厚朴、栝楼、薤白煎服。同白术丸服。**枳壳** **厚朴**并泄脾消痰，除胸痞胁胀。**皂荚**破痰囊，腹胀满欲令瘦者，煨丸取利。**栀子**解火郁，行结气。**蕤核**破心下结痰痞气。**茯苓**胸胁气逆胀满，同人参煎服。

[痰食] [草部] **半夏**消痰热满结。小结胸，痛止在心下，同黄连、栝楼煎服。**旋覆花**汗下后，心下痞满，噫气不止。**缩砂**痰气膈胀，以萝卜汁浸，焙研汤服。**泽漆**心下伏瘕如杯，同大黄、葶苈丸服。**栝楼**胸痹痰结，痛彻心背，痞满喘咳，取子丸服，或同薤白煎酒服。**三棱**胸满，破积。**牵牛**胸膈食积，以末一两，同巴豆霜，水丸服。[谷菜] **神曲**同苍术丸服，除痞满食气。**麦蘖**同神曲、白术、橘皮丸服，利膈消食。**生姜**心下坚痞，同半夏煮服。**姜皮**消痞。**白芥子**冷痰痞满，同白术丸服。[果木] **橘皮**痰热痞满，同白术丸服，或煎服。**青橘皮**胸膈气滞，同茴香、甘草、白盐制末，点服。四制为末，

煎服，名快膈汤。**瓜蒂**吐痰痞。**槟榔**消水谷，下痰气。伤寒痞满不痛者，同枳实研末，黄连汤下。结胸痛者，酒煎二两服。**大腹皮**痞满醋心。**诃黎勒**胸膈结气。**巴豆**阴证寒实结胸，大便不通，贴脐灸之。[金石]**密陀僧**胸中痰结，醋水煎干为末，酒水煎服，取吐。**银朱**痰气结胸，同明矾丸服。**芒消**。

△白芥

全本图典

[第一册]

2
4
8

△人参

[脾虚][草部] **人参**主胸胁逆满，消胸中痰，消食变酸水，泻心肺脾胃火邪。心下结硬，按之无，常觉痞满，多食则吐，气引前后，噫呃不除，由思虑郁结，同橘皮去白丸服。**术**除热消食，消痰水。胸膈烦闷，白术末，汤服。消痞强胃，同枳实为丸服。心下坚大如盘，水饮所作，腹满胁鸣，实则失气，虚则遗尿，名气分，同枳实水煎服。**苍术**除心下急满，解郁燥湿。**远志**去心下膈气。**升麻** **柴胡**升清气，降浊气。**附子** [兽部] **羊肉**老人膈痞不下食，同橘皮、姜、面作臛食。

胀满

有湿热，寒湿，气积，食积，血积。

[湿热] **术**除湿热，益气和中。脾胃不和，冷气客之为胀满，同陈皮丸服。**黄连**去心火及中焦湿热。**黄芩**脾经诸湿，利胸中热。**柴胡**宣畅气血，引清气上行。**桔梗**腹满肠鸣，伤寒腹胀，同半夏、橘皮煎服。**射干**主胸胁满，腹胀气喘。**薄荷 防风 车前 泽泻 木通 白芍药**去脏腑壅气，利小便，于土中泻木而补脾。**大黄**主肠结热，心腹胀满。**半夏**消心腹痰热满结，除腹胀。小儿腹胀，以酒和丸，姜汤下，仍姜汁调，贴脐中。**牵牛**除气分湿热，三焦壅结。湿气中满，足胫微肿，小便不利，气急咳嗽，同厚朴末服。水蛊胀满，白黑牵牛末各二钱，大麦面四两，作饼食。小儿腹胀，水气流肿，小便赤少，生研一钱，青皮汤下。**忍冬**治腹胀满。**泽泻**渗湿热。**赤小豆**治热，利小便，下腹胀满，散气。**豌豆**利小便，腹胀满。**荞菜子**，治腹胀。根，主胀满腹大，四肢枯瘦，尿涩，以根同甜葶苈丸服。**木瓜**治腹胀、善噫。**厚朴**消痰下气，除胀满，破宿血，化水谷，治积年冷气雷鸣。腹胀脉数，同枳实，大黄煎服。腹痛胀满，加甘草、桂、姜、枣。男女气胀，冷热相攻，久不愈，姜汁炙研，米饮日服。**皂荚**主腹胀满。胸腹胀满，煨研丸服，取利甚妙。**枳实**消食破积，去胃中湿热。**枳壳**逐水消胀满，下气破结。老幼气胀，气血凝滞，四制丸服。**茯苓**主心腹胀满，渗湿热。**猪苓 鸬鹚**大腹鼓胀，体寒，烧研，米饮服。**鸡屎白**下气，利大小便，治心腹鼓胀，消积。**鸡屎醴**治鼓胀，旦食不能暮食，以袋盛半升渍酒，日饮三次，或为末酒服。欲下，则煮酒顿服。**野鸡**心腹胀满，同茴香、马芹诸料，入蒸饼作馄饨食。**豪猪肚及屎**主热风鼓胀，烧研酒服。**猪血**中满腹胀，旦食不能暮食，晒研酒服，取利。**牛溺**主腹胀，利小便气胀，空心温服一升。症癖鼓胀，煎如饴，服枣许，取利。**蛤蟆**鼓气，煅研酒服。**青蛙**，入猪肚内煮食。

△忍冬藤

△枳壳

[寒湿] **草豆蔻**除寒燥湿，开郁破气。**缩砂蔤**治脾胃结滞不散，补肺醒脾。**益智子**主客寒犯胃。腹胀忽泻，日夜不止，二两煎汤服，即止。**胡卢巴**治肾冷，腹胁胀满，面色青黑。**胡椒**虚胀腹大，同全蝎丸服。**附子**胃寒气满，不能传化，饥不能食，同人参、生姜末，煎服。**丁香**小儿腹胀，同鸡屎白，丸服。**诃黎勒**主冷气，心腹胀满，下气。**禹余粮**。

[气虚] **甘草**除腹胀满，下气。**人参**治心腹鼓痛，泻心肺脾中火邪。**蒌蕤**主心腹结气。**青木香**主心腹一切气，散滞气，调诸气。**香附子**治诸气胀满，同缩砂、甘草为末服。**紫苏**治一切冷气，心腹胀满。**莱菔子**气胀气蛊，取汁浸缩砂炒七次，为末服。**生姜**下气，消痰喘胀满，亦纳下部导之。**姜皮**消胀痞，性凉。**马芹子**主心腹胀满，开胃下气。**山药**心腹虚胀，手足厥逆，或过服苦寒者，半生半炒为末，米饮服。**百合**除浮肿，胪胀痞满。**败瓢**酒炙三五百次，烧研服，治中满鼓胀。**槟榔**治腹胀，生捣末服。**沉香**升降诸气。**全蝎**病转下后，腹胀如鼓，烧灰，入麝，米饮服。

▽莱菔子

◁马鞭草

[积滞] 蓬莪茂治积聚诸气胀。**京三棱**治气胀，破积。**刘寄奴**穗血气胀满，为末，酒服三钱，乃破血下胀仙药也。**马鞭草**行血活血。鼓胀烦渴，身干黑瘦，剉曝，水煮服。**神曲**补虚消食。三焦滞气，同莱菔子煎服。少腹坚大如盘，胸满食不消化，汤服方寸匕。**蘖米**消食下气，去心腹胀满。产后腹胀，不得转气，坐卧不得，酒服一合，气转即愈。**葫蒜**下气，消谷化肉。**山楂**化积消食，行结气。**橘皮**下气破癖，除痰水滞气。**胡椒**腹中虚胀，同蝎尾、莱菔子丸服。**车脂**少小腹胀，和轮下土服。**胡粉**化积消胀。小儿腹胀，盐炒摩腹。**古文钱**心腹烦满，及胸胁痛欲死，水煮汁服。**钢铁**主胸膈气塞，不化食。**水银**治积滞鼓胀。**黑盐**腹胀气满，酒服六铢。酒肉过多，胀满不快，用盐擦牙，温水漱下，二三次即消。**芒消**治腹胀，大小便不通。**绿矾**消积滞，燥脾湿，除胀满，平肝，同苍术丸服，名伐木丸。**猪项肉**酒积，面黄腹胀，同甘遂捣丸服。取下酒布袋也。

诸肿

▷天仙藤

有风肿，热肿，水肿，湿肿，气肿，虚肿，积肿，血肿。

[开鬼门] [草部] **麻黄**主风肿、水肿，一身面目浮肿，脉浮，小便不利，同甘草煮汤服，取汗。水肿脉沉，浮者为风，虚肿者为气，皆非水也。麻黄、甘草、附子煮汤服。**羌活**疗风用独活，疗水用羌活。风水浮肿，及妊娠浮肿，以萝卜子炒过研末，酒服二钱，日二。**防风**治风行周身，及经络中留湿，治风去湿之仙药也。**柴胡**主大肠停积水胀。**浮萍**去风湿，下水气，治肿，利小便，为末，酒服方寸匕。**鼠粘子**除肤风，利小便。风水身肿欲裂，炒末，每服二钱，日三。风热浮肿，半炒研末酒服。水蛊腹大，面糊丸服。根、茎亦主风肿，逐水效。**天仙藤**妊娠浮肿，谓之子气，乃素有风气，勿作水治，同香附、陈皮、甘草、乌药、紫苏煎服。**忍冬**去寒热身肿，风湿气。**蒺藜**洗浮肿。**陆英**洗水气虚肿。**狗脊** [谷菜] **黍穰** **葱白根** [果木] **杏叶**并洗足肿。**楠材**肿自足起，同桐木煎洗，并少饮之。**桐叶**手足浮肿，同小豆煮汁渍洗，并少饮之。**柳枝及根皮**洗风肿。

[洁净府] [草部] **泽泻**逐三焦停水，去旧水，养新水，消肿胀，渗湿热。水湿肿胀，同白术末服。**鸭跖草**和小豆煮食，下水。**苍耳子**大腹水肿，烧灰，同葶苈末服。**苏子**消渴变水，同莱菔子服，水从小便出。**木通**利大小便，水肿，除诸经湿热。**通脱木**利小便，除水肿。**香薷**散水肿，利小便，大叶者浓煎汁熬，丸服，治水甚捷，肺金清而热自降也。暴水、风水、气水，加白术末丸，至小便利为效。**灯心草**除水肿癃

△冬葵子

△马鞭草

闭。**冬葵子**利小便，消水气。妊娠水肿，同茯苓末服，小便利则愈。**蜀葵子**利小便，消水肿。**葶苈**利水道，下膀胱水，皮间邪水上出，面目浮肿，大降气，与辛酸同用，以导肿气。通身肿满，为末，枣肉丸服，神验。或用雄鸡头捣丸。阳水暴肿，喘渴尿涩，同防己末，以绿头鸭血，和丸服之效。**马鞭草**大腹水肿，同鼠尾草煮汁熬稠丸服，神效。**马兰**水肿尿涩，同黑豆、小麦，酒、水煎服。**益母草**服汁，主浮肿，下水。**旋覆花**除水肿大腹，下气。**萱草根、叶**通身水肿，晒研，二钱，入席下尘，米饮服。**蓼子**下水气，面浮肿。**海金沙**脾胃肿满，腹胀如鼓，喘不得卧，同白术、甘草、牵牛为末服。**汉防己**利大小便，主水肿，通行十二经，去下焦湿肿，泄膀胱火，必用之药。皮水，附肿在皮肤中，不恶风，按之不没指，同黄芪、桂枝、茯苓、甘草煎服。**水蓣**主暴热，下气，利小便。**海藻**下十二水肿，利小便。**海带 昆布**利水道，去面肿。**越王余算**去水肿浮气。**天蓼**主水气。**茅根**虚病后，饮水多，小便不利作肿，同赤小豆煮食，水随小便下。**蒲公英**煮服，消水肿。**薇**利大小便，下浮肿。[谷部] **薏苡仁**水肿喘急，以郁李仁绞汁煮粥食。**黑大豆**逐水去肿。桑柴灰煮食，下水鼓。范汪方：煮汁入酒，再煮服，水从小便出。肘后方：煮干为末服。**赤小豆**下水肿，利小便。桑灰汁煮食代饭，冬灰亦可。同姜、蒜煮食。水蛊，腹大有声，皮黑者，同白茅根煮食。足肿，煮汁渍洗。**腐婢**下水气。**绿豆**煮食，消肿下气。十种水气，同附子逐日煮食。[菜部] **葫蒜**同蛤粉丸服，消水肿。同田螺、车前，贴脐，通小便。**胡葱**浮肿，同小豆、消石煮食。**罗勒**消水气。**百合**除浮肿胪胀。**冬瓜**小腹水胀，利小便。酿赤小豆煨熟，丸服。瓜瓤淡煮汁饮，止水肿烦渴。**胡瓜**水病肚胀肢浮，以醋煮食，须臾水下。[果部] **李核仁**下水气，除浮肿。**杏核仁**浮肿喘急，小便少，炒研入粥食。头面风肿，同鸡子黄涂帛上贴之，七八次愈。**乌梅**水气满急，同大枣煮汁，入蜜咽之。**桃白皮**水肿，同秫米酿酒服。**椒目**治十二种水气胀满，行水渗湿。炒研，酒服方寸匕。**败荷叶**阳水浮肿，烧研水服。足肿，同藁本煎洗。[木部] **木兰皮**主水肿。**柳叶**下水气。**樗皮**通身水肿，煮汁日饮。**榆皮、叶**消水肿，利小便。皮末，同米煮粥食之。**柯树皮**大腹水病，煮汁熬丸服，病从小便出也。**桑白皮**去肺中水气，水肿腹满胪胀，利水道也。**桑椹**利水气，消肿。水肿胀满，以

△蒲公英

桑白皮煎水煮椹，同糯米酿酒饮。**桑叶**煎饮代茶。除水肿，利大小肠。**桑枝**同上。**桑柴灰**淋汁煮小豆食，下水胀。**楮实**水气蛊胀，用洁净釜熬膏，和茯苓、白丁香丸服，效。**楮叶**通身水肿，煎汁如饴，日服。积年水气，面肿如水，煎汁煮粥食。**楮白皮**逐水肿气满，利小便。煮汁酿酒，治水肿入腹，短气咳嗽，及妇人新产，风入脏内，肿胀短气。风水肿浮，同木通、猪苓、桑白皮、陈皮煎服。膀胱石水，肢削，小腹胀，取根皮同桑白皮、白术、同黑豆煎汁，入酒服之效。**楮汁**天行病后，脐下如水肿，日服一杯，小便利即消。**栀子**热水肿疾，炒研饮服。妇人胎肿，属湿，丸服有验。**茯苓及皮**主水肿，利水道。皮同椒目煎水，日饮。**猪苓**利水发汗，主肿胀满急，消胎肿。**皂荚**身面卒肿，炙渍酒饮，或加黑锡。**五加皮**风湿肿。**枳茹**水胀暴风。[石部] **滑石**利水，燥湿，除热。**白石英**石水，腹坚胀满，煮酒服。**凝水石**除胃中热，水肿，小腹痹，泻肾。**矾石**却水。水肿，同青矾、白面丸服。**青矾**水肿黄病，作丸服。[虫部] **蝼蛄**利大小便，治肿甚效。十种水病，腹满喘促，五枚焙研，汤服。肘后方：每日炙食十枚。普济方：左右用，同大戟、芫花、甘遂服。同轻粉嗅鼻，消水病。**青蛙**消水肿，同胡黄连末，入猪肚内煮食。水蛊，腹大有声，皮黑，酥炙，同蝼蛄、苦瓠末

△蝼蛄

服。[介鳞] **海蛤**治十二种水气浮肿，利大小肠。水癣肿病，同杏仁、防己、葶苈、枣肉丸服。水肿发热，同木通、猪苓、泽泻、滑石、葵子、桑皮煎服。石水肢瘦腹独大者，同防己、葶苈、茯苓、桑皮、橘皮、郁李丸服。气肿，同昆布、凫茈、海螵蛸、荔枝壳煎饮服。**蛤粉**清热利湿，消浮肿，利小便。气虚浮肿，同大蒜丸服。**贝子**下水气浮肿。**田螺**利大小便，消手足浮肿，下水气。同大蒜、车前贴脐，水从小便出。**鲤鱼**煮食，下水气，利小便。用醋煮食。赤小豆煮食。酿白矾，泥包煨研，食粥，随上下用。**白鱼**开胃下气，去水气。**鲫鱼**合小豆、商陆煮食，消水肿。**鲈鱼**治水气。**鳢鱼**合小豆煮食，下大水面目浮胀及妊娠水气。入冬瓜、葱白，主十种水垂死。**鲮鱼**疗水肿，利小便。**黄颡鱼**合大蒜、商陆煮食，消水，利小便。绿豆同煮亦可。[禽兽人] **青头鸭**大腹水肿垂死，煮汁服取汗，亦作粥食。**雄鸭头**治水肿，利小便。捣，和汉防己末，丸服。**凫肉**治热毒水肿。**鸬鹚**利水道。**鸡子**身面肿满，涂之频易。**猪脂**主水肿。**猪肾**包甘遂煨食，下水。**羊肺**水肿，尿短喘嗽，同莨菪子、醋、蜜丸服。**豪猪肚及屎**水病，热风鼓胀，烧研酒服。**牛溺**水肿腹胀，利小便，空腹饮之。喘促者，入诃子皮末熬，丸服。当下水。**水牛角鰓** 人中白水气肿满，煎令可丸，每服一豆。秋石拌食代盐。

[逐陈莝] [草部] **三白草**水肿，服汁取吐。**蕺蓣根**浑身水肿，酒和汁服，取吐利。**蓖麻子仁**水症肿满，研水服，取吐利。**商陆**主水肿胀满，疏五脏水气，泻十种水病，利大小肠。切根，同赤小豆、粳米煮饭，日食甚效。或同粟米煮粥食。或取汁和酒饮，利水为妙。或同羊肉煮食。**大戟**主十二水，腹满痛，发汗，利大小便。水肿喘急及水蛊，同干姜末服。或同当归、橘皮煎服。或同木香末，酒服。或同木香、牵牛末、猪肾煨食。或煮枣食。并取利水为神效。**泽漆**去大腹水气，四肢面目浮肿。十肿水气，取汁熬膏，酒服。**甘遂**主面目浮肿，下五水，泄十二水疾，泻肾经及隧道水湿痰饮，直达水气所结之处，乃泄水之圣药。水肿腹满，同牵牛煎呷。膜外水气，同荞麦面作饼食，取利。身面浮肿，以末二钱入猪肾煨食，取利。正水胀急，大小便不利欲死，半生半炒为末，和面作棋子煮食，取利。小儿疳水，同青橘皮末服。水蛊喘胀，同大戟煎呷，不过十服。妊娠肿满，白蜜丸服。**续随子**治肺中水气，日服十粒，下水最速，不可多服。一两去油，分作七服，治七人，用酒下。阳水肿胀，同大黄丸服。**芫花**主五水在五脏皮肤及饮澼。水蛊胀满，同枳壳醋煮丸服。**荛花**主十二水，肠中留澼。**葶苈子** **狼毒**破水癖。**防葵**肿满洪大，为末酒服。**牵牛**利大小便，除虚肿水病，气分湿热。阴水阳水，俱同大黄末，锅焦饭丸服。诸水饮病，同茴香末服。水肿气促，坐卧不得，用二两炒，取末，乌牛尿浸一夜，入葱白一握，平旦煎，分二服，水从小便出。小儿肿病，二便不利，白黑牵牛等分，水丸服。水蛊胀满，同大麦面作饼烧食，降气。**马兜铃**去肺中湿气，水肿腹大喘急，煎汤服。**羊桃根**去五脏五水，大腹，利小便，可作浴汤。水气鼓，大小便涩，同桑白皮、木通、大戟煎汁熬稠服，取利。**紫藤**煎汁熬服，下水癖病。

[谷菜木石] **大豆黄卷**除胃中热，消水病胀满，同大黄醋炒为末服。**荞麦**水肿喘急，同大戟末作饼食，取利。**米醋**散水气。**葱白**水癖病，煮汁服，当下水。病已困者，烂捣坐之，取气，水自下。**老丝瓜**巴豆炒过，入陈仓米同炒，取米去豆，丸服。**巴豆**十种水病。水蛊大腹有声，同杏仁丸服。煮汁，拭身肿。**郁李仁**大腹水肿，面

△马兜铃

目皆浮，酒服七七粒，能泻结气，利小便。肿满气急，和面作饼食，大便通即愈。**乌桕木** 暴水症结，利大小便。水气虚肿，小便少，同木通、槟榔末服。**鼠李**下水肿腹胀。**接骨木** 根下水肿。**椶木**煮服，下水。**针砂**消积平肝。水肿尿短，同猪苓、地龙、葱涎贴脐。**轻 粉** 粉霜消积，下水。**银朱**正水病，大便利者，同硫黄丸服。

[调脾胃] [草部] **白术**逐皮间风水结肿，脾胃湿热。四肢肿满，每用半两，同枣煎服。**苍 术**除湿发汗，消痰饮，治水肿胀满。**黄连**湿热水病，蜜丸，每服四五丸，日三服。**黄芪**风 肿自汗。**香附子**利三焦，解六郁，消胕肿。酒肿虚肿，醋煮丸服。气虚浮肿，童尿浸焙丸 服。**藿香**风水毒肿。**砂仁**遍身肿满，阴肿，同土狗一个等分研，和老酒服。**葳蕤**小儿痫 后，气血尚虚，热在皮肤，身面俱肿，同葵子、龙胆、茯苓、前胡煎服。**使君子**小儿虚 肿，上下皆浮，蜜炙末服。**附子**脾虚湿肿，同小豆煮焙丸服。男女肿因积得，积去肿再

△使君子

作，喘满，小便不利，医者到此多束手，盖中下二焦气不升降，用生附子一个，入生姜十片，煎水入沉香汁冷服，须数十枚乃效。乌头阴水肿满，同桑白皮煮汁熬膏服。[菜果] 姜皮消浮肿腹胀。萝卜酒肿及脾虚足肿，同皂荚煮熟，去皂荚，入蒸饼，捣丸服。柑皮产后虚浮，四肢肿，为末酒服。槟榔逐水消胀。椰子浆消水。沙棠果食之却水病。吴茱萸燥脾行水。苏合香下水肿，同水银、白粉服。[禽兽] 白雄鸡 黄雌鸡并同小豆煮食，消肿。猪肝肝虚浮肿，同葱、豉、蒜、醋炙食。脊肉亦可。狗肉气水鼓胀，尿少，蒸食。羊肉身面浮肿，同当陆煮臛食。水牛肉消水除湿，头尾皆宜。牛脬热气水气。鸥肉水胀垂死，作羹下水大效。獭肉水胀热毒，煮汁服。鼠肉水鼓石鼓，身肿腹胀，煮粥食。

[血肿][草部] 红蓝花捣汁服，不过三服。刘寄奴下气，治水胀。泽兰产后血虚浮肿，同防己末，醋汤服。紫草胀满，通水道。

有五，皆属热湿。有瘀热，脾虚，食积，瘀血，阴黄。

[湿热][草部] **茵陈**治通身黄疸，小便不利。阳黄，同大黄用；阴黄，同附子用。湿热黄疸，五苓散加之。酒疸，同栀子、田螺捣烂，酒服。痢黄如金，同白鲜皮煎服。同生姜，擦诸黄病。**白鲜皮**主黄疸、热黄、急黄、谷黄、劳黄、酒黄。**秦艽**牛乳煎服，利大小便，疗酒黄黄疸，解酒毒，治胃热。以一两酒浸饮汁，治五疸。**大黄**治湿热黄疸。伤寒瘀热发黄者，浸水煎服，取利。**栝楼根**除肠胃痼热，八疸，身面黄。黑疸危疾，捣汁服，小儿加蜜。酒疸、黄疸，青栝楼焙研煎服，取利。时疾发黄，黄栝楼绞汁，入芒消服。**胡黄连**小儿黄疸，同黄连末入黄瓜内，面裹煨熟，捣丸服。**黄连**诸热黄疸。**柴胡**湿热黄疸，同甘草、茅根水煎服。**苦参**主黄疸，除湿热。**贝母**主时行黄疸。**山慈姑**同苍耳捣酒服，治黄疸。**茅根**利小便，解酒毒，治黄疸。五种疸疾，用汁合猪肉作羹食。**葛根**酒疸，煎汤服。**紫草**火黄，身有赤点，午前即热，同吴蓝、黄连、木香煎服。**恶实**治急黄，身热发狂，同黄芩煎服。**苍耳叶**挼安舌下，出涎，去目黄。**麦门冬**身重目黄。**龙胆**除胃中伏热，时疾热黄，去目中黄，退肝经邪热。谷疸因食得，劳疸因劳得，用一两，同苦参末二两，牛胆汁丸服亦效。**马蔺**解酒疸。**荆芥**除湿疸。**丽春草**疗时患变成阴黄疸，采花末服，根杵汁服，取利。**大青**主热病发黄。**麻黄**伤寒发黄表热，煎酒服取汗。**灯心根**四两，酒水各半，煎服。**萱草根**治酒疸，捣汁服。**苦耽**治热结发黄，目黄，大小便涩，捣汁服，多效，除湿热。**漆草**主黄疸，杵汁和酒服。**鬼臼**黑疸不妨食者，捣汁服。**翘根**治伤寒瘀热发黄。**萹蓄**治黄疸，利小便，捣汁顿服一斤。多年者，日再服。**紫花地丁**黄疸内热，酒服末三钱。**大戟**泄天行黄病。**藜芦**黄疸肿疾，为末水服，取吐。**芫花**酒疸尿黄，同

椒目烧末，水服。**木鳖子**酒疸脾黄，磨醋服一二盏，取利。**土瓜根**利大小便，治酒黄病。黄疸变黑及小儿发黄，取汁服，病从小便出。**百条根**同糯米饭捣，罨脐上，黄肿自小便出。**鸡子根**主诸热急黄，天行黄疸。**山豆根**治五般急黄，水服末二钱。**茜根**主黄疸。**木通**主脾疸，常欲眠，心烦，利小便。**白英**主寒热八疸，煮汁饮。**泽泻**利小便。**菰笋**除目黄，利大小便，解酒毒。**莼**治热疸。**地锦**主脾劳黄疸，同皂矾诸药丸服。**乌韭**　**垣衣**主疸。〔谷部〕**胡麻**杀五黄、下三焦热毒气。伤寒发黄，乌麻油和水，搅鸡子白服之。**麦苗**消酒毒，酒疸目黄，捣汁日饮。**谷颖**主黄病，为末酒服。**薏苡根**主黄疸如金，捣汁和酒服。**丽春花**治

△地锦

△莴苣

黄病，麻油服三钱。**蔓菁子**利小便，煮汁服。黄疸如金，生研水服。急黄便结，生捣，水绞汁服，当鼻中出水及下诸物则愈。**莴苣子**肾黄如金，水煎服。**翘摇**杵汁服，主五种黄疾。**芹菜**煮饮。**苦瓠**嗜鼻，去黄水。[果部] **桃根**黄疸如金，煎水日服。**瓜蒂**嗜鼻，取黄水，或揩牙追涎。**乌芋**消疸。**盐麸子**解酒毒黄疸，根白皮捣，米疳浸一夜，温服一二升，治酒疸。[木部] **栀子**解五种黄病。**黄蘗**胃中结热黄疸。**黄栌**解酒疸目黄，水煮服。**柳华**黄疸面黑。**柳根皮**黄疸初起，水煎服。**桦皮**诸疸煮服。**柞木皮**黄疸，烧末水服。**木兰皮**酒疸，利小便，同黄芪末服。[石部] **滑石**化食毒，除热黄疸。**方解石**热结黄疸。**朴消**积热黄疸。[介部] **蟹**湿热黄疸，烧研丸服。**田螺**利大小便，去目黄。生捣酒服，治酒疸。[兽部] **猪脂**五疸，日服取利。**牛脂**走精黄，面目俱黄，舌紫面裂，同豉煎热，绵裹烙舌上。**牛乳**老人黄疸，煮粥食。**牛胆**谷疸食黄，和苦参、龙胆丸服。**牛屎**黄疸，绞汁服。或为末丸服。**豪猪屎**烧服，治疸。[人服器] **发髲**伤寒发黄，烧研水服。女劳黄疸，发热恶寒，小腹满，用一团，猪膏煎化服，病从小便出。**女人月经衣**女劳黄疸，烧灰酒服。

[脾胃] [草部] **黄芪**酒疸，心下痛，胫肿发斑，由大醉当风入水所致，同木兰皮末，酒服。**白术**主疸，除湿热，消食，利小便。泻血萎黄积年者，土炒，和熟地黄丸服。苍术亦可。**远志**面目黄。**当归**白黄，色枯舌缩，同白术煎服。[菜果] **老茄**妇人血黄，竹刀切，阴干为末，每服二钱，酒下。**椒红**治疸。[服石] **妇人内衣**房劳黄病，块起若瘕，十死一生，烧灰酒服。**白石英** **五色石脂** [禽部] **黄雌鸡**时行黄疾，煮食饮汁。**鸡子**三十六黄，用一个连壳烧研，醋一合温服，鼻中虫出为效，甚者不过三次神效。时行发黄，以酒、醋浸鸡子一夜，吞白数枚。

[食积] [谷部] **神曲** **麦蘖** **黄蒸**食黄黄汗，每夜水浸，平旦绞汁温服。**米醋**黄疸、黄汗。[菜木] **丝瓜**食黄，连子烧研，随所伤物煎汤，服二钱。**皂荚**食气黄肿，醋炙、同巴豆丸服。[金石] **针砂**消积，平肝，治黄。脾劳黄病，醋炒七次，同干漆、香附、平胃散，丸服。湿热黄疸，同百草霜、粳米丸服。**矾石**黄疸水肿，同青矾、白面丸服。女劳黄疸，变成黑疸，腹胀如水，同消石丸服。妇人黄疸，因经水时房劳所致，同橘皮化蜡丸服。**绿矾**消积燥湿，化痰除胀。脾病黄肿，同百草霜、当归丸服。同百草霜、五倍子、木香丸服。同平胃散，丸服。酒黄，同平胃散、顺气散，丸服。食劳黄，枣肉丸服。血证黄肿，同百草霜、炒面丸服，或同小麦、枣肉丸服。**百草霜**消积滞，治黄疸。[禽部] **白丁香**急黄欲死，汤服立苏。**五灵脂**酒积黄肿，入麝香，丸服。

有风湿，寒湿，湿热，食积。

[风寒湿气] [草部] 牛蒡脚气风毒，浸酒饮。忍冬脚气筋骨引痛，热酒服末。木鳖子麸炒去油，同桂末，热酒服，取汗。高良姜脚气人晚食不消，欲作吐者，煎服即消。苏子风湿脚气，同高良姜、橘皮丸服。丹参风痹足软，渍酒饮。胡卢巴寒湿脚气，酒浸，同破故纸末，入木瓜蒸熟，丸服。麻黄　羌活　细辛　苍术　白术　天麻　牡蒙　夏枯草　附子　侧子　艾叶　秦艽　白蒿　庵䕡　薇衔　马先蒿　水苏　紫苏　漏芦　飞廉　青葙　苍耳　茵芋　马蔺子　茜根　菊花　旋覆　菖蒲　水萍　萆薢　青藤酒。

△胡卢巴

△天麻

脚气

石南藤酒。菝葜酒浸服。土茯苓 [谷菜] 芸薹并主风寒湿痹脚气。豉患脚人常渍酒饮，以滓傅之。薏苡仁干湿脚气，煮粥食，大验。茴香干湿脚气，为末酒服。葱白 [果木] 杏仁　秦椒　蜀椒　蔓椒　大腹皮并主风寒湿脚气。槟榔风湿脚气冲心，不识人，为末，童尿服。沙牛尿亦可。老人弱人脚气胀满，以豉汁服。吴茱萸寒湿脚气，利大肠壅气。冲心，同生姜擂汁服。乌药脚气掣痛，浸酒服。五加皮风湿脚痛五缓，煮酒饮，或酒制作丸服。枳椇　白杨皮毒风脚气缓弱，浸酒饮。松节风虚脚痹痛，酿酒饮。松叶十二风痹脚气，酿酒尽一剂，便能行远。棉芽作蔬，去风毒脚气。乳香同血竭、木瓜丸服，主久新脚气。苏合香　厚朴　皂荚子　官桂　栾荆　干漆　石南叶　海桐皮 [金石] 石亭脂同川乌、无名异、葱汁丸服。礜石浸酒。硫黄牛乳煎。慈石　玄精石　白石英 [虫鳞] 晚蚕沙浸酒。青鱼　鳢鱼　鳗鲡　秦龟甲 [禽兽] 乌雄鸡　牛酥　羊脂　麋脂　熊肉并主风湿脚气。猪肚烧研酒服。羊乳　牛乳调硫黄末服，取汗。牛皮胶炒研酒服，寒湿脚气痛立止。

△青葙

[湿热流注] [草部] 木通　防己　泽泻　香薷　荆芥　豨莶　龙常草　车前子　海金沙　海藻　大黄　商陆合小豆、绿豆煮饭食。甘遂泻肾脏风湿下注，脚气肿痛生疮，同木鳖子入猪肾煨食，取利。牵牛风毒脚气肠秘，蜜丸日服，亦生吞之。威灵仙脚气入腹，胀闷喘急，为末，酒服二钱，或为丸服，痛减药亦减。菸草湿痹脚气尿少，同小豆煮食。三白草脚气风毒，擂酒服。巴戟天饮酒人脚气，炒过同大黄炒研，蜜丸服。香附子　[谷菜] 胡麻腰脚痛痹，炒末，日服至一年，永瘥。大麻仁脚气腹痹，浸酒服。肿渴，研汁煮小豆食。赤小豆同鲤鱼煮食，除湿热脚气。黑大豆煮汁饮，主风毒脚气冲心，烦闷不识人。马齿苋脚气浮肿，尿涩，煮食。百合　竹笋风热脚气。紫菜　[果木] 木瓜湿痹，脚气冲心，煎服。枝、叶皆良。橘皮脚气冲心，同杏仁丸服。桃仁脚气腰痛，为末酒服，一夜即消。枇杷叶脚气恶心。杨梅核仁湿热脚气。枳壳同甘草末服，疏导脚气。桑叶及枝脚气水气，浓煎汁服，利大小肠。郁李仁脚气肿喘，大小便不利，同薏苡煮粥食。紫荆皮煎酒服。茯神木脚气痹痛，为末酒服。赤茯苓　猪苓　[石部] 滑石　[介部] 淡菜　蚬肉　[兽部] 猪肝、肾、肚作生食，治老人脚气。乌特牛尿热饮，利小便，主风毒脚气肿满，甚妙。

[洗渫] 水蓼　水荭　毛蓼　甘松　水英　陆英　曼陀罗花　螺靥草　大戟　猫儿眼睛草　苦参　落雁木　黍瓤同椒目。生葱　莱菔根　荷心同藁本。苏木同忍冬。杉材　楠材　樟材　钓樟　枝杨并煎水熏洗。白矾汤　鳖肉同苍术、苍耳、寻风藤煮汁洗。

[敷贴] 附子姜汁调。天雄　草乌头姜汁调，或加大黄、木鳖子末。白芥子同白芷末。皂荚同小豆末。蓖麻仁同苏合香丸贴足心，痛即止。乌桕皮脚气生疮有虫，末傅追涎。人中白脚气成漏孔，煅水滴之。羊角烧研酒调傅之，取汗，永不发。田螺脚气攻注，同盐杵，傅股上即定。木瓜袋盛踏之。蜀椒袋盛踏之。樟脑　柳华　治鸟巢萝卜花并藉鞋靴。木狗皮　豹皮　麂皮并裹足。

[熨熏] 麦麸醋蒸热熨。蚕沙蒸热熨。蒴藋根酒、醋蒸热熨。蓖麻叶蒸裹频易。荆叶蒸热卧之，取汗。烧烟熏涌泉穴。针砂同川乌末炒，包熨。食盐蒸热踏之，或擦腿膝后洗之，并良。火针。

△马齿苋

痿

有湿热，湿痰，瘀血。血虚属肝肾，气虚属脾肺。

[湿热] [草部] **黄芩**去脾肺湿热，养阴退阳。**秦艽**阳明湿热，养血荣筋。**知母**泻阴火，滋肾水。**生地黄 黄连 连翘 泽泻 威灵仙 防己 木通**并除湿热。**薇衔**治痿躄，去风湿。**卷柏**治痿躄，强阴。**陆英**足膝寒痛，阴痿短气。**升麻 柴胡**引经。[木部] **黄檗**除湿热，滋肾水。益气药中加之，使膝中气力涌出，痿软即去，为痿病要药。**茯苓 猪苓**并泄湿热。**五加皮**主痿躄，贼风伤人，软脚。

[痰湿] [草部] **苍术**除湿，消痰，健脾，治筋骨软弱，为治痿要药。**白术 神曲 香附子 半夏**并除湿消痰。**天南星**筋痿拘缓。**白附子**诸风冷气，足弱无力。**附子 天雄**风痰冷痹，软脚毒风，为引经药。**豨莶**类鼻并风湿痿痹。[果木] **橘皮**利气，除湿痰。**松节**酿酒，主脚弱，能燥血中之湿。**桂**引经。酒调，涂足躄筋急。

[虚燥] [草部] **黄芪**益元气，泻阴火，逐恶血，止自汗，壮筋骨，利阴气，补脾肺。**人参**益元气，泻阴火，益肺胃，生津液，降痰痹，消痰生血。**麦门冬**降心火，定肺气，主痿躄。强阴益精。**知母**泻阴火，滋肾水，润心肺。**甘草**泻火调元。**山药**补虚羸，强筋骨，助肺胃。**石斛**脚膝冷疼痹弱，逐皮肌风，壮筋骨，益气力。**牛膝**痿痹，腰膝软怯冷弱，不可屈伸。或酿酒服。**菟丝子**益精髓，坚筋骨，腰疼膝冷，同牛膝丸服。**何首乌**骨软行步不得，腰膝痛，遍身瘙痒，同牛膝丸服。**萆薢**腰脚痹软，同杜仲丸服。**菝葜**风毒脚弱，煮汁酿酒服。**土茯苓**除风湿，利关节，治拘挛，令人健行。**狗脊**男妇脚弱腰痛，补肾。**骨碎补**治痢后远行，或房劳，或外感，致足痿软，或痛或痹，汁和酒服。**菖蒲**酿酒饮，主骨痿。**芎劳 芍药 当归 地黄 天门冬 紫菀 紫葳**并主痿躄养血润燥。**肉苁蓉 锁阳 列当 五味子 覆盆子 巴戟天 淫羊藿** [木部] **山茱萸 枸杞子 杜仲** [兽部] **白胶 鹿茸 鹿角 麋角 腽肭 脐**并强阴气，益精血，补肝肾，润燥养筋，治痿弱。

△陆英

△菝葜

△淫羊藿

转筋

△艾

有风寒外束，血热，湿热吐泻。

[内治] [草部] **木香** 木瓜汁入酒调服。**桔梗** **前胡** **艾叶** **紫苏** **香薷** **半夏** **附子** **五味子** **菖蒲** **缩砂** **高良姜** [菜部] **葱白** **薤白** **生姜** **干姜** [果木] **木瓜**利筋脉，主转筋、筋挛诸病。枝、叶、皮、根并同。**棠梨**枝、叶 **楂子** **榠楂** **吴茱萸**炒煎酒服，得利安。叶，同艾、醋罨之。**松节**转筋挛急，同乳香炒焦研末，木瓜酒服。**桂**霍乱转筋。足躄筋急，同酒涂之。**沉香**止转筋。**厚朴** **栀子** [器水土禽] **厕筹**并霍乱转筋。**故麻鞋底**烧赤，投酒中饮。**梳篦**烧灰，酒服。**败蒲席**烧服。**屠几垢**酒服取吐。**山岩泉水**多服令饱，名洗肠。**釜底墨**酒服。**古文钱**同木瓜、乌梅煎服。**鸡矢白**转筋入腹，为末水服。**羊毛**醋煮裹脚。

[外治] **蓼**洗。**蒜**盐捣敷脐，灸七壮。擦足心，并食一瓣。**柏叶**捣裹，并煎汁淋。枝、叶亦可。**楠木**洗。**竹叶**熨。**皂荚**末嚏鼻。**热汤**熨之。**车毂中脂**涂足心。**青布** **绵絮**并酢煮揾之。**铜器**炙，熨肾堂。**朱砂**霍乱转筋，身冷心下温者，蜡丸烧笼中熏之，取汗。**蜜蜡**脚上转筋，销化贴之。

△栀子

喘逆

古名咳逆上气。有风寒，火郁，痰气，水湿，气虚，阴虚，脚气，虾蚼。

[风寒] [草部] **麻黄**风寒，咳逆上气。**羌活**诸风冷湿，奔喘逆气。**苏叶**散风寒，行气，消痰，利肺。感寒上气，同橘皮煎服。**款冬花**咳逆上气，喘息呼吸，除烦消痰。**南藤**上气咳嗽，煮汁服。**细辛　莨草　破故纸** [果木] **蜀椒**并主虚寒喘嗽。**松子仁**小儿寒嗽壅喘，同麻黄、百部、杏仁丸服。**桂**咳逆上气，同干姜、皂荚丸服。**皂荚**咳逆上气不得卧，炙研蜜丸，服一丸。风痰，同半夏煎服。痰喘咳嗽，以三挺分夹巴豆、杏仁、半夏，以姜汁、香油、蜜分炙为末，舐之。**巴豆**寒痰气喘，青皮一片夹一粒烧研，姜汁、酒服，到口便止。[鳞部] **鲤鱼**烧末，发汗定喘。咳嗽，入粥中食。

[痰气] [草部] **半夏**痰喘，同皂荚煎服。失血喘急，姜汁和面煨研，丸服。**桔梗**痰喘，为末，童尿煎服。**白前**下胸胁逆气，呼吸欲绝。久咳上气不得卧，同紫菀、半夏、大戟渍水饮。嗷呷作声不得眠，焙末酒服。**蓬莪茂**上气喘急，五钱煎酒服。气短不接，同金铃子末，入蓬砂，酒服。**苏子**消痰利气定喘，与橘皮相宜。上气咳逆，研汁煮粥食。**缩砂仁**上气咳逆，同生姜擂酒服。**莨菪子**积年上气咳嗽，羊肺蘸末服。**葶苈**肺壅上气喘促，肺湿痰喘，枣肉丸服，亦可浸酒。**甘遂**水气喘促，同大戟末，服十枣丸。控涎丹。**泽漆**肺咳上气，煮汁，煎半夏诸药服。**大戟**水喘，同荞面作饼食，取利。**栝楼**痰喘气急，同白矾末，萝卜蘸食。小儿痰喘膈热，去子，以寒食面和饼炙研，水服。**贝母　荏子　射干　芫花　莞花　黄环　前胡　蒟酱　荞麦粉**咳逆上气，同茶末、生蜜水服，下气不止，即愈。**芥子**并消痰下气，定喘咳。**白芥子**咳嗽支满，上气多唾，每酒吞七粒。老人痰喘，同莱菔子、苏子煎服。**莱服子**老人气喘，蜜丸服。痰气喘，同皂荚炭，蜜丸服。久嗽痰喘，同杏仁丸服。**生姜**暴逆上气，嚼之屡

效。**茴香**肾气上冲胁痛，喘息不得卧，擂汁和酒服。[果木] **橘皮** **杏仁**咳逆上气喘促，炒研蜜和，含之。上气喘息，同桃仁丸服，取利。久患喘急，童尿浸换半月，焙研，每以枣许，同薄荷、蜜煎服，甚效。浮肿喘急，煮粥食。**桃仁**上气咳嗽喘满，研汁煮粥食。**槟榔**痰喘，为末服。四磨汤。**椒目**诸喘不止，炒研，汤服二钱劫之，乃用他药。**崖椒**肺气喘咳，同干姜末，酒服一钱。**茗茶**风痰喘嗽不能卧，同白僵蚕末，汤服。子，同百合丸服。**银杏**降痰，定喘，温肺，煨食。**瓜蒂**吐痰。**柿蒂** **都咸子** **马兜铃**肺气喘急，酥炒，同甘草末煎服。**楸叶**上气咳嗽，腹满瘦弱，煎水熬膏，纳入下部。**诃黎勒** **桑白皮** **厚朴** **枳实** **茯苓** **牡荆** [金石] **青礞石**并泻肺气，消痰定喘。**雌黄**停痰在胃，喘息欲绝，同雄黄作大丸，半夜投糯粥中食。**硫黄**冷澼在胁，咳逆上气。**轻粉**小儿涎喘，鸡子蒸食，取吐利。**金屑** **玉屑** **白石英** **紫石英** **石硷** [介虫] **海蛤** **文蛤** **蛤粉** **白僵蚕** [禽兽] **蝙蝠**久咳上气，烧末饮服。**猪蹄甲**久咳痰喘，入半夏、白矾煅研，入麝香服。或同南星煅，丸服。**阿胶**肺风喘促，涎潮目窜，同紫苏、乌梅煎服。**驴尿**卒喘，和酒服。

△银杏

[火郁] [草部] 知母久嗽气急，同杏仁煎服，次以杏仁、萝卜子丸服。茅根肺热喘急，煎水服，名如神汤。蓝叶上气咳嗽，呀呷有声，捣汁服，后食杏仁粥。大黄人忽喘急闷绝，涎出吐逆，齿动，名伤寒并热霍乱，同人参煎服。天门冬　麦门冬　黄芩　沙参　前胡　莐草　蘦草 [谷菜果服] 丹黍根煮服，并主肺热喘息。生山药痰喘气急，捣烂，入蔗汁热服。沙糖上气喘嗽，同姜汁煎咽。桃皮肺热喘急欲死，客热往来，同芫花煎汤薄胸口，数刻胸口，数即止。故锦上气喘急，烧灰茶服，神效。[石鳞] 石膏痰热喘急，同寒水石末，人参汤下。或同甘草末服。龙骨恚怒气伏在心下，不得喘息，咳逆上气。[人部] 人溺久嗽，上气失声。

△黄芩

[虚促] [草部] 人参阳虚喘息，自汗，头运欲绝，为末汤服。甚者，加熟附子同煎。产后发喘，血入肺窍，危证也，苏木汤调服五钱。五味子咳逆上气，以阿胶为佐，收耗散之气。痰嗽气喘，同白矾末，猪肺蘸食。马兜铃肺热喘促，连连不止，清肺补肺。酥炒，同甘草末煎服。黄芪　紫菀　女菀　款冬花 [菜果木部] 韭汁喘息欲绝，饮一升。大枣上气咳嗽，酥煎含咽。胡桃虚寒喘嗽，润燥化痰，同生姜嚼咽。老人喘嗽，同杏仁、生姜，蜜丸服。产后气喘，同人参煎服。沉香上热下寒喘急，四磨汤。蒲颓叶肺虚喘咳甚者，焙研，米饮服，三十年者亦愈。乌药 [金石] 石钟乳肺虚喘急，蜡丸服。太乙余粮 [鳞禽] 蛤蚧虚喘面浮，同人参蜡丸，入糯粥呷之。鱼鲙风人，脚气人，上气喘咳。鹳雉五脏气喘不得息，作臛食。鸡卵白 [兽部] 阿胶虚劳喘急，久嗽经年，同人参末，日服。猪肉上气咳嗽烦满，切作馄子，猪脂煎食。猪肪煮熟切食。猪胰肺干胀喘急，浸酒服。羊肺　青羊角吐血喘急，同桂末服。貒骨炙研酒服，日三。獭肝虚劳上气。

[齁鼽] [草部] 石胡荽寒齁，擂酒服。醉鱼草花寒齁，同米粉作果炙食。半边莲寒齁，同雄黄煅，丸服。石荠同甘草煎服，取吐。苣根痰齁，豆腐蘸食。蓖麻仁炒，取甜者食。叶，同白矾，猪肉裹煨食。年久者，同桑叶、御米壳丸服。马蹄香末。藜芦并吐。木鳖子小儿咸齁，磨水饮，即吐出痰，重者三服即效。[谷菜] 脂麻秸灰小儿盐齁，淡豆腐蘸食。淡豉齁喘痰积，同砒霜、枯矾丸，水服即止。莱菔子遇厚味即发者，蒸研，蒸饼丸服。[果木] 银杏同麻黄、甘草煎服。定喘汤：加半夏、苏子、杏仁、黄芩、桑白皮、款冬花。茶子磨米泔汁，滴鼻取涎。喘急咳嗽，同百合蜜丸服。苦丁香　皂荚酥炙，蜜丸服，取利。榆白皮阴干为末煎，日二服。柏树皮汁小儿盐齁，和面作饼烙食，取吐下。白瓷器为末蘸食。[鳞介禽兽] 鲫鱼人尿浸死，煨食，主小儿齁。海螵蛸小儿痰齁，米饮服一钱。烂螺壳小儿齁，为末，日落时服。鸡子尿内浸三日，煮食，主年深齁。蝙蝠一二十年上气，烧研服。猫屎灰痰齁，沙糖水服。

△蓖麻

咳嗽

李时珍 本草纲目 全本图典 [第二册]

280

有风寒，痰湿，火热，燥郁。

[风寒] [草菜] **麻黄**发散风寒，解肺经火郁。**细辛**去风湿，泄肺破痰。**白前**风寒上气，能保定肺气，多以温药佐使。久咳唾血，同桔梗、桑白皮、甘草煎服。**百部**止暴嗽，浸酒服。三十年嗽，煎膏服。小儿寒嗽，同麻黄、杏仁丸服。**款冬花**为温肺治嗽要药。**牛蒡根**风寒伤肺壅咳。**飞廉**风邪咳嗽。**佛耳草**除寒嗽，同款冬花、地黄烧烟吸，治久近咳嗽。**缩砂　紫苏　芥子**并主寒嗽。**生姜**寒湿嗽，烧含之。久嗽，以白饧或蜜煮食。小儿寒嗽，煎汤浴之。**干姜** [果木] **蜀椒　桂心**并主寒嗽。[土石] **釜月下土**卒咳嗽，同豉丸服。**车钎**妊娠咳嗽，烧投酒中，冷饮。**石灰**老小暴嗽，同蛤粉丸服。**钟乳石**肺虚寒嗽。[虫鱼] **蜂房**小儿咳嗽，烧灰服。**鲫鱼**烧服，止咳嗽。[禽兽] **白鸡**卒嗽，煮苦酒服。**鸡子白皮**久咳，同麻黄末服。**羊胰**远年咳嗽，同大枣浸酒服。

[痰湿] [草部] **半夏**湿痰咳嗽，同南星、白术丸服。气痰咳嗽，同南星、官桂丸服。热痰咳嗽，同南星、黄芩丸服。肺热痰嗽，同栝楼仁丸服。**天南星**气痰咳嗽，同半夏、橘皮丸服。风痰咳嗽，炮研煎服。**莨菪子**久嗽不止，煮炒研末，同酥煮枣食。三十年呷嗽，同木香熏黄烧烟吸。**葶苈**肺壅痰嗽，同知母、贝母、枣肉丸服。**芫花**卒得痰嗽，煎水煮枣食。有痰，入白糖，少少服。**玄胡索**老小痰嗽，同枯矾和饧食。**旋覆花　白药子　千金藤　黄环　荛花　大戟　甘遂　草犀　苏子　荏子** [菜谷] **白芥子　蔓菁子**并主痰气咳嗽。**莱菔子**痰气咳嗽，炒研和糖含。上气痰嗽，唾脓血，煎汤服。**莱菔**痨瘦咳嗽，煮食之。**丝瓜**化痰止嗽，烧研，枣肉丸服。**烧酒**寒痰咳嗽，同猪脂、茶末，香油、蜜浸服。[果木] **白果　榠楂　海枣　榛子　都念子　盐麸子**并主痰嗽。**香橼**煮酒，止痰嗽。**橘皮**痰嗽，同甘草丸服。经年气嗽，同神曲、生姜、蒸饼丸服。**枳壳**咳嗽痰滞。**皂荚**咳嗽囊结。卒寒嗽，烧研，豉汤服。咳嗽上气，蜜炙丸服。又同桂心、干姜丸服。**淮木**久嗽上气。**楮白皮**水气咳嗽。**桑白皮**去肺中水

△天南星

△白果

气。咳血，同糯米末服。**厚朴** [金石] 矾石化痰止嗽，醋糊丸服。或加人参或加建茶，或同炒栀子丸服。**浮石**清金化老痰，咳嗽不止，末服或丸。**雌黄**久嗽，煅过丸服。**雄黄**冷痰劳嗽。**密陀僧** **礞石** **硇砂** [介虫] **马刀** **蛤蜊粉**并主痰嗽。**鲨鱼壳**积年咳嗽，同贝母、桔梗、牙皂丸服。**蚌粉**痰嗽面浮，炒红，廥水入油服。**鬼眼睛** **白蚬壳**卒嗽不止，为末酒服。**海蛤** **白僵蚕**酒后痰嗽，焙研茶服。

[痰火] [草部] **黄芩** **桔梗** **莸芑** **前胡** **百合** **天门冬** **山豆根** **白鲜皮** **马兜铃**并清肺热，除痰咳。**甘草**除火伤肺咳。小儿热嗽，猪胆汁浸炙，蜜丸服。**沙参**益肺气，清肺火，水煎服。**麦门冬**心肺虚热，火嗽，嚼食甚妙，寒多人禁服。**百部**热咳上气，火炙，酒浸服。暴咳嗽，同姜汁煎服。三十年嗽，汁和蜜炼服。小儿寒嗽，同麻黄、杏仁丸服。**天花粉**虚热咳嗽，同人参末服。**栝楼**润肺，降火，涤痰，为咳嗽要药。干咳，汁和蜜炼含。痰嗽，和明矾丸服。痰咳不止，同五倍子丸嚼。热咳不止，同姜、蜜蒸含。肺热痰嗽，同半夏丸服。酒痰咳嗽，同青黛丸服。妇人夜咳，同香附、青黛末服。**灯笼草**肺热咳嗽喉痛，为末汤服，仍傅喉外。**贝母**清肺消痰止咳，沙糖丸食。又治孕嗽。小儿晬嗽，同甘草丸服。**知母**消痰润肺，滋阴降火。久近痰嗽，同贝母末，姜片蘸食。**石韦**气热嗽，同槟榔，姜汤服。**射干**老血在心脾间，咳唾气臭，散胸中热气。**马勃**肺热久嗽，蜜丸服。**桑花** [谷菜] **丹黍米**并止热咳。**百合**肺热咳嗽，蜜蒸含之。**土芋** [果木] **枇杷叶**并止热咳。**杏仁**除肺中风热咳嗽，童尿浸，研汁熬，酒丸服。**巴旦杏** **梨汁**消痰降火，食之良。卒咳，以一碗入椒四十粒，煎沸入黑饧一块，细服。又以一枚刺孔，纳椒煨食。又切片酥煎冷食。又汁和酥、蜜、地黄汁熬稠含。**干柿**润心肺，止热咳。嗽血，蒸熟，掺青黛食。**柿霜** **余甘子**丹石伤肺咳嗽。**甘蔗汁**虚热咳嗽涕唾，入青粱米煮粥食。**大枣** **石蜜** **刺蜜** **桑叶**并主热咳。[金石] **金屑**风热咳嗽。**石膏**热盛喘咳，同甘草末服。热嗽痰涌如泉，煅过，醋糊丸服。**浮石**热咳，丸服。**石灰木**肺热，同玄精石诸药末服。**玄精石** **硼砂**消痰止咳。**五倍子**敛肺降火，止嗽。**百药煎**清肺化痰。敛肺劫嗽，同诃子、荆芥丸含。化痰，同

△马勃

黄芩、橘皮、甘草丸含。

[虚劳][草部] **黄芪**补肺泻火，止痰嗽、自汗及咳脓血。**人参**补肺气。肺虚久嗽，同鹿角胶末煎服。化痰止嗽，同明矾丸服。喘嗽有血，鸡子清五更调服。小儿喘嗽，发热自汗，有血，同天花粉服。**五味子**收肺气；止咳嗽，乃火热必用之药。久咳肺胀，同粟壳丸服。久嗽不止，同甘草、五倍子、风化消末噙。又同甘草、细茶末噙。**紫菀**止咳脓血，消痰益肺。肺伤咳嗽，水煎服。吐血咳嗽，同五味子丸服。久嗽，同款冬花、百部末服。小儿咳嗽，同杏仁丸服。**款冬花**肺热劳咳，连连不绝，涕唾稠黏，为温肺治嗽之最。痰嗽带血，同百合丸服。以三两烧烟，筒吸之。**仙灵脾**劳气，三焦咳嗽，腹满不食，同五味子、覆盆子丸服。**地黄**咳嗽吐血，为末酒服。**柴胡**除劳热胸胁痛，消痰止嗽。**牛蒡子**咳嗽伤肺。**鬼臼**咳劳。[谷果] **罂粟壳**久咳多汗，醋炒，同乌梅末服。**阿芙蓉**久劳咳，同牛黄、乌梅诸药丸服。同粟壳末服。**寒具**消痰润肺止咳。**桃仁**急劳咳嗽，同猪肝、童尿煮，丸服。**胡桃**润燥化痰。久咳不止，同人参、杏仁丸服。**金果**补虚，除痰嗽。**仲思枣** **乌梅** [木石] **干漆**并主劳嗽。**诃梨勒**敛肺降火，下气消痰。久咳，含之咽汁。**钟乳粉**虚劳咳嗽。**赤石脂**咳则遗屎，同禹余粮煎服。[诸虫鳞介] **蜜蜡**虚咳，发热声嘶，浆水煮，丸服。**蛇含** **蛙**久劳咳嗽，吐臭痰，连蛇煅末，酒服。**鲫鱼头**烧研服。**鳖骨**蒸咳嗽，同柴胡诸药煮食。**生龟**一二十年咳嗽，煮汁酿酒服。**龟甲** **蛤蚧** [禽兽人] **鹳鹆** **鹦鹉**并主劳咳。**慈乌骨**蒸劳咳，酒煮食。**乌鸦**骨蒸劳咳嗽，煅末酒服。心，炙食。**五灵脂**咳嗽肺胀，同胡桃仁丸服，名敛肺丸。**猪肾**同椒煮食。卒嗽，同干姜煮食，取汗。**猪胰**二十年嗽，浸酒饮。同腻粉煅研服。**猪肺**肺虚咳嗽，麻油炒食。**猪胆**瘦病咳嗽，同人尿、姜汁、橘皮、诃子煮汁服。**羊胰**久嗽，温肺润燥，同大枣浸酒服。**羊肺** **羊肉** **貒骨** **獭肝** **阿胶**并主劳咳。**黄明胶**久嗽，同人参末、豉汤日服。**人尿**虚劳咳嗽。

[外治] **木鳖子**肺虚久嗽，同款冬花烧烟，筒吸之。**榆皮**久嗽欲死，以尺许出入喉中，吐脓血愈。**熏黄**三十年呷嗽，同木通、莨菪子烧烟，筒熏之。**钟乳粉**一切劳嗽，同雄黄、款冬花、佛耳草烧烟吸之。**故茅屋上尘**老嗽不止，同石黄诸药烧烟吸。

△五灵脂

肺痿肺痈

肺

痿

肺

痈

本草纲目

全本图典

[第一册]

284

△蒺藜

有火郁，分气虚、血虚。

[排逐] [草谷] **鸡苏**肺痿吐血咳嗽，研末米饮服。**防己**肺痿咯血，同葶苈末，糯米汤服。肺痿喘咳，浆水煎呷。**桔梗**肺痈，排脓养血，补内漏。仲景治胸满振寒，咽干吐浊唾，久久吐脓血，同甘草煎服，吐尽脓血愈。**苇茎**肺痈，咳嗽烦满，心胸甲错，同桃仁、瓜瓣、薏苡煎服，吐脓血愈。**芦根**骨蒸肺痿，不能食，同麦门冬、地骨皮、茯苓、橘皮、生姜煎服。**甘草**去肺痿之脓血。久咳肺痿，寒热烦闷，多唾，每以童尿调服一钱。肺痿吐涎沫，头眩，小便数而不咳，肺中冷也，同干姜煎服。**王瓜子**肺痿吐血，炒研服。**升麻** **紫菀** **贝母** **败酱**并主肺痈，排脓破血。**知母** **黄芩**并主肺痿，咳嗽喉腥。**薏苡仁**肺痈，咳脓血，水煎入酒服。煮醋服，当吐血出。[果木] **橘叶**肺痈，捣汁一盏服，吐出脓血愈。**栀黄**肺痈不问已成未成，以一两，同百草霜二钱，糊丸，米饮服三十丸，甚捷。**夜合皮**肺痈唾浊水，煎服。**竹沥**老小肺痿，咳臭脓，日服三五次。**淡竹茹** **茯苓** [人部] **人尿**肺痿寒热，气急面赤，调甘草服。**人中白** **天灵盖**热劳肺痿。

[补益] [草部] **人参**消痰，治肺痿，鸡子清调服。**天门冬**肺痿，咳涎不渴，捣汁入饴、酒、紫菀末丸含。**栝楼**肺痿咳血，同乌梅、杏仁末，猪肺蘸食。**款冬花**劳咳肺痿，同百合末服。**麦门冬**肺痿肺痈，咳唾脓血。**葶苈子**肺痿唾脓。**五味子** **女菀** **沙参** [果石] **白柿**并润肺止咳。**白石英**肺痿唾脓。[鳞兽] **鲫鱼**肺痿咳血。同羊肉、莱菔煮服。**蛤蚧**久咳肺痿，肺痈咯血。**羊肺**久咳肺痿，同杏仁、柿霜、豆粉、真酥、白蜜炙食。**羊脂髓**肺痿骨蒸，同生苄汁、姜汁、白蜜炼服。**猪肺**肺痿嗽血，蘸薏苡食。**猪胰**和枣浸酒服。**鹿血**酒服。**阿胶** **醍醐** **鹿角胶** **黄明胶**肺痿唾血，同花桑叶末服。

虚损

有气虚，血虚，精虚，五脏虚，虚热，虚寒。

[气虚] [草部] **甘草**五劳七伤，一切虚损，补益五脏。大人羸瘦，童尿煮服。小儿羸瘦，炙焦蜜丸服。**人参**五劳七伤，虚而多梦者加之，补中养营。虚劳发热，同柴胡煎服。房劳吐血，独参汤煎服。**黄芪**五劳羸瘦，寒热自汗，补气实表。**黄精**五劳七伤，益脾胃，润心肺，九蒸九晒食。**青蒿**劳热在骨节间作寒热，童尿熬膏，或为末服。或入人参、麦门冬丸服。**石斛**五脏虚劳羸瘦，长肌肉，壮筋骨，锁涎。涩丈夫元气，酒浸酥蒸服满镒，永不骨痛。**骨碎补**五劳六极，手足不收，上热下寒，肾虚。**五味子**壮水镇阳，收耗散之气。**忍冬藤**久服轻身长年益寿，煮汁酿酒饮。**补骨脂**五劳七伤，通命门，暖丹田，脂麻炒过丸服。同茯苓、没药丸服，补肾养心养血。**附子**补下焦阳虚。**天雄**补上焦阳虚。**蛇床子**暖男子阳气、女子阴气。**仙茅**丸服。**淫羊藿 狗脊**并主冷风虚劳。**柴胡 秦艽 薄荷**并解五劳七伤虚热。**羌活**五劳七伤酸痛。**苏子**补虚劳，肥健人。**青木香**气劣不足。同补药则补，同泻药则泻。**天门冬 沙参 葳蕤 白茅根 白英 地肤子 黄**

仙茅

连 术 薰草 石蕊 玉柏 千岁藟 [菜谷] 五芝 石耳 韭白 薤白 山药 甘薯并补中益气。大麻子虚劳内热，大小便不利，水煎服。胡麻 [果木] 柿霜 藕并补中益元气，厚肠。莲实补虚损，交心肾，固精气，利耳目，厚肠胃，酒浸入猪肚煮丸服。或蒸熟蜜丸服，仙方也。柏子仁恍惚虚损吸吸。枸杞子五劳七伤，煮粥食。地骨皮去下焦肝肾虚热。虚劳客热，末服。热劳如燎，同柴胡煎服。虚劳寒热苦渴，同麦门冬煎服。五加皮五劳七伤，采茎叶末服。冬青风热，浸酒服。女贞实虚损百病，同旱莲、桑椹丸服。柘白皮酿酒，补虚损。厚朴虚而尿白者加之。沉香补脾胃命门。桂补命门营卫。松根 白皮 茯苓 白棘 桑白皮 [石虫] 云母粉并主五劳七伤虚损。五色石脂补五脏。白石英 紫石英补心气下焦。枸杞虫起阳益精，同地黄丸服。蚕蛹炒食，治劳瘦，杀虫。海蚕虚劳冷气，久服延年。[鳞介禽兽] 鲫鱼 鲥鱼 嘉鱼 石首鱼 鳜鱼 鳖肉 淡菜 海蛇 鸡肉 白鹭炙食。桑鳸 鸠 雀并补虚羸。犬肉 牛肉 牛肚 狐肉作生。貉肉 貒肉并主虚劳。狗肾产后肾劳，如疟体冷。猪肚同人参、粳米、姜、椒煮食，补虚。猴肉风劳，酿酒。山獭 [人部] 紫河车一切男女虚劳。

[血虚] [草木] 地黄男子五劳七伤，女子伤中失血。同人参、茯苓熬，琼玉膏。酿酒、煮粥皆良。面炒研末酒服，治男女诸虚积冷，同菟丝子丸服。麦门冬五劳七伤客热。男女血虚，同地黄熬膏服。泽兰妇人频产劳瘦，丈夫面黄，丸服。黄檗下焦阴虚，同知母丸服，或同糯米丸服。当归 芎劳 白芍药 丹参 玄参 续断 牛膝 杜仲 牡丹皮 [介兽] 龟版 绿毛龟 鳖甲 阿胶 醍醐 酥酪 驼脂 牛骨髓 牛乳 羊乳并补一切虚、一切血。羊肉益产妇。羊脂产后虚羸，地黄汁、姜汁、白蜜煎服。羊肝同枸杞根汁作羹食。羊胃久病虚羸，同白术煮饮。

△五加皮

[精虚] [草木] **肉苁蓉**五劳七伤，茎中寒热痛，强阴益精髓。同羊肉煮食。**列当 锁阳**同上。**菟丝子**五劳七伤，益精补阳，同杜仲丸服。**覆盆子**益精强阴，补肝明目。每旦水服三钱，益男子精，女人有子。**何首乌**益精血气，久服有子，服食有方。**萝摩子**益精气，同枸杞、五味、地黄诸药末服，极益房室。**巴戟天 车前子 远志 蓬虆 百脉根 决明子 蒺藜子 五味子 旋花根 萆薢 菝葜 土茯苓 杜仲皮** [石虫] **石钟乳 阳起石 石脑 石髓**并补益精气，五劳七伤。**磁石**养胃益精，补五脏，同白石英浸水煮粥，日食。**石硫黄 桑螵蛸 青蚨 九香虫** [介兽] **牡蛎 羊脊髓 猪脊髓**并补虚劳，益精气。**羊肾**虚劳精竭，作羹食。五劳七伤，同肉苁蓉煮羹食。虚损劳伤，同白术煮粥饮。**鹿茸**虚劳洒洒如疟，四肢酸痛，腰脊痛，小便数，同当归丸服。同牛膝丸服。**白胶**同茯苓丸服。**麋茸**研末，同酒熬膏服。**麋角 鹿髓 鹿血、肾、獐肉、骨**酿酒。**腽肭脐**并补精血。

△萝藦

癆瘵

有虫积，尸气。

[除邪] [草部] **青蒿**骨蒸鬼气，熬膏，入猪胆，甘草末丸服。**子**，功同。**王瓜子**传尸劳瘵，焙研，酒服一钱。**玄参**传尸邪气，作香烧。**甘松**同玄参，熏劳瘵。**茅香**冷劳久病，同艾叶烧，丸服。**苦耽**传尸伏连鬼气。**鬼臼**尸疰殗殜，传尸劳瘵。**天麻 鸢尾 海根**并主飞尸鬼气殗殜，传尸劳瘵。**知母 秦艽 胡黄连 芦根 酸浆子 百部 紫菀 甘草 桔梗 人参 黄芪** [谷菜] **浮麦**并主传尸，骨蒸劳热，自汗。**阿芙蓉 鹿角菜**小儿骨蒸热劳。**茄子**传尸劳气。[果木] **李**去骨节间劳热。**杏核仁**男女五劳七伤，童尿煮七次，蜜蒸食。**乌梅**虚劳骨蒸。**冬桃**解劳热。**桃核仁**主骨蒸作热，一百二十颗杵为丸，平旦井水下，饮酒令醉，任意吃水，隔日一作。急劳咳嗽，同猪肝、童尿煮丸服。冷劳减食，茱萸炒收，日食二十粒，酒下，重者服五百粒愈。传尸鬼气，咳嗽痃癖，煮汁作粥食。五尸鬼疰，九十九种，传及傍人，急以桃仁五十枚研泥，水四升煮服，取吐，不尽再吐。**蜀椒**丸服。**槟榔 安息香 苏合香**并杀传尸劳瘵虫。**樟木节**风劳有虫，同天灵盖诸药服。**干漆**传尸劳瘵，五劳七伤，同柏子仁、酸枣、山茱萸丸服。**皂荚**卒热劳疾，酥炙丸服。急劳烦热，同刺及木皮烧灰淋煎，嗽，入麝香，以童尿浸，蒸饼丸服。**桑柴灰**尸疰鬼疰，三十六种，变动九十九种，死复传人，淋汁煮赤小豆，同羊肉作羹食。**樗白皮**鬼疰传尸，童尿、豆豉煎服。**地骨皮**骨蒸烦热，同防风、甘草煎服。**酸枣仁**骨蒸劳热，擂汁煮粥食。**阿魏**传尸冷气。**无患子皮**飞尸。**柳叶 阿勒勃 黄檗** [金石] **金薄**并主骨蒸劳热。**石膏**骨蒸劳热，研粉服。**雄黄**五尸劳病，同大蒜丸服。骨蒸发热，小便研，烧石熏之。**鹅管石**熏劳嗽。**白矾**冷劳泄痢，同羊肝丸服。**禹余粮**冷劳肠泄，同乌头丸服。**阳起石 磁石**并主五劳七伤虚乏。**霹雳砧** [诸虫鳞介] **虫白蜡**并杀余虫。**石决明**骨蒸劳极。**纳鳖**传尸劳。**鳖甲**冷痛劳瘦，除骨节间劳热结实，补阴补气。**鳖肉**益气补不足，去血热。

骨蒸潮热咳嗽，同前胡、贝母等药煮食，丸服。**蛤蚧**治肺劳传尸，咳嗽咯血。**蛇吞蛙**劳嗽吐臭痰，煅研酒服。**鳗鲡鱼**传尸疰气劳损。骨蒸劳瘦，酒煮服。[禽兽]**啄木鸟**取虫，煅研酒服。**慈乌**补劳治瘦，止咳嗽骨蒸，五味淹食。**乌鸦**瘦病咳嗽，骨蒸劳痰，煅研酒服。五劳七伤，吐血咳嗽，酿栝楼根，日煮食。**鹰矢白**杀劳虫。**猪脊髓**骨蒸劳伤，同猪胆、童尿、柴胡等煎服。**猪肝**急劳瘦悴寒热，同甘草丸服。**猪肾**传尸劳瘵，童尿、酒煮食。**猪肚**骨蒸热劳，四时宜食。**猪胆**骨蒸劳极。**羊肉**骨蒸久冷，同山药作粥食。骨蒸传尸，同皂荚、酒煮食，当吐虫出。**白羊头蹄**五劳七伤，同胡椒、荜茇、干姜煮食。**诸朽骨**骨蒸劳热，煮汁淋之，取汗。**猫肝**杀劳瘵虫，生晒研，每朔望五更酒服。**獭肝**传尸伏连殗殜，劳瘵虚汗，咳嗽发热，杀虫，阴干为末，水服，日三。**鹿茸 腽肭脐**虚劳。**熊脂**酒服，杀劳虫，补虚损。**象牙**骨蒸。**獭肉 狸骨 虎牙 鼠肉**并杀劳虫。[人部]**人屎**骨蒸劳极，名伏连传尸，同小便各一升，入新粟米饭五升，曲半饼，密封二七日，每旦服一合，午再服，并去恶气。人屎浸水早服之，晚服童尿。**人尿**滋阴降火。男女劳证，日服二次。骨蒸发热，以五升煎一升，入蜜三匙，每服一碗，日二服。**人中白**传尸热劳，肺痿消瘦，降火，消瘀血。**秋石**虚劳冷疾，有服法。**人乳**补五脏，治瘦悴。虚损劳瘵，同麝香、木香服，或同胞衣末服。**人牙**烧用，治劳。**天灵盖**传尸尸疰，鬼疰伏连。肺痿，骨蒸盗汗，退邪气，追劳虫，炙黄，水煎服。同麝香丸服。小儿骨蒸，加黄连，末服。追虫，有天灵盖散。**人胞**男女一切虚损劳极，洗煮，入茯神丸服。河车大造丸。**人胆**尸疰伏连。**人肉**瘵疾。

△蛤蚧

邪祟

邪气乘虚，有痰、血、火、郁。

[除辟] [草部] 升麻杀百精老物，殃鬼邪气。中恶腹痛，鬼附啼泣。徐长卿鬼疰精物邪恶气，百精老魅注易，亡走啼哭恍惚。鬼督邮 马目毒公 鬼臼杀鬼疰精物，避恶气不祥，尸疰传尸。忍冬飞尸、遁尸、风尸、沉尸、尸疰、鬼击，并煮汁服，或煎膏化酒服。丹参中恶，百邪鬼魅，腹痛气作，声音鸣吼，定精。防葵狂邪，鬼魅精怪。白鲜皮大热饮水，狂走大呼。白蒺藜卒中五尸，丸服。女青 赤箭 天麻 野葛 海根 雷丸 蓝实 败芒箘 卷柏 桔梗 知母 小草 远志 甘松 藁本 迷迭香 白微 人参 苦参 沙参 紫菀 狼毒 草犀 白茅香 茅香 白及 商陆 木香 缩砂 藿香 瓶香 藕车香 兰草 山柰 山姜 蒟酱 蕙草 姜黄 莪茂 郁金香 鸡苏 菖蒲 艾叶 苦耽 云实 蓖麻 蜀漆 艾纳香 射罔 射干 鸢尾 芫花 蕘花 水蓳 钩吻 羊踯躅 海藻 蘼芜 青蒿 石长生 独行根 白兔藿 续随子 蜘蛛香 屋四角茅 赤车使者 [谷菜] 豌豆煮汁。白豆 大豆并主鬼毒邪气疰忤。酒 醋 陈粟米并主鬼击。粳米五种尸病，日煮汁服。芥子邪恶鬼疰气，浸酒服。白芥子御恶气，飞尸遁尸，邪魅。大蒜杀鬼去痛，同香墨、酱汁服。鬼毒风气，

△藁本

同杏仁、雄黄服。**百合**百邪鬼魅，啼泣不止。**胡荽 罗勒 旱芹** [果木服器] **桃枭 桃花 桃白皮 桃胶 桃毛**并主邪恶鬼疰精气。**桃仁**鬼疰寒热疼痛，研服。**陈枣核中仁**疰忤恶气。常服，百邪不干。**樻子 蜀椒 毕澄茄 吴茱萸 柏实 鬼箭 沉香 蜜香 丁香 檀香 乌药 必栗香 竹叶 鬼齿**并主中恶邪鬼疰气。**降真香**带之辟邪恶气、宅舍怪异。**安息香**心腹恶气，鬼疰，魍魉，鬼胎，中恶魇寐。常烧之，去鬼来神。妇人夜梦鬼交，烧熏永断。**苏合香**辟恶，杀鬼精物。**詹糖香 樟脑 乳香 阿魏 桦皮脂 樗白皮 干漆 皂荚 桑柴灰 无患子 巴豆 琥珀**并杀鬼精尸疰。**栀子**五尸注病，烧研水服。**乌臼根皮**尸疰中恶，煎入朱砂服。**古厕木**鬼魅传尸，魍魉神祟，烧之。**古榇板**鬼气疰忤，中恶心腹痛，梦悸，常为鬼神祟挠，和桃枝煎酒服，取吐下。**死人枕 桃橛 甑带**煮汁。**铳楔 败芒箔** [水土金石] **粮罂水**并主尸疰鬼气。**半天河水**鬼疰，狂邪气，恍惚妄言。**铸钟黄土 鼢鼠壤土 伏龙肝 釜脐墨 京墨 黑铅 铅丹**并主疰忤邪气。**古镜 铜镜鼻 铁落 朱砂 水银 硫黄 石膏 生银 雄黄 代赭 金牙石 金刚石 砺石 蛇黄 食盐 霹雳砧** [诸虫鳞介] **露蜂房 芜菁 龙骨 龙齿 鼍甲**并主疰病鬼邪。**鲮鲤**五邪惊啼悲伤，妇人鬼魅哭泣。**蛤蚧 鳗鲡 鲛鱼皮 海虾 蟹爪 贝子 牡蛎** [禽兽] **丹雄鸡 黑雌鸡 乌骨鸡 鸡冠血 东门鸡头**并主邪气鬼物疰忤。**鸡卵白**五遁尸气冲心，或牵腰脊，顿吞七枚。**胡燕卵黄 乌鸦 鹊巢**烧服。**白鸭血**并主鬼魅邪气。**鹰肉**食之，去野狐邪魅。**觜、爪**烧灰，水服。**屎白**烧灰，酒服。**牛黄 野猪黄 羊脂 猪脂 白犬血 猪心血 尾血 猪乳 豚卵 羖羊角**烧。**羚羊角及鼻 犀角 鹿角及茸 鹿头 麋头骨 猴头骨 狐头、尾及屎**烧灰，辟邪恶。**五脏**，主狐魅及人见鬼，作羹食。**兔头及皮 猫头骨 猫肉 狸肉及骨 豹肉及鼻 虎肉及骨**取二十六种魅。**爪、牙、皮、屎**同。**象牙 狼牙 熊胆 麝香 灵猫阴 獭肝**鬼疰邪魅，烧末服。**膃肭脐**鬼气尸疰狐魅。**六畜毛、蹄甲 马悬蹄 马屎 狮屎 底野迦 鼠屎 彭侯** [人部] **乱发**尸疰，烧灰服。**头垢 人尿**鬼气疰病，日日服之。**天灵盖**尸疰鬼气。**人胆**。

△琥珀

△露蜂房

有外感，内伤，火郁，虚劳，疟，疮，瘰疬。

[和解] [草部] **甘草**五脏六腑寒热邪气，凡虚而多热者加之。**知母**肾劳，憎寒烦热。**丹参**虚劳寒热。**白头翁**狂易寒热。**胡黄连**小儿寒热。**黄芩**寒热往来，及骨蒸热毒。**柴胡**寒热邪气，推陈至新，去早辰潮热，寒热往来，妇人热入血室。**前胡**伤寒寒热，推陈致新。**白鲜皮**主壮热恶寒。**茅根　大黄**并主血闭寒热。**旋覆花**五脏间寒热。**茵预**寒热如疟。**屋游**浮热在皮肤，往来寒热。**乌韭　龙胆**骨间寒热。**白微**寒热酸痛。**秦艽　当归　芎劳　芍药**并主虚劳寒热。**荆芥　积雪**

寒热

▷茄子

草　紫草　夏枯草　蠡实　芦根　云实　木通　蒲黄　吴蓝　连翘　蛇含　鸭跖草　凌霄花　土瓜根　[菜果] 冬瓜泡汁饮。茄子　马齿苋　苋实　薤白　杏花女子伤中寒热痹。桃毛血瘕寒热。　[木石] 厚朴解利风寒寒热。牡荆　蔓荆并除骨间寒热。冷水服丹石，病发恶寒，冬月淋至百斛，取汗乃愈。松萝　枳实　竹茹　雄黄肝病寒热。石膏中风寒热。滑石胃热寒热。曾青养肝胆，除寒热。石青　石胆　食盐　朴消　矾石　[虫介兽人] 雀瓮　龟甲骨中寒热，或肌体寒热欲死，作汤良。海蛤胸痛寒热。蛤蜊老癖为寒热。贝子温疟寒热，解肌，散结热。龙齿大人骨间寒热。鼍甲伏坚寒热。猪悬蹄甲小儿寒热，烧末乳服。牛黄　人尿。

　　[补中清肺] [草谷] 黄芪虚疾寒热。沙参　黄精　葳蕤　术并除寒热，益气和中。桔梗除寒热，利肺。灯笼草　麦门冬　紫菀　旋花根　黄环　天门冬　白英　忍冬　豌豆　绿豆　赤小豆　秫　百合　山药　[果木] 吴茱萸　椒红　桂利肝肺气，心腹寒热。辛夷五脏身体寒热。沉香诸虚寒热冷痰，同附子煎服。乌药解冷热。桑叶除寒热，出汗。茯苓　酸枣　山茱萸　[石部] 殷蘖瘀血寒热。阳起石　禹余粮　[禽兽] 鹜肪风虚寒热。猯猪头肉寒热。熊脂　鹿角　麋脂。

有阳乘阴者，血热妄行；阴乘阳者，血不归经。血行清道出于鼻，血行浊道出于口。呕血出于肝，吐血出于胃，衄血出于肺。耳血曰衄，眼血曰衄，肤血曰血汗，口鼻并出曰脑衄，九窍俱出曰大衄。

[逐瘀散滞] [草部] **大黄**下瘀血血闭。心气不足，吐血衄血，胸胁刺胀，同芩、连煎服。亦单为散，水煎服。**甘遂　芫花　大戟**吐血痰涎，血不止者，服此下行即止。**杜衡**吐血有瘀，用此吐之。**红蓝花　郁金**破血。为末，井水服，止吐血。**茜根**活血行血。为末，水煎服，止吐衄诸血。或加黑豆、甘草丸服。同艾叶、乌梅丸服。**剪草**一切失血，为末和蜜，九蒸九晒服。**三七**吐衄诸血，米泔服三钱。**蓖麻叶**涂油炙，熨囟上，止衄。**三棱**末，醋调涂五椎上，止衄。

[菜] **麻油**衄血，注鼻，能散血。醋衄血，和胡粉服，仍和土敷阴囊上。**韭汁**止吐血。和童尿服，消胃脘瘀血。**葱汁**散血。塞鼻，止衄。**蔓菁汁**止吐血。**莱菔汁**止吐血大衄，仍注鼻中。**桑耳**塞鼻，止衄。[果木] **栗楔**破血。烧服，止吐衄。壳亦可。**荷叶**破恶血，留好血。口鼻诸血，生者擂汁服，干者末服，或烧服，或加蒲黄。**藕汁**散瘀血，止口鼻诸血。亦注鼻止衄。**桃仁**破瘀血血闭。**桃枭**破血。止吐血，诸药不效，烧服。**榴花**散血。为末服，止吐衄。同黄葵花煎服，或为末服，亦塞鼻止衄。**干柿**脾之果，消宿血，治吐血咯血。**棕灰**消瘀血。止吐衄诸血，水服。**血竭**吹鼻，止衄。**山茶**吐衄，为末，酒入童尿服。**胡颓子根**吐血，煎水服。**蕤核**衄血。**枫香**吐衄，为末水服，或加蛤粉，或加绵灰。**椰子皮**止衄。**苏木**　[服器] **红绵灰**水服。**黄丝绢灰**水服。**白纸灰**水服，止吐衄，效不可言。**麻纸灰　藤纸灰**入麝香，酒服，止衄血。**屏风故纸灰**酒服，止衄。**败船茹**止吐血。[土石] **白垩土**衄血，水服二钱，除根。**伏龙肝**水淘汁，入蜜服，止吐血。**金墨**吐衄，磨汁服。**铛墨**炒过，水服二钱，止吐衄诸血。**百草霜**水服，并吹鼻止衄。**白瓷器**末吐血，皂角仁汤服二钱。衄血，吹鼻。**地龙粪**吐血，水服二钱。**花乳石**能化血为水，主诸血。凡喷血出升斗者，煅研，童尿入酒服三五钱。**金星石**主肺损吐血嗽血。

△郁金

石灰散瘀血。凡卒吐血者，刀头上烧研，水服三钱。**白矾**吹鼻，止衄。**硇砂**衄血不止，水服二钱。**食盐**散血。**戎盐**主吐血。**芒消**下瘀血。**珊瑚**吹鼻，止衄。[虫鳞] **蚕退纸**灰吐血不止，蜜丸含咽。**蜻蟳**主吐血在胸腹不出。**蜘蛛网**卒吐血者，米饮吞一团。**露蜂房**主吐衄血。**蜗牛**焙研，同乌贼骨吹鼻，止衄。**虻虫** **水蛭** **五倍子**末水服，并吹鼻，止衄。**壁钱窠**塞鼻，止衄。**龙骨**服，止吐血；吹鼻，止衄；吹耳，止衄。**鲤鱼鳞**灰散血。

衄不止，水服二钱。**乌贼骨**末服，治卒吐血；吹鼻，止衄。**鳔胶**散瘀血，止呕血。**鳝血**滴鼻，止衄。**胆**滴耳，止衄。[禽兽] **五灵脂**吐血，同芦荟丸服。同黄芪末，水服。**鸡屎白** **老鸱骨** **驼屎灰** **骡屎灰** **马悬蹄灰** **牛骨灰** **猬皮灰**并吹鼻止衄。**白马通**服汁，塞鼻，并止吐衄。**牛耳垢**塞鼻，止衄。**黄明胶**贴山根，止衄。炙研，同新绵灰饮服，止吐血。[人部] **发灰**散瘀血。止上下诸血，并水服方寸匕，日三。吹鼻，止衄。**人尿**止吐衄，姜汁和服，降火散瘀血，服此者十无一死。**吐出血**炒黑研末，麦门冬汤服三分，以导血归源。**衄血**接取点目角，并烧灰水服一钱。**人爪甲**刮末吹鼻，止衄妙。

△荷叶

[滋阴抑阳] [草部] **生地黄**凉血生血。治心肺损，吐血衄血，取汁和童尿煎，入白胶服。心热吐衄，取汁和大黄末丸服。同地龙、薄荷末，服之。**紫参**唾血衄衄。同人参、阿胶末服，止吐血。**丹参**破宿血，生新血。**地榆**止吐衄，米醋煎服。**牡丹皮**和血，生血，凉血。**当归**头止血，身和血，尾破血。衄血不止，末服一钱。**芎䓖**破宿血，养新血，治吐衄诸血。**芍药**散恶血，逐贼血，平肝助脾。太阳衄衄不止，赤芍药为末，服二钱。咯血，入犀角汁。**黄芩**诸失血。积热吐衄，为末水煎服。**黄连**吐衄不止，水煎服。**胡黄连**吐衄，同生地黄、猪胆汁丸服。**黄药子**凉血降火。吐血，水煎服。衄血，磨汁服，或末服。**白药子**烧服。**蒲黄** **青黛**水服。**蓝汁** **车前子** **大小蓟汁。马兰** **泽兰** **水苏**煎或末。**紫苏**熬膏。**薄荷** **青蒿汁。青葙汁。马蔺子** **阴地厥** **鳢肠汁。蘘荷根汁。生葛汁。浮萍末。桑花**末。**船底苔**煎。**土马骏**并止吐血衄血。**荆芥**吐血，末服。口鼻出血，烧服。九窍出血，酒服。**茅根汁**或末。**茅针** **茅花** **金丝草** **白鸡冠花**并主吐血衄血。**屋上败茅**浸酒。**地菘**末。**龙葵**同人参末。**螺厣草**擂酒，并止吐血。**苍耳汁。贯众末。黄葵子末。王不留行**煎。**萱根汁。决明末。龙鳞薜荔**末。**垣衣汁。屋游**末服，并止衄血。**地肤**九窍出血，同栀子、甘草、生姜、大枣、灯草，水煎服。**麦门冬**吐衄不止，杵汁和蜜服，或同地黄煎服，即止。**马勃**积热吐血，沙糖丸服。妊娠吐血，米饮和服。[谷菜] **小麦**止唾血。浙泔饮，止吐血。**麦面**水服，止吐衄。**粟米粉**绞汁，止衄。**翻白草**吐血，煎服。[果木] **莲花**酒服末，止损血。**柏叶**煎、丸、散、汁，止吐衄诸血。**栀子**清胃脘血，止衄。**桑叶**末。**地骨皮**煎服，并主吐血。**柳絮**末服，止吐咯血。**槐花**末服，主吐唾咯血。同乌贼骨，吹衄血。**楮叶汁。黄蘖**末。**榭若**末。**竹叶** **竹茹**并主吐血衄血。**荆叶**九窍出血，杵汁入酒服。[金石] **朱砂**同蛤粉

△地榆

△紫苏

酒服，主诸般吐血。滑石水服。铅霜水服。胡粉炒醋。黄丹水服。玄明粉水服。水银并主热衄。[介兽] 螺蛳服汁，主黄疸吐血。蛤粉同槐花末，水服。犬胆并止衄血。犀角汁，止积热吐衄。[人部] 人中白入麝，酒服，止衄。人中黄末服，主呕血。烧灰，吹鼻衄。

[理气导血] [草木] 香附童尿调末服，或同乌药、甘草煎服。桔梗末。箬叶灰。乌药 沉香并止吐血衄血。防风上部见血须用。白芷破宿血，补新血。涂山根，止衄。半夏散瘀血。天南星散血，末服。贝母末。芦荻皮灰。栝楼灰。榧子末服，并主吐血。石菖蒲肺损吐血，同面，水服。芎䓖同香附末服，主头风即衄。灯心草末。香薷末。谷精草末。枇杷叶末。玄胡索塞耳。并止衄。[服器] 折弓弦口鼻大衄，烧灰同白矾吹之。

[调中补虚] [草谷] 人参补气生血，吐血后煎服一两。内伤，血出如涌泉，同荆芥灰、蒸柏叶、白面水服。黄芪逐五脏恶血。同紫萍末服，止吐血。甘草养血补血，主唾脓血。白及羊肺蘸食，主肺损吐血。水服，止衄。百合汁，和蜜蒸食，主肺病吐血。稻米末服，止吐衄。萆薢叶香油炒食。饴糖 白扁豆 白术 [石部] 钟乳粉 五色石脂 代赭石并主虚劳吐血。灵砂暴惊九窍出血，人参汤服三十粒。[介兽] 鳖甲 蛤蚧 淡菜 阿胶 白狗血热饮。鹿角胶并主虚损吐血。水牛脑劳伤吐血，同杏仁、胡桃、白蜜、麻油熬干，末服。羊血热饮，主衄血经月。酥酪 醍醐灌鼻，止涕血。

[从治] 附子阳虚吐血，同地黄、山药丸服。益智子热伤心系吐血，同丹砂、青皮、麝香末服。桂心水服。干姜童尿服。并主阴乘阳吐血衄血。艾叶服汁，止吐衄。姜汁服汁，仍滴鼻。芥子涂囟。葫蒜贴足心。并主衄血。又服蒜汁，止吐血。

[外迎] 冷水耳目鼻血不止，以水浸足、贴囟、贴顶、噀面、薄胸皆宜。

△金丝草

△决明子

齿衄

▷苦参

有阳明风热，湿热，肾虚。

[除热] 防风 羌活 生苄 黄连。

[清补] 人参齿缝出血成条，同茯苓、麦门冬煎服，奇效。上盛下虚，服凉药益甚者，六味地黄丸、黑锡丹。

[外治] 香附姜汁炒研，或同青盐、百草霜。蒲黄炒焦。苦参同枯矾。骨碎补炒焦。丝瓜藤灰。寒水石同朱砂、甘草、片脑。五倍子烧。地龙同矾、麝。紫钷 枯矾 百草霜并揩掺。麦门冬 屋游 地骨皮 苦竹叶 盐并煎水漱。童尿热漱。蜀椒 苦竹茹并煎醋漱。蟾酥按。铁钉烧烙。

△骨碎补

血汗

▷荏草

即肌衄，又名脉溢，血自毛孔出。心主血，又主汗，极虚有火也。

[内治] **人参**气散血虚，红汗污衣，同归、芪诸药煎服。又建中汤、辰砂、妙香散皆宜。抓伤血络，血出不止，以一两煎服。**葎草**产妇大喜，汗出赤色污衣，喜则气出也。捣汁一升，入醋一合，时服一杯。**黄芩**灸疮血出不止，酒炒末下。**生姜汁**毛窍节次血出，不出则皮胀如鼓，须臾口目皆胀合，名脉溢，以水和汁各半服。**郁李仁**鹅梨汁调末服，止血汗。**朱砂**血汗，入麝，水服。**人中白**血从肤腠出，入麝，酒服二钱。**水银**毛孔出血，同朱砂、麝香服。**黄犊脐中屎**九窍四肢指歧间血出，乃暴怒所致，烧末水服方寸匕，日五次。

[外治] **旱莲**傅灸疮血出不止。**蜣螂灰**同上。**粪桶箍**烧傅搔痒血出不止。**五灵脂**掺抓痣血出不止。**男子胎发**医毛孔血出。**煮酒瓶上纸**同上。

咳嗽血

△地黄

△五味子

咳血出于肺，嗽血出于脾，咯血出于心，唾血出于肾。有火郁，有虚劳。

[火郁] 麦门冬　片黄芩　桔梗　生地黄　金丝草　茅根　贝母　姜黄　牡丹皮　芎䓖　白芍药　大青　香附子　茜根　丹参　知母　荷叶末。藕汁　桃仁　柿霜　干柿入脾肺，消宿血、咯血、痰涎血。杏仁肺热咳血，同青黛、黄蜡作饼，干柿夹煨，日食。水苏研末饮服。紫菀同五味子蜜丸服，并治吐血后咳。白前久咳唾血，同桔梗、甘草、桑白皮煎服。荆芥穗喉脘痰血，同甘、桔煎服。蒲黄　桑白皮　茯神　柳絮末。韭汁，和童尿。生姜蘸百草霜。黄檗　槐花末服。槲若水煎。发灰　童尿并主咳咯唾血。栀子炒焦，清胃脘血。诃子火郁嗽血。乌鸦劳嗽吐血。

[虚劳] 人参　地黄　百合　紫菀　白及　黄芪　五味子　阿胶　白胶　酥酪　黄明胶肺损嗽血，炙研汤服。猪胰一切肺病，咳唾脓血。猪肺肺虚咳血，蘸薏苡仁末食。猪心心虚咯血，包沉香、半夏末，煨食。乌贼骨女子血枯，伤肝唾血。

诸汗

有气虚，血虚，风热，湿热。

[气虚] [草部] **黄芪**泄邪火，益元气，实皮毛。**人参**一切虚汗，同当归、猪肾煮食，止怔忡自汗。**白术**末服，或同小麦煎服，止自汗。同黄芪、石斛、牡蛎末服，主脾虚自汗。**麻黄根**止诸汗必用，或末，或煎，或外扑。**葳蕤** **知母** **地榆**并止自汗。**附子**亡阳自汗。**艾叶**盗汗，同茯神、乌梅煎服。**何首乌**贴脐。**郁金**涂乳。**粳米粉**外扑。**麻勃**中风汗出。**糯米**同麦麸炒，末服。**韭根**四十九根煎服，止盗汗。[果木] **酸枣仁**睡中汗出，同参、苓末服。**茯神**虚汗盗汗，乌梅汤服。血虚心头出汗，艾汤调服。**柏实**养心止汗。**桂**主表虚自汗。**杜仲**产后虚汗，同牡蛎服。**吴茱萸**产后盗汗恶寒。**雷丸**同胡粉扑。[虫介鳞禽兽] **五倍子**同荞麦粉作饼，煨食，仍以唾和填脐中。**牡蛎粉**气虚盗汗，同杜仲酒服。虚劳盗汗，同黄芪、麻黄根煎服。产后盗汗，麸炒研，猪肉汁服。阴汗，同蛇床子、干姜、麻黄根扑之。**龙骨**止夜卧惊汗。**黄雌鸡**伤寒后虚汗，同麻黄根煮汁，入肉苁蓉、牡蛎粉煎服。**猪肝**脾虚，食即汗出，为丸服。**羊胃**作羹食。**牛羊脂**酒服，止卒汗。

[血虚] [草兽] **当归** **地黄** **白芍药** **猪膏**产后虚汗，同姜汁、蜜、酒煎服。**猪心**心虚自汗，同参、归煮食。**肾**产后汗蓐劳，煮粥臛食。

[风热] [草部] **防风**止盗汗，同人参、芎藭末服。自汗，为末，麦汤服。**白芷**盗汗，同朱砂服。**荆芥**冷风出汗，煮汁服。**龙胆**男女小儿及伤寒一切盗汗，为末酒服，或加防风。**黄连**降心火，止汗。**胡黄连**小儿自汗。**麦门冬** [谷菜] **小麦** **浮麦** **麦面**盗汗，作丸煮食。**豉**盗汗，熬末酒服。**蒸饼**每夜食一枚，止自汗盗汗。**黄蒸** **米醋**并止黄汗。**胡瓜**小儿出汗，同黄连、胡黄连、黄檗、大黄诸药，丸服。[果木] **桃枭**止盗汗，同霜梅、葱白、灯心等煎服。**椒目**盗汗，炒研，猪唇汤服。**盐麸子**收汗。**经霜桑叶**除寒热盗汗，末服。**竹沥**产后虚汗，热服。[服器] **败蒲扇**灰水服并扑。**甑蔽**灰水服。**死人席**灰煮浴。**五色帛**拭盗汗，乃弃之。

△何首乌

△杜仲

△防风

△白芷

怔忡

血虚，有火，有痰。

[养血清神][草木] **人参**同当归末，猪肾煮食。**当归　地黄　黄芪　远志　黄芩　黄连**泻心火，去心窍恶血。**巴戟天**益气，去心痰。**香附**忧愁心忪，少气疲瘦。**牡丹皮**主神不足，泄包络火。**麦门冬　茯神　茯苓　酸枣　柏实**安魂定魄，益智宁神。

酸枣

心虚，兼痰，兼火。

[补虚] [草木] **甘草**安魂魄，泻火养血，主健忘。**人参**开心益智，令人不忘，同猪肪炼过，酒服。**远志**定心肾气，益智慧不忘，为末。酒服。**石菖蒲**开心孔，通九窍，久服不忘不惑，为末，酒下。**仙茅**久服通神，强记聪明。**淫羊藿**益气强志，老人昏耄，中年健忘。**丹参 当归 地黄**并养血安神定志。**预知子**心气不足，恍惚错忘，怔悸烦郁，同人参、菖蒲、山药、黄精等，为丸服。[谷菜果木] **麻勃**主健忘。七夕日收一升，同人参二两为末，蒸熟，每卧服一刀圭，能尽知四方事。**山药**镇心神，安魂魄，主健忘，开达心孔，多记事。**龙眼**安志强魂，主思虑伤脾，健忘怔忡，自汗惊悸，归脾汤用之。**莲实**清心宁神，末服。**乳香**心神不足，水火不济，健忘惊悸，同沉香、茯神丸服。**茯神 茯苓 柏实 酸枣** [鳞兽] **白龙骨**健忘，同远志末，汤服。**龙骨**同龙骨、远志，末服。**六畜心**心昏多忘，研末酒服。

△仙茅

△丹参

[痰热] [草果] **黄连**降心火，令人不忘。**玄参**补肾止忘。**麦门冬　牡丹皮　柴胡　木通**通利诸经脉壅寒热之气，令人不忘。**商陆花**人心昏塞，多忘喜误，为末，夜服。梦中亦醒悟也。**桃枝**作枕及刻人佩之，主健忘。[金石兽] 旧**铁铧**心虚恍惚健忘，火烧淬酒浸水，日服。**铁华粉　金薄　银薄　银膏　朱砂　空青　白石英**心脏风热，惊悸善忘，化痰安神，同朱砂为末服。**牛黄**除痰热健忘。

△牡丹皮

健忘

惊悸

有火，有痰，兼虚。

[清镇] [草谷] 黄连泻心肝火，去心窍恶血，止惊悸。麦门冬　远志　丹参　牡丹皮　玄参　知母并定心，安魂魄，止惊悸。甘草惊悸烦闷，安魂魄。伤寒心悸脉代，煎服。半夏心下悸忪，同麻黄丸服。天南星心胆被惊，神不守舍，恍惚健忘，妄言妄见。同朱砂、琥珀丸服。柴胡除烦止惊，平肝胆包络相火。龙胆退肝胆邪热，止惊悸。芍药泻肝，除烦热惊狂。人参　黄芪　白及　胡麻　[菜木] 山药　淡竹沥　黄檗　柏实　茯神　茯苓　乳香　没药　血竭　酸枣仁　厚朴　震烧木火惊失志，煮汁服。[金石] 霹雳砧大惊失心恍惚，安神定志。天子藉田犁下土惊悸颠邪，水服。金屑　银屑　生银　朱砂银　朱砂银膏　自然铜　铅霜　黄丹　铁精　铁粉　紫石英煮汁。雄黄　玻璃　白石英　五色石脂　[鳞介禽兽] 龙骨　龙齿　夜明沙　鼍甲　牛黄　羚羊角　虎睛、骨、胆　羖羊角　象牙　麝脐香　犀角　醍醐并镇心平肝，除惊悸。猪心除惊补血，产后惊悸，煮食。猪心血同青黛、朱砂丸服，治心病邪热。猪肾心肾虚损，同参、归煮食。六畜心心虚作痛，惊悸恐惑。震肉因惊失心，作脯食。[人部] 人魄磨水服，定惊悸狂走。

△芍药

△龙血树

狂惑

有火，有痰，及畜血。

[清镇] [草部] 黄连　蓝汁　麦门冬　荠苨　茵陈　海金沙并主伤寒发狂。葳蕤　紫参　白头翁并主狂疟。白微暴中风热，忽忽不知人，狂惑邪气。白鲜皮腹中大热饮水，欲走发狂。龙胆伤寒发狂，为末，入鸡子清、生蜜，凉水服。撒法郎即番红花，水浸服，主伤寒发狂。葛根　栝楼根　大黄热病谵狂，为散服。攀倒甑汁主风热狂躁，服。苦参热病发狂，不避水火，蜜丸服。麦门冬　芍药　景天　鸭跖草并主热狂。葶苈卒发狂，白犬血丸服。郁金失血颠狂，同明矾丸服。莨菪子　防葵并主颠狂，多服令人狂走。
[谷菜] 麦苗汁，主时疾狂热。麦奴阳毒热狂大渴。葱白天行热狂。百合颠邪狂叫涕泣。淡竹笋热狂有痰。
[果木] 瓜蒂热水服，取吐。甘蔗天行热狂，腊月瓶封粪坑中，绞汁服。苦枣　桃花　楝实　淡竹叶并主热狂。竹沥痰在胸膈，使人颠狂。小儿狂语，夜后便发，每服二合。栀子蓄热狂躁，同豉煎服，取吐。桐木皮吐下。雷丸颠痫狂走。栾花诸风狂痉。经死绳灰卒发狂，水服。[水土金石] 半天河鬼狂。腊雪热狂。伏龙肝狂颠风邪，水服。釜墨　百草霜并阳毒发狂。

△白薇

△淡竹叶

车脂中风发狂，醋服一团。**朱砂**颠痫狂乱，猪心煮过，同茯神丸服。产后败血入心，狂颠见祟，为末，地龙滚过，酒服。**寒水石**伤寒发狂，逾垣上屋，同黄连末服。**玄明粉**伤寒发狂，同朱砂服。**粉霜**伤寒积热，及风热生惊如狂，同铅霜、轻粉、白面，作丸服。**玄精石　菩萨石　雄黄**并热狂。**铁落**平肝去怯，善怒发狂，为饮服，下痰气。**铁甲**忧结善怒，狂易。**铁浆**发热狂走。**银屑　银膏　金屑**　[鳞介]**龙齿**并镇神，定狂热。**文鳐**食之已狂。**贝子　玳瑁**并主伤寒热狂。[虫禽]**蚕退纸**灰颠狂邪祟，狂走悲泣自高，酒服一匕。**白雄鸡**颠邪狂妄，自贤自圣，作羹粥食。惊愤邪僻，志气错越，入真珠、薤白煮食。**鸡子**天行热疾狂走，生吞一枚。**鸥**燥渴狂邪，五味腌食。**鹊巢**灰服，主颠狂。**凤凰台**磨水服，主热狂。[兽]**羚羊角**惊梦狂越僻谬，平肝安魂。**犀角**时疾热毒入心，狂言妄语，镇肝退热，消痰解毒。**牛黄　犛牛黄**并惊。**驴脂**狂颠，和乌梅丸服。**驴肉**风狂忧愁不乐，安心止烦，煮食，或作粥食之。**六畜毛、蹄甲**颠狂妄走。**貒猪肉**狂病久不愈。**白犬血**热病发狂，见鬼垂死，热贴胸上。**狗肝**心风发狂，擦消石、黄丹，煮嚼。**灵猫阴**狂邪鬼神，镇心安神。**人中黄**热病发狂如见鬼，久不得汗，及不知人，煅研水服。**人屎**时行大热狂走，水服。**人尿**血闷热狂。**人魄**磨水服，定惊悸颠狂。**胞衣水**诸热毒狂言。**紫河车**煮食，主失心风，耳塞颠狂鬼神。

烦躁

▷酸浆

肺主烦，肾主燥。有痰，有火，有虫厥。

[清镇][草部]黄连　黄芩　麦门冬　知母　贝母　车前子　丹参　玄参　甘草　柴胡　甘蕉根　白前　葳蕤　龙胆草　防风　蠡实　芍药　地黄　五味子　酸浆　青黛　栝楼子　葛根　菖蒲　菰笋　萱根　土瓜根　王不留行并主热烦。海苔研饮，止烦闷。胡黄连主心烦热，米饮末服。牛蒡根服汁，止热攻心烦。款冬花润心肺，除烦。白术烦闷，煎服。苎麻　蒲黄并止产后心烦。[谷菜]小麦　糯米泔　淅二泔　赤小豆　豉　麸　糵米　酱汁　米醋　芋　堇　水芹菜　白菘菜　淡竹笋　壶卢　冬瓜　越瓜　[果木]西瓜　甜瓜　乌梅及核仁　李根白皮　杏仁　大枣　榅桲　椑柿　荔枝　巴旦杏　橄榄　波罗蜜　梨汁　枳椇　葡萄　甘蔗　刺蜜　都咸子　都桷子　藕　荷叶　芰茎　猴桃　竹沥　竹叶　淡竹叶　楝实　厚朴　黄栌　卢会　栀子　荆沥　猪苓　酸枣仁　胡桐泪　茯神　茯苓　槐子大热心烦，烧研酒服。黄檗　[金石]铅霜　不灰木　真玉　禹余粮　滑石煎汁煮粥。五色石脂　朱砂　理石　凝水石　石膏　玄明粉　石碱　甜消　[鳞介]龙骨　文蛤　真珠合知母服。蛏肉　[禽兽]抱出鸡子壳小儿烦满欲死，烧末酒服。鸡子白　诸畜血　驴肉　羚羊角并主热烦。犀角磨汁服，镇心，解大热，风毒攻心，毗耗热闷。水羊角灰气逆烦满，水服。白犬骨灰产后烦懑，水服。

△荔枝

不眠

有心虚，胆虚，兼火。

[清热] [草部] 灯心草夜不合眼，煎汤代茶。半夏阳盛阴虚，目不得瞑，同秫米，煎以千里流水，炊以苇火，饮之即得卧。地黄助心胆气。麦门冬除心肺热，安魂魄。[谷菜] 秫米 大豆日夜不眠，以新布火炙熨目，并蒸豆枕之。干姜虚劳不眠，研末二钱，汤服取汗。苦竹笋 睡菜 蕨菜 马蕲子 [果木] 乌梅 榔榆并令人得睡。榆荚仁作糜羹食，令人多睡。蕤核熟用。酸枣胆虚烦心不得眠，炒熟为末，竹叶汤下，或加人参、茯苓、白术、甘草，煎服。或加人参、辰砂、乳香，丸服。大枣烦闷不眠，同葱白煎服。木槿叶炒煎饮服，令人得眠。郁李仁因悸不得眠，为末酒服。松萝去痰热，令人得睡。乳香治不眠，入心活血。茯神 知母 牡丹皮 [金石] 生银 紫石英 朱砂 [虫禽兽] 蜂蜜 白鸭煮汁。马头骨灰胆虚不眠，同乳香、酸枣，末服。

△酸枣仁

多眠

▷木通

脾虚，兼湿热，风热。

[脾湿][草木] 木通脾病，常欲眠。术　葳蕤　黄芪　人参　沙参　土茯苓　茯苓　荆沥　南烛并主好睡。蕤核生用治足睡。花构叶人耽睡，晒研汤服，日二。[鳞禽] 龙骨主多寐泄精。鸤鸠安神定志，令人少睡。

[风热][草部] 苦参　营实并除有热好眠。甘蓝及子久食益心力，治人多睡。龙葵　酸浆并令人少睡。当归　地黄并主脾气痿躄嗜卧。苍耳　白微风温灼热多眠。白苣　苦苣 [果木] 茶治风热昏愦，多睡不醒。皋卢除烦消痰，令人不睡。酸枣胆热好眠，生研汤服。枣叶生煎饮。[兽部] 马头骨灰胆热多眠，烧灰水服，日三夜一。亦作枕。又同朱砂、铁粉、龙胆，丸服。

主治第三卷

多眠

消渴

上消少食，中消多食，下消小便如膏油。

[生津润燥] [草部] 栝楼根为消渴要药，煎汤、作粉、熬膏皆良。黄栝楼酒洗熬膏，白矾丸服。王瓜子食后嚼二三两。王瓜根　生葛根煮服。白芍药同甘草煎服，日三，渴十年者亦愈。兰叶生津止渴，除陈气。芭蕉根汁日饮。牛蒡子　葵根消渴，小便不利，煎服；消中尿多，亦煎服。甘藤汁　大瓠藤汁　[谷菜] 菰米煮汁。青粱米　粟米　麻子仁煮汁。沤麻汁　菠薐根同鸡内金末，米饮日服，治日饮水一石者。出了子萝卜杵汁饮，或为末，日服，止渴润燥。蔓菁根　竹笋　生姜鲫鱼胆和丸服。[果木] 乌梅止渴生津，微研水煎，入豉再煎服。椑柿止烦渴。君迁子　李根白皮　山矾　[石虫介] 矾石　五倍子生津止渴，为末，水服，日三。百药煎　海蛤　魁蛤　蛤蜊　真珠　牡蛎煅研，鲫鱼汤服，二三服即止。[禽兽] 烊鸡汤澄清饮，不过三只。烊猪汤澄清日饮。酥酪　牛羊乳　驴马乳。

△芭蕉

[降火清金] [草部] 麦门冬心肺有热，同黄连丸服。天门冬　黄连三消，或酒煮，或猪肚蒸，或冬瓜汁浸，为丸服。小便如油者，同栝楼根丸服。浮萍捣汁服，同栝楼根丸服。葎草虚热渴，杵汁服。紫葛产后烦渴，煎水服。凌霄花水煎。泽泻　白药　贝母　白英　沙参　荠苨　茅根煎水。茅针　芦根　菰根　凫葵　水频　水莼　水藻　陟厘　菰草　灯心草　苎根　苦杖　紫菀　荭草　白芷风邪久渴。款冬花消渴喘息。苏子消渴变水，同萝卜末，桑白皮汤，日三服，水从小便出。燕蓐草烧灰，同牡蛎、羊肺为末。[谷菜] 小麦作粥饭食。麦麸止烦渴。薏苡仁煮汁。乌豆置牛胆百日，吞之。大豆苗酥炙末服。赤小豆煮汁。腐婢　绿豆煮汁。豌豆淡煮。冬瓜利小便，止消渴，杵汁饮。干瓢煎汁。苗、叶、子俱良。[果木] 梨汁　庵罗果煎饮。林檎　芰实　西瓜　甘蔗　乌芋　黄檗止消渴，尿多能食，煮汁服。桑白皮煮汁。地骨皮　荆沥　竹沥日饮。竹叶　茯苓上盛下虚，火炎水涸，消渴，同黄连等分，天花粉糊丸服。猪苓　[服器] 故麻鞋底煮汁服。井索头灰水服。黄绢煮汁。[水石] 新汲水　腊雪水　夏冰　甘露　醴泉　乌古瓦煮汁。黑铅同水银结如泥，含豆许咽汁。铅白霜同枯矾丸噙。黄丹新水服一钱。密陀僧同黄连丸服。锡吝脂主三焦消渴。滑石　石膏　长石　无名异同黄连丸服。朱砂主烦渴。凝水石　卤碱　汤瓶碱粟米和丸，人参汤，每服二十丸。同葛根、水萍煎服。同菝葜、乌梅末煎服。浮石煮汁服。同青黛、麝香服。同蛤粉、蝉蜕末，鲫鱼胆调服。[虫介兽] 石燕煮汁服，治久患消渴。蚕茧煮汁饮。蚕蛹煎酒服。晚蚕沙焙研，冷水服二钱，不过数服。缲丝汤　雪蚕　蜗牛浸水饮，亦生研汁。田螺浸水饮。蜗螺　蚬浸水饮。海月　猪脬烧研，酒服。雄猪胆同定粉丸服。牛胆除心腹热渴。

△君迁子

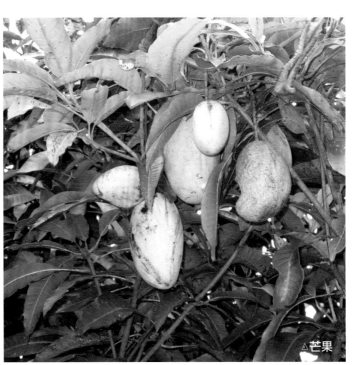

△芒果

[补虚滋阴] [草部] 地黄 知母 葳蕤止烦渴，煎汁饮。人参生津液，止消渴，为末，鸡子清调服。同栝楼根，丸服。同粉草、猪胆汁，丸服。同葛粉、蜜，熬膏服。黄芪诸虚发渴，生痈或痈后作渴，同粉草半生半炙末服。香附消渴累年，同茯苓末。日服。牛膝下虚消渴，地黄汁浸曝，为丸服。五味子生津补肾。菟丝子煎饮。蔷薇根水煎。菝葜同乌梅煎服。覆盆子 悬钩子 [谷菜果木] 糯米粉作糜一斗食，或绞汁和蜜服。糯谷炒取花，同桑白皮煎饮，治三消。稻穰心灰浸汁服。白扁豆栝楼根汁和丸服。韭菜淡煮，吃至十斤效。藕汁 椰子浆 栗壳煮汁服。枸杞 桑椹单食。松脂 [石鳞禽兽] 矾石 石钟乳 蛤蚧 鲤鱼 嘉鱼 鲫鱼酿茶煨食，不过数枚。鹅煮汁。白雄鸡 黄雌鸡煮汁。野鸡煮汁。白鸽切片，同土苏煎汁，咽之。雄鹊肉 白鸥肉主躁渴狂邪。雄猪肚煮汁饮。仲景方：黄连、知母、麦门冬、栝楼根、粱米同蒸，丸服。猪脊骨同甘草、木香、石莲、大枣，煎服。猪肾 羊肾下虚消渴。羊肚胃虚消渴。羊肺 羊肉同瓠子、姜汁、白面，煮食。牛胃 牛髓 牛脂同栝楼汁，熬膏服。牛脑 水牛肉 牛鼻同石燕，煮汁服。兔及头骨煮汁服。鹿头煮汁服。

[杀虫] [木石] 苦楝根皮消渴有虫，煎水入麝香服，人所不知。研末，同茴香末服。烟胶同生姜浸水，日饮。水银主消渴烦热，同铅结砂，入酥炙皂角、麝香，末服。雌黄肾消尿数，同盐炒干姜，丸服。[鳞禽] 鳝头 鳅鱼烧研，同薄荷叶，新水服二钱。鲫鱼胆 鸡肠 鸡内金膈消饮水，同栝楼根炒为末，糊丸服。五灵脂同黑豆末，每服三钱，冬瓜皮汤下。[兽人] 犬胆止渴杀虫。牛粪绞汁服。麝香饮酒食果物成渴者，研末酒丸，以枳椇子汤下。牛鼻拳煮汁饮，或烧灰酒服。众人溺坑水服之。

△韭菜

遗精梦泄

有心虚，肾虚，湿热，脱精。

[心虚] [草木果石] 远志 小草 益智 石菖蒲 柏子仁 人参 菟丝子思虑伤心，遗沥梦遗，同茯苓、石莲丸服。又主茎寒精自出，溺有余沥。茯苓阳虚有余沥，梦遗，黄蜡丸服。心肾不交，同赤茯苓熬膏，丸服。莲须清心，通肾，固精。莲子心止遗精，入辰砂末服。石莲肉同龙骨、益智等分末服。酒浸，猪肚丸，名水芝丹。厚朴心脾不调，遗沥，同茯苓，酒、水煎服。朱砂心虚遗精，入猪心煮食。紫石英。

△益智

△菟丝子

[肾虚] [草菜] **巴戟天**夜梦鬼交精泄。**肉苁蓉**茎中寒热痛，泄精遗沥。**山药**益肾气，止泄精，为末酒服。**补骨脂**主骨髓伤败，肾冷精流，同青盐末服。**五味子**肾虚遗精，熬膏日服。**石龙芮**补阴气不足，失精茎冷。**葳蕤　蒺藜　狗脊**固精强骨，益男子，同远志、茯神、当归丸服。**益智仁**梦泄，同乌药、山药丸服。**木莲**惊悸遗精，同白牵牛末服。**覆盆子　韭子**宜肾壮阳，止泄精。为末酒服，止虚劳梦泄，亦醋煮丸服。**茖葱子　葱实** [果木] **胡桃**房劳伤肾，口渴精溢自出，大便燥，小便或赤或利，同附子、茯苓丸服。**芡实**益肾固精，同茯苓、石莲、秋石丸服。**樱桃　金樱子**固精，熬膏服，或加芡实丸，或加缩砂丸服。**柘白皮**劳损梦交泄精，同桑白皮煮酒服。**乳香**卧时含枣许嚼咽，止梦遗。**棘刺**阴痿精自出，补肾益精。**沉香**男子精冷遗失，补命门。**安息香**男子夜梦鬼交遗失。**杜仲　枸杞子　山茱萸** [金石] **石硫黄　五石脂　赤石脂**小便精出，大便寒滑，干姜、胡椒丸服。**石钟乳**止精壮阳，浸酒日饮。**阳起石**精滑不禁，大便溏泄，同钟乳、附子丸服。 [虫鳞] **桑螵蛸**男子虚损，昼寐泄精，同龙骨末服。**晚蚕蛾**止遗精白浊，焙研丸服。**九肋鳖甲**阴虚梦泄，烧末酒服。**龙骨**多寐泄精，小便泄精，同远志丸服，亦同韭子末服。**紫稍花** [禽兽] **鸡膍胵　黄雌鸡　乌骨鸡**遗精白浊，同白果、莲肉、胡椒煮食。**鹿茸**男子腰肾虚冷，夜梦鬼交，精溢自出，空心酒服方寸匕，亦煮酒饮。**鹿角**水磨服，止脱精梦遗。酒服，主妇人梦与鬼交，鬼精自出。**白胶**虚遗，酒服。**阿胶**肾虚失精，酒服。**猪肾**肾虚遗精，入附子末，煨食。**狗头骨皮**梦遗，酒服。**獐肉** [人部] **秋石**。

△芡实

△阳起石

[湿热] [草木] **半夏**肾气闭，精无管摄妄遗，与下虚不同，用猪苓炒过，同牡蛎丸服。**薰草**梦遗，同参、术等药煮服。**车前草**服汁。**续断　漏芦　泽泻　苏子**梦中失精，炒研服。**黄檗**积热心忪梦遗，入片脑丸服。**龙脑　五加皮** [金介] **铁锈**内热遗精，冷水服一钱。**牡蛎粉**梦遗便溏，醋糊丸服。**蛤蜊粉　烂蚬壳　田螺壳　真珠**并止遗精。

赤白浊

赤属血，白属气。有湿热，有虚损。

[湿热] [草谷菜] 猪苓行湿热，同半夏末酒煮，羊卵丸服。半夏猪苓炒过，同牡蛎丸服。黄连思想无穷，发为白淫，同茯苓丸服。知母赤白浊及梦遗，同黄檗、蛤粉、山药、牡蛎丸服。茶茗叶尿白如注，小腹气痛，烧入麝香服。生地黄心虚热赤浊，同木通、甘草煎服。大黄赤白浊，以末入鸡子内蒸食。苍术脾湿下流，浊沥。荞麦粉炒焦，鸡子白丸服。稻草煎浓汁，露一夜服。神曲 萝卜酿茱萸蒸过，丸服。冬瓜仁末，米饮服。松蕈 [果木] 银杏十枚，擂水日服，止白浊。榧子 椿白皮同滑石等分，饭丸服。一加黄檗、干姜、白芍、蛤粉。榆白皮水煎。楮叶蒸饼丸服。柳叶清明日采，煎饮代茶。牡荆子酒饮二钱。厚朴心脾不调，肾气浑浊，姜汁炒，同茯苓服。

[虚损] [草果木兽] 黄芪气虚白浊，盐炒，同茯苓丸服。五味子肾虚白浊脊痛，醋糊丸服。肉苁蓉同鹿茸、山药、茯苓丸服。菟丝子思虑伤心肾，白浊遗精，同茯苓、石莲丸服。又同麦门冬丸服。络石养胃气，土邪干水，小便白浊，同人参、茯苓、龙骨，末服。木香小便浑如精状，同当归、没药丸服。萆薢下焦虚寒，白浊茎痛，同菖蒲、益智、乌药煎服。附子白浊便数，下寒，炮末，水煎服。益智白浊，同厚朴煎服；赤浊，同茯神、远志、甘草丸服。远志心虚赤浊，同益智、茯神丸服。石莲心虚赤浊，研末六钱，甘草一钱，煎服；白浊，同茯苓煎服。芡实白浊，同茯苓、黄蜡丸服。土瓜根肾虚，小便如淋。石菖蒲心虚白浊。茱萸 巴戟天 山药 茯苓心肾气虚，梦遗白浊，赤白各半，地黄汁及酒熬膏丸服。阳虚甚，黄蜡丸服。羊骨虚劳白浊，为末酒服。小便膏淋，橘皮汤服。羊胫骨脾虚白浊，同厚朴、茯苓丸服。鹿茸。

△荞麦

△银杏

△络石藤

△巴戟天

主治第三卷 **赤白浊**

瘙淋

有热在上焦者，口渴；热在下焦者，不渴；湿在中焦，不能生肺者。前后关格者，下焦气闭也。转胞者，系了戾也。五淋者，热淋、气淋、虚淋、膏淋、沙石淋也。

[通滞利窍][草部] 瞿麦五淋小便不通，下沙石。龙葵根同木通、胡荽，煎服，利小便。蜀葵花大小便关格，胀闷欲死，不治则杀人。以一两捣入麝香五分，煎服。根亦可。子末服，通小便。赤藤五淋，同茯苓、苎根末，每服一钱。车前汁和蜜服。子煎服，或末。杜衡吐痰，利水道。泽泻 灯心草 木通 扁竹煎服。石韦末服。通草 防己 羊桃汁 蒲黄 败蒲席煮汁。芦根 石龙刍 葵根煎。葵子 地肤 旋花 黄藤煮汁。黄环根汁。酸浆 乌敛莓 黄葵子末服。王不留行 含水藤 [菜谷] 苦瓠小便不通胀急者，同蝼蛄末，冷水服，亦煮汁渍阴。蘩缕 水芹 苋 马齿苋 莴苣 菠薐 蕨萁 麦苗 蜀黍根煮汁。黍茎汁。粟奴 粟米 粱米 仓米 米泔 米粥 [果木] 葡萄根 猪苓 茯苓 榆叶煮汁。榆皮煮汁。木槿 桑枝 桑叶 桑白皮 楮皮 [水石] 井水 浆水 东流水 长石 滑石燥湿，分水道，降心火，下石淋为要药，汤服之。

[清上泄火][草部] 桔梗小便不通，焙研，热酒频服。荩草膏淋，取汁和醋服，尿下如豆汁。黄芩煮汁。卷柏 船底苔煎服。麦门冬 天门冬 苦杖并清肺利小便。鸡肠草气淋胀痛，同石韦煎服。土马骏 水荇菜 水蘋 海藻 石莼 [菜谷] 菰笋 越瓜 壶卢 冬瓜 小麦五淋，同通草煎服。大麦卒淋，煎汁和姜汁饮。乌麻热淋，同蔓菁子浸水服。赤小豆 黑豆 绿豆 麻仁 捻头 [果木] 甘蔗 沙糖 干柿热淋，同灯心煎服。苦茗 皋卢 枳椇 淡竹叶煎饮。琥珀清肺利小肠，主五淋，同麝香服。转脬，用葱白汤下。栀子利五淋，通小便，降火从小便出。枸杞叶 溲疏 柳叶 [石土] 戎盐通小便，同茯苓、白术煎服。白盐和醋服，仍烧吹入孔中。蚯蚓泥小便不通，同朴消服。[虫禽介兽] 蚯蚓擂水服，通小便。老人加茴香。小儿入蜜，傅茎卵上。田螺煮食，

利大小便。同盐傅脐。**甲香**下淋。**鸭肉** **豚卵** **羭猪头**寒热五癃。**猪脂**水煎服，通小便。**猪胆**酒服。**猪乳**小儿五淋。

[解结][厚朴] **大黄** **大戟** **郁李仁** **乌桕根** **桃花**并利大小肠宿垢。[金石土] **古文钱**气淋，煮汁服。**黑铅**通小便，同生姜、灯心煎服。**寒水石**男女转脬，同葵子、滑石煮服。**芒消**小便不通，茴香酒服二钱。亦破石淋。**消石**小便不通，及热、气、劳、血、石五淋，生研服，随证换引。**石燕**伤寒尿涩，葱汤服之。**白石英**煮汁。**云母粉**水服。**白瓷器**淋痛，煅研，同地黄服。**石槽灰**下土井水服，通小便。[鳞虫禽兽] **白鱼**小便淋闷，同滑石、发灰服，仍纳茎中。小儿以摩脐腹。**蜣螂**利大小便及转脬，烧二枚水服。**鼠妇**气癃不便，为末酒服。亦治产妇尿闭。**蚕蜕**烧灰，主热淋如血。**蛇蜕**通小便，烧末酒服。**伏翼**利水，通五淋。**鸡屎白**利大小便。**孔雀屎** **胡燕屎** **败笔头** **牛屎** **象牙**煎服，通小便；烧服，止小便。[人部] **人爪甲**灰水服，利小便及转脬。**头垢**通淋闭。

△寒水石

△白石英

[湿热][草谷] **葳蕤**卒淋，以一两同芭蕉四两煎，调滑石末服。**苇根**煮汁服，利小便。又同蛤粉水服，外傅脐。**茺草**合小豆煮食。**海金沙**小便不通，同蜡茶末，日服。热淋急痛，甘草汤调服。膏淋如油，甘草、滑石同服。**三白草** **葶苈** **马先蒿** **章柳** **茵陈蒿** **白术** **秦艽** **水萍** **葛根** **薏苡**子、根、叶并主热淋。**黄麻皮**热淋，同甘草煎服。**烧酒** [果木] **椒目** **楂根白皮**并除湿热，利小便。[土部] **梁上尘**水服。**松墨**水服。

[沙石][草部] **人参**沙淋石淋，同黄芪等分为末，以蜜炙萝卜片蘸，食盐汤下。**马蔺花**同败笔灰、粟米末酒服，下沙石。**菝葜**饮服二钱，后以地榆汤浴腰腹，即通。**地钱**同酸枣汁、地龙同饮。**瞿麦**末服。**车前子**煮服。**黄葵花**末服。**菟葵**汁。**葵根**煎。**萱根**煎。**虎杖**煎。**石帆**煎。**瓦松**煎水熏洗。[谷菜] **薏苡根**煎。**黑豆**同粉草、滑石服。**玉蜀黍** **苜蓿根**煎。**黄麻根**汁。**壶卢** **萝卜**蜜炙嚼食。[果部] **胡桃**煮粥。**桃胶** **桃花** **乌芋**煮食。**胡椒**同朴消服，日二。**猕猴桃** [器石] **故甑蔽**烧服。**越砥**烧淬酒服。**滑石**下石淋要药。**河沙**炒热，沃酒服。**霹雳砧**磨汁。**石胆** **浮石**煮酢服。**消石** **硇砂** [虫鳞介部] **蝼蛄**焙末酒服。**葛上亭长**腹中子水吞。**地胆** **斑蝥** **鲤鱼齿**古方多用烧服。**石首鱼**头中石研水服。**鳖甲**末酒服。**蜥蜴** **蛤蚧** **马刀** [禽兽人] **鸡屎白**炒末服。**雄鸡胆**同屎白，酒服。**伏翼** **雄鹊肉** **胡燕屎**冷

水服。**牛角**烧服。**牛耳毛** 阴毛烧服。**淋石**磨水服。

[调气] [草部] **甘草**梢茎中痛，加酒煮玄胡索、苦楝子尤妙。**玄胡索**小儿小便不通，同苦楝子末服。**木香** **黄芪**小便不通，二钱煎服。**芍药**利膀胱大小肠。同槟榔末煎服，治五淋。**马蔺花**同茴香、葶苈末，酒服，通小便。**白芷**气淋，醋浸焙末服。**附子**转胞虚闭，两脉沉伏，盐水浸炮，同泽泻煎服。**箬叶**烧同滑石服。亦治转胞。**徐长卿**小便关格，同冬葵根诸药煎服。**酸草**汁合酒服，或同车前汁服。**桔梗** **半夏** [菜器] **胡荽**通心气。小便不通，同葵根煎水，入滑石服。**葱白**初生小儿尿闭，用煎乳汁服。大人炒热慰脐，或加艾灸，或加蜜捣合阴囊。**大蒜**煨熟，露一夜，嚼以新水下，治淋沥。小儿气淋，同豆豉蒸饼丸服。**萝卜**末服，治五淋。**多年木梳**烧灰，水服。**甑带**洗汁，煮葵根服。**连枷关**转胞，烧灰水服。**好绵**烧入麝酒服，治气结淋病。[果木] **陈橘皮**利小便五淋。产后尿闭，去白二钱，酒服即通。**杏仁**卒不小便，二七个炒研服。**槟榔**利大小便气闭，蜜汤服，或童尿煎服。亦治淋病。**茱萸**寒湿患淋。**槲若**冷淋茎痛，同葱白煎服。孩子淋疾，三片煮饮即下。**苦楝子**利水道，通小肠，主膏淋，同茴香末服。**棕毛**烧末，水、酒服二钱，即通。**沉香**强忍房事，小便不通，同木香末服。**紫檀** **皂荚刺**烧研，同破故纸末酒服，通淋。**大腹皮** **枳壳** [禽部] **鸡子壳**小便不通，同海蛤、滑石末服。

△苦楝子

▽葱

[滋阴] [草部] 知母热在下焦血分，小便不通而不渴，乃无阴则阳无以化，同黄檗酒洗各一两，入桂一钱，丸服。**牛膝**破恶血，小便不利，茎中痛欲死，以根及叶煮酒服。或云：热淋、沙石淋，以一两水煎日饮。**牛蒡叶**汁同地黄汁蜜煎，调滑石末服，治小便不通急痛。**蓟根**热淋，服汁。**续断**服汁。**菟丝子**煎服。**恶实**炒研煎服。**紫菀**妇人小便卒不得出，井水服末三撮即通。有血，服五撮。**益母草** **生地黄** [果木] **生藕**汁同地黄、蒲萄汁，主热淋。**紫荆皮**破宿血，下五淋，水煮服。产后诸淋，水、酒煎服。[石虫] **白石英**煮汁。**云母粉**水服。**桑螵蛸**小便不通，及妇人转脬，同黄芩煎服。[鳞介] **牡蛎**小便淋闭，服血药不效，同黄檗等分，末服。**贝子**五癃。利小便不通，烧研酒服。**石决明**水服，通五淋。**蚬** **石蚼** **鲤鱼** **鲶鱼** **黄颡鱼** [禽兽] **白雄鸡**并利小便。**鸡子黄**小便不通，生吞数枚。**阿胶**小便及转脬，水煮服。**牛耳毛** **尾毛** **阴毛**并主诸淋，烧服。**发灰**五癃，关格不通，利水道，下石淋。

[外治] **蓖麻仁**研入纸捻，插孔中。**瓦松**熏洗沙石淋。**苦瓠**汁渍阴。**莴苣**贴脐。**茴香**同白蚯蚓贴脐。**大蒜**同盐贴脐。蒜、盐、栀子贴脐。同甘遂贴脐，以艾灸二七壮。百药无效，用此极效。**葱管**插入三寸，吹之即通。**葱白**同盐炒贴脐。葱、盐、姜、豉贴脐。葱、盐、巴豆、黄连贴脐上，灸七壮取利。**高良姜**同苏叶、葱白煎汤，洗后服药。**芦根**贴脐。**炒盐**吹入孔内。**滑石**车前汁和，涂脐阔四寸，热即易。**白矾**同麝香贴脐。**蝼蛄**焙末吹入孔中。**白鱼**纳数枚入孔中。**田螺**同麝贴脐。**猪胆**连汁笼阴头，少顷汁入即消，极效。**猪脬**吹气法。

溲数遗尿

李
纲
目
草

全本图典

［第二册］

334

有虚热，虚寒。肺盛则小便数而欠，虚则欠咳小便遗。心虚则少气遗尿。肝实则癃闭，虚则遗尿。脬遗热于膀胱则遗尿。膀胱不约则遗，不藏则水泉不禁。脬损，则小便滴沥不禁。

　　香附小便数，为末酒服。**白微**妇人遗尿，同白芍末酒服。**败船茹**妇人遗尿，为末酒服。**菰根汁　麦门冬　土瓜根**并止小便不禁。**牡丹皮**除厥阴热，止小便。**生地黄**除湿热。**续断　漏芦**并缩小便。**桑耳**遗尿，水煮，或为末酒服。**松蕈**食之，治溲浊不禁。**茯苓**小便数，同矾煮山药为散服。不禁，同地黄汁熬膏，丸服。小儿尿床，同茯神、益智，末服。**黄檗**小便频数，遗精白浊，诸虚不足，用糯米、童尿，九浸九晒，酒糊丸服。**溲疏**止遗尿。**椿白皮　石膏**小便卒数，非淋，人瘦，煮汁服。**雌黄**肾消尿数不禁，同盐炒干姜，丸服。**乌古瓦**煮汁服，止小便。**胡粉　黄丹　象牙　象肉**水煮服，通小便；烧服，止小便多。

△仙茅

[虚寒] [草部] **仙茅**丈夫虚劳，老人失尿，丸服。**补骨脂**肾气虚寒，小便无度，同茴香丸服。小儿遗尿，为末，夜服。**益智子**夜多小便，取二十四枚入盐煎服。心虚者，同茯苓、白术末服，或同乌梅丸服。**覆盆子**益肾脏，缩小便，酒焙末服。**草乌头**老人遗尿，童尿浸七日，炒盐，酒糊丸，服二十丸。**萆薢**尿数遗尿，为末，盐汤服，或为丸服。**菝葜**小便滑数，为末酒服。**狗脊**主失尿不节，利老人，益男子。**葳蕤**茎中寒，小便数。**人参　黄芪**气虚遗精。**牛膝**阴消，老人失尿。**蔷薇根**止小便失禁及尿床，捣汁为散，煎服，并良。**甘草头**夜煎服，止小儿遗尿。**鸡肠草**止小便数遗，煮羹食。**菟丝子　五味子　肉苁蓉　蒺藜　菖蒲**并暖水脏，止小便多。**附子**暖丹田，缩小便。 [菜谷] **山药**矾水煮过，同茯苓末服。**茴香**止便数，同盐蘸糯糕食。**韭子**入命门，治小便频数遗尿，同糯米煮粥食。**山韭**宜肾，主大小便数。**干姜**止夜多小便。**小豆叶**煮食，止小便数。**杵汁**，止遗尿。**豇豆**止小便。**糯米**暖肺，缩小便。**粢糕** [果木] **芡实**小便不禁，同茯苓、莲肉、秋石丸服。**莲实**小便数，入猪肚煮过，醋糊丸服。**银杏**小便数，七生七煨食之，温肺益气。**胡桃**小便夜多，卧时煨食，酒下。**蜀椒**通肾，缩小便。**桂**小儿遗尿，同龙骨、雄鸡肝丸服。**乌药**缩小便。叶，煎代茶饮。**山茱萸** [石虫] **硇砂**冷病，夜多小便。**桑螵蛸**益精止遗尿，炮熟为末，酒服。**紫梢花　青蚨　露蜂房　海月** [禽兽人] **雀肉、卵**并缩小便。**鸡子**作酒，暖水脏，缩小便。**黄雌鸡　雄鸡肝、肠、嗉、膍胵　翎羽**并止小便遗失不禁。**鸡屎白**产后遗尿，烧灰酒服。**鹿茸**小便数，为末服。**鹿角**炙末酒服。**鹿角霜**上热下寒，小便不禁，为丸服，频数加茯苓。**麝香**止小便利水，服一钱。**羊肺　羊肚**作羹食，止小便。**羊脬**下虚遗尿，炙熟食。**猪脬**梦中遗尿，炙食。同猪肚盛糯米，煮食。**猪肠　秋石**并主梦中遗尿数。

△菖蒲

[止塞] [果木] **酸石榴**小便不禁，烧研，以榴白皮煎汤服二钱，枝亦可，日二。**荷叶　金樱子　诃黎勒** [服器] 麻鞋带鼻水煮服，治尿床。又尖头烧，水服。**本人荐草**烧水服。**白纸**安床下，待遗上，晒干烧末，酒服。[禽介] **鹊巢中草**小便不禁，烧研，蔷薇根汤服。**燕蓐草**遗尿，烧研水服。**鸡窠草**烧研酒服。**牡蛎**不渴而小便大利欲死，童尿煎二两服。[鳞石] **龙骨**同桑螵蛸为末服。**白矾**男女遗尿，同牡蛎服。**赤石脂**同牡蛎、盐末，丸服。

小便血

不痛者为尿血，主虚；痛者为血淋，主热。

[尿血] [草部] 生地黄汁，和姜汁、蜜服。蒲黄地黄汁调服，或加发灰。益母草汁。车前草汁。旱莲同车前取汁服。芭蕉根旱莲等分，煎服。白芷同当归末服。镜面草汁。五叶藤汁。茅根煎饮。劳加干姜。玄胡索同朴消煎服。升麻小儿尿血，煎服。刘寄奴末服。龙胆草煎服。荆芥同缩砂末服。甘草小儿尿血，煎服。人参阴虚者，同黄芩，蜜炙萝卜蘸食。郁金破恶血，血淋尿血，葱白煎。当归煎酒。香附煎酒，服后服地榆汤。狼牙草同蚌粉、槐花、百药煎，末服。葵茎烧灰酒服。败酱化脓血。芦根煎服。牛膝煎服。地榆　菟丝子　肉苁蓉　蒺藜　续断　漏芦　泽泻 [菜谷] 苦荬酒、水各半，煎服。水芹汁日服。韭汁和童尿服。韭子　葱汁　葱白水煎。莴苣贴脐。淡豉小便血条，煎饮。黍根灰酒服。胡麻水浸绞汁。火麻水煎。麦麸炒香，猪脂

△续断

蘸食。**胡燕窠中草灰**妇人尿血，酒服。[果木] **荷叶**水煎。**乌梅**烧末，醋糊丸服。**棕榈**半烧半炒，水服。**地骨皮**新者，浓煎入酒服。**柏叶**同黄连末，酒服。**竹茹**煎水。**琥珀**灯心汤调服。**槐花**同郁金末，淡豉汤服。**栀子**水煎。**棘刺**水煎。**荆叶**汁，和酒服。**乳香**末，饮服。[器用] **墨**大小便血，阿胶汤化服二钱。**败船茹**妇人尿血，水煎。[虫鳞禽兽] **衣鱼**妇人尿血，纳入二十枚。**五倍子**盐梅丸服。**蚕茧**大小便血，同蚕连、蚕沙、僵蚕为末，入麝香服。**龙骨**酒服。**鸡膍胵** **鹿角**末服。**白胶**水煮服。**鹿茸** [人部] **丈夫爪甲**烧灰酒服。**发灰**酒服。

[血淋] [草部] **牛膝**煎。**车前子**末服。**海金沙**沙糖水服一钱。**生地黄**同车前汁温服，又同生姜汁服。**地锦**服汁。**小蓟** **葵根**同车前子煎服。**茅根**同干姜煎服。**黑牵牛**半生半炒，姜汤服。**香附**同陈皮、赤茯苓煎服。**酢浆草**汁，入五苓散服。**山箬叶**烧，入麝香服。**山慈姑花**同地檗花煎服。**白薇**同芍药酒服。**地榆** **鸡苏** **葵子** [菜谷] **水芹根**汁。**茄叶**末，盐、酒服二钱。**赤小豆**炒末，葱汤服。**大豆叶**煎服。**青粱米**同车前子煮粥，治老人血淋。**大麻根**水煎。[果木] **桃胶**同木通、石膏，水煎服。**莲房**烧，入麝香，水服。**槟榔**磨，麦门冬汤服。**干柿**三枚，烧服。**榭白皮**同桑黄煎服。**琥珀**末服。**山栀子**同滑石末，葱汤服。**藕节**汁。**竹茹**水煎。[石虫鳞] **浮石**甘草汤服。**石燕**同赤小豆、商陆、红花，末服。**百药煎**同黄连、车前、滑石、木香，末服。**晚蚕蛾**末，热酒服二钱。**蜣螂**研水服。**海螵蛸**生地黄汁调服。又同地黄、赤茯苓，末服。**鲟鱼**煮汁。**鲤鱼齿** [禽兽人] **鸡屎白**小儿血淋，糊丸服。**阿胶** **黄明胶** **发灰**米汤入醋服，大小便血。血淋，入麝香。

△酢浆草

△槟榔

小便血

有湿热者，属肝脾；有虚者，属肺肾。

[湿热] [草菜] 天门冬　麦门冬　知母　石斛并强阴益精。车前子男子伤中。养肺强阴，益精生子。葛根起阴。牡丹皮　地肤子　升麻　柴胡　泽泻　龙胆　庵䕡并益精补气，治阴痿。丝瓜汁阴茎挺长，肝经湿热也，调五倍子末傅之，内服小柴胡加黄连。[果木] 枳实阴痿有气者加之。茯苓　五加皮　黄檗　[水石] 菊花上水益色壮阳。丹砂同茯苓，丸服。

[虚弱] [草部] 人参益肺肾元气，熬膏。黄芪益气利阴。甘草益肾气内伤，令人阴不痿。熟地黄滋肾水，益真阴。肉苁蓉茎中寒热疼痒，强阴，益精气，多子。男子绝阳不生，女子绝阴不产，壮阳，日御过倍，同羊肉煮粥食之。锁阳益精血，大补阴气，润燥治痿，功同苁蓉。列当兴阳，浸酒服。何首乌长筋骨，益精髓，坚阳道，令人有子。牛膝治阴痿补肾，强筋填髓。远志益精强志，坚阳道，利丈夫。巴戟天同上。百脉根除劳，补不足，浸酒服。狗脊坚腰脊，利俯仰，宜老人。仙茅丈夫虚劳，老人无子，益阳道，房事不倦。附子　天麻益气长阴，助阳强筋。牡蒙　淫羊藿阴痿茎中痛，丈夫绝阳无子，女人绝阴无子，老人昏耄，煮酒饮。蓬蘽益精长阴，令人坚强有子。覆盆子强阴健阳，男子精虚阴痿，酒浸为末，日服三钱，能令坚长。菟丝子强阴，坚筋骨，茎寒精出。蛇床子主阴痿，久服令人有子，益女人阴气，同五味、菟丝，丸服。五味子强阴，益男子精，壮水镇阳，为末酒服，尽一斤，可御十女。补骨脂主骨髓伤败肾冷，通命门，暖丹田，兴阳事，同胡桃诸药丸服。艾子壮阳，助水脏，暖子宫。萝摩子益精气，强阴道。叶同。木莲壮阳。木香　[菜果] 山药益气强阴。韭　薤归肾壮阳。葫温补。

阴痿

△黄芪

△天麻

胡桃阳痿，同补骨脂、蜜丸服。**阿月浑子**肾虚痿弱，得山茱萸良。**吴茱萸**女子阴冷，嚼细纳入，良久如火。[木石] **山茱萸**补肾气，添精髓，兴阳道，坚阴茎。**枸杞**补肾强阴。**石南**肾气内伤，阴衰脚弱，利筋骨皮毛。**白棘**丈夫虚损，阴痿精出。**女贞实**强阴。**没石子**烧灰，治阴毒痿。**石钟乳**下焦伤竭，强阴益阳，煮牛乳或酒服。**阳起石**男子阴痿，茎头寒，腰酸膝冷，命门不足，为末酒服。又同地肤子服。**慈石**浸酒服。**硇砂**除冷病，暖水脏，大益阳事，止小便。**白石英**阴痿，肺痿。**石硫黄**阳虚寒，壮阴道。[虫鳞介] **雄蚕蛾**益精气，强阴道，交接不倦，炒蜜丸服。**枸杞虫**和地黄丸服，大起阴，益精。**蜂窠**阴痿，烧研酒服，并傅之。**紫稍花**益阳秘精，治阴痿，同龙骨、麝香丸服。**鲤鱼胆**同雄鸡肝丸服。**虾米**补肾兴

△吴茱萸

阴，以蛤蚧、茴香、盐治之良。**九香虫**补脾胃，壮元阳。**蜻蛉 青蚨 樗鸡 桑螵蛸 海马 泥鳅**食之。**海蛤 魁蛤** [禽兽] **雀卵**阴痿不起，强之令热，多精有子，和天雄、菟丝丸服。**雀肉**冬月食之，起阳道，秘精髓。**雀肝 英鸡 蒿雀 石燕 雄鸡肝**起阴，同菟丝子、雀卵丸服。**鹿茸 鹿角 鹿髓及精 鹿肾 白胶 麋角 麝香 猕猪肾**同枸杞叶、豆豉汁，煮羹食。**牡狗阴茎**伤中阴痿，令强热生子。**狗肉 羊肉 羊肾 灵猫阴 腽肭脐 白马阴茎**和苁蓉丸服，百日见效。**山獭阴茎**阴虚阴痿，精寒而清，酒磨服。**败笔头**男子交婚之夕茎痿，烧灰，酒服二钱。[人部] **秋石 紫河车**。

△桑螵蛸饮片

強中

有肝火盛强，有金石性发。其证茎盛不衰，精出不止，多发消渴痈疽。

[伏火解毒] 知母　地黄　麦门冬　黄芩　玄参　荠苨　黄连　栝楼根　大豆　黄檗　地骨皮　冷石　石膏　猪肾　白鸭通。

[补虚] 补骨脂玉茎长硬不痿，精出捏之则脆痒如刺针，名肾漏。韭子各一两，为末，每服三钱，水煎服，日三。山药　肉苁蓉　人参　茯神　磁石　鹿茸。

△山药

囊痒

　　阴汗、阴臊、阴疼，皆属湿热，亦有肝肾风虚。厥阴实则挺长，虚则暴痒。

[内服] 白芷　羌活　防风　柴胡　白术　麻黄根　车前子　白蒺藜　白附子　黄芩　木通　远志　藁本香　黑牵牛　石菖蒲　生地黄　当归　细辛　山药　荆芥穗　补骨脂男子阴囊湿痒。黄芪阴汗，酒炒为末，猪心蘸食。毕勃没止阴汗。苍术　龙胆草　川大黄　天雄　大蒜阴汗作痒，同淡豉丸服。栀子仁　茯苓　黄檗　五加皮男女阴痒。杜仲　滑石　白僵蚕男子阴痒痛。猪脬肾气阴痒，多食，盐酒下。

△细辛

△杜仲

［蕈洗］蛇床子　甘草　水苏　车前子　狼牙草　莨菪子　墙头烂草妇人阴痒，同荆芥、牙皂煎洗。荷叶阴肿痛及阴瘘囊痒。同浮萍、蛇床煎洗。阿月浑子　木皮　茱萸　槐花　松毛　牡荆叶　木兰皮　白矾　紫稍花。

［傅扑］五味子阴冷。蒲黄　蛇床子　生大黄嚼傅。麻黄根同牡蛎、干姜扑。又同硫黄末扑之。没石子　菖蒲同蛇床子傅。干姜阴冷。胡麻嚼涂。大豆黄嚼涂。吴茱萸　蜀椒同杏仁傅，又主女人阴冷。杏仁炒，塞妇人阴痒。银杏阴上生虱作痒，嚼涂。桃仁粉涂。茶末　松香同花椒浸香油、烧灰滴搽。皂角糯禾烧烟日熏。肥皂烧搽。麸炭同紫苏叶，香油调涂。铸铧锄孔中黄土　炉甘石同蚌粉扑。密陀僧　滑石同石膏入少矾傅。阳起石涂湿痒臭汗。雄黄阴痒有虫，同枯矾、羊蹄汁搽。五倍子同茶末涂。龙骨　牡蛎　乌贼骨　鸡肝　羊肝　猪肝并塞妇人阴痒。牛屎烧傅。

△蒲黄

△密陀僧

大便燥结

有热，有风，有气，有血，有湿，有虚，有阴，有脾约，三焦约，前后关格。

[通利] [草部] **大黄** **牵牛**利大小便，除三焦壅结，气秘气滞，半生半炒服，或同大黄末服，或同皂荚丸服。**芫花** **泽泻** **荛花**并利大小便。**射干**汁服，利大小便。**独行根**利大肠。**甘遂**下水饮，治二便关格，蜜水服之，亦傅脐。**续随子**利大小肠，下恶滞物。[果木] **桃花**水服，通大便。**桃叶**汁服，通大小便。**郁李仁**利大小肠，破结气血燥，或末或丸，作面食。**乌桕皮**煎服，利大小便；末服，治三焦约，前后大小便关格不通。**巴豆** **樗根白皮** **雄楝根皮** [石虫] **腻粉**通大肠壅结，同黄丹服。**白矾**利大小肠，二便关格，围脐中，滴冷水。**蜣螂**二便不通，焙末水服。**蝼蛄**二便不通欲死，同蜣螂末服。

△续随子

[养血润燥] [草部] **当归**同白芷末服。**地黄** **冬葵子** **吴葵花** **羊蹄根** **紫草**利大肠。痈疽痘疹闭结，煎服。**土瓜根**汁灌肠。[谷菜] **胡麻** **胡麻油** **麻子仁**老人虚人产后闭结，煮粥食之。**粟米** **秫** **荞麦** **大小麦** **麦酱汁** **马齿苋** **苋菜** **芋** **百合** **葫** **苦耽** **菠薐菜** **苦荬菜** **白苣** **莴苣** **蕌** **薇** **落葵** **笋** [果木] **甘蔗** **桃仁**血燥，同陈皮服。产后闭，同藕节煎服。**杏仁**气闭，同陈皮服。**苦枣** **梨** **菱** **柿子** **柏子仁**老人虚闷，同松子仁、麻仁，丸服。[石虫介] **食盐**润燥，通大小便，傅

△荞麦

脐及灌肛内，并饮之。**炼盐黑丸**通治诸病。**蜂蜜　蜂子　螺蛳　海蛤**并利大小便。**田螺**傅脐。[禽兽] **鸡屎白　牛乳　驴乳　乳腐　酥酪　猪脂　诸血　羊胆**下导。**猪胆**下导。**猪肉**冷利。**兔　水獭　阿胶**利大小肠，调大肠圣药也。老人虚闭，葱白汤服。产后虚闭，同枳壳、滑石，丸服。**黄明胶**　[人部] **发灰**二便不通，水服。**人溺**利大肠。

△落葵

[导气] [草部] **白芷**风闭，末服。**蒴藋**风闭，同皂荚末服。**烂茅节**大便不通，服药不利者，同沧盐，吹入肛内一寸。**生葛　威灵仙　旋覆花　地蜈蚣**汁并冷利。**草乌头**二便不通，葱蘸插入肛内，名霹雳箭。**羌活**利大肠。[菜谷] **石莼**风闭，煮饮。**萝卜子**利大小肠风闭气闭，炒，擂水服。和皂荚末服。**蔓菁子油**二便闭，服一合。**葱白**大肠虚闭，同盐捣贴脐。二便闭，和醋傅小腹，仍灸七壮。小儿虚闭，煎汤调阿胶末服。仍蘸蜜，插肛内。**生姜**蘸盐，插肛内。**茴香**大小便闭，同麻仁、葱白煎汤，调五苓散服。**大麦蘖**产后闭塞，为末服。[果木] **枳壳**利大小肠。同甘草煎服，治小儿闭塞。**枳实**下气破结。同皂荚丸服，治风气闭。**陈橘皮**大便气闭，连白酒煮，焙研，酒服二钱。老人加杏仁，丸服。**槟榔**大小便气闭，为末，童尿、葱白煎服。**乌梅**大小便不通，气奔欲死，十枚纳入肛内。**瓜蒂**末，塞肛

内。**厚朴**大肠干结，猪脏煮汁丸服。**茶末**产后闭结，葱涎和丸，茶服百丸。**皂荚**风人虚人脚气人，大肠或闭或利。酥炒，蜜丸服。便闭，同蒜捣，傅脐内。**白胶香**同鼠屎，纳下部。[器兽] **甑带**大小便闭，煮汁和蒲黄服。**雄鼠屎**二便不通，水调傅脐。

[虚寒] [草部] **黄芪**老人虚闭，同陈皮末，以麻仁煮，蜜煎匀和服。**人参**产后闭，同枳壳、麻仁，丸服。**甘草**小儿初生，大便不通，同枳壳一钱，煎服。**肉苁蓉**老人虚闭，同沉香、麻仁，丸服。**锁阳**虚闭，煮食。**半夏**辛能润燥，主冷闭，同硫黄丸服。**附子**冷闭，为末蜜水服。[果石] **胡椒**大小便关格，胀闷杀人，二十一粒煎，调芒消半两服。**吴茱萸枝**二便卒关格，含一寸自通。**硫黄**性热而利，老人冷闭。

△肉苁蓉

脱肛

有泻痢，痔漏，大肠气虚也。附肛门肿痛。

[内服] [草部] 防风同鸡冠花丸服。茜根榴皮煎酒服。蛇床子同甘草末服。黄栝楼服汁，或入矾煅为丸。防己实焙煎代茶。楂藤子烧服。卷柏末服。鸡冠花同棕灰、羌活末服。益奶草浸酒服。紫堇花同慈石毛服，并傅。阿芙蓉 [果木] 荷钱酒服并傅。蜀椒每旦嚼一钱，凉水下，数日效。槐角同槐花炒末，猪肾蘸食。花构叶末服，并涂。诃黎勒 桑黄并治下痢肛门急疼。甑带煮汁。[石虫] 慈石火煅醋淬末服，仍涂囟上。百药煎同乌梅、木瓜煎服。[介兽] 鳖头烧服，并涂。虎胫骨蜜炙丸服。猬皮灰同慈石、桂心服。

[外治] [草部] 木贼 紫萍 莨菪子 蒲黄 蕙草根中涕并涂。芦根煎洗。苦参同五倍子、陈壁土煎洗，木贼末傅之。香附子同荆芥煎洗。女萎烧熏。曼陀罗子同橡斗、朴消煎洗。酢浆草煎洗。[菜谷] 生萝卜捣贴脐中，束之。胡荽烧熏。胡荽子痔漏脱肛，同粟糠、乳香烧烟熏。蕺菜捣涂。粟糠烧熏。榴皮洗。枳实炙蜜熨。橡斗可洗可傅。巴豆壳同芭蕉汁洗后，以麻油、龙骨、白矾傅。皂荚烧熏，亦炙熨。黄皮 桑树叶洗。龙脑傅。槿皮洗。故麻鞋底同鳖头烧灰傅之。[土金石部] 东壁土傅。孩儿茶同熊胆、片脑傅。梁上尘同鼠屎烧熏。石灰炒热坐。食盐炒坐。赤石脂 铁精 铁铧粉并傅。生铁汁热洗。朴消同地龙涂。白矾 [虫介鳞兽] 蛞蝓 缘桑螺烧灰。蜗牛烧灰。蜣螂烧灰。蜘蛛烧灰，并涂。蛱蝶研末，涂手心。蛤蟆皮烧熏。五倍子可傅可洗。田螺捣坐，化水洗。烂螺壳 龟血 鳖血 鲫鱼头灰 白龙骨 狗涎 羊脂 败笔头灰并涂。熊胆贴肛边肿痛极效。

△茜草

△鸡冠花

痔漏

初起为痔，久则成漏。痔属酒色郁气血热或有虫，漏属虚与湿热。

[内治] [草部] 黄连煮酒丸服。大便结者，加枳壳。黄芩　秦艽　白芷　牡丹　当归　木香　苦参　益母草饮汁。茜根　海苔　木贼下血，同枳壳、干姜、大黄，炒焦服之。蘘荷根下血，捣汁服。苍耳茎、叶下血，为末服。萹蓄汁服。苦杖焙研，蜜丸服。酢浆草煮服。连翘　旱莲捣酒服。蒲黄酒服。羊蹄煮炙。忍冬酒煮丸服。萆薢同贯众末，酒服。何首乌　槐藤子烧研饮服。牵牛痔漏有虫，为末，猪肉蘸食。[谷菜] 神曲主食痔。赤小豆肠痔有血，苦酒煮晒为末服。腐婢积热痔漏下血。粟糠　粟浆五痔饮之。糯米以骆驼作饼食。胡麻同茯苓入蜜作炒日食。胡荽子炒研酒服。芸薹子主血痔。莙荙子治漏，同诸药、鲫鱼烧研服。莴苣子痔瘘下血。桑耳作羹食。鸡坋　槐耳烧服。[果木] 胡桃主五痔。橡子痔血，同糯米粉炒黄和蒸，频食。杏仁汁煮粥，治五痔下血。莲花蕊同牵牛、当归末，治远年痔漏。黄檗肠痔脏毒，下血不止，四制作丸服。棉芽肠痔下血，作蔬及煎汁服。梧桐白皮主肠痔。苦楝子主虫痔。槐实五痔疮瘘，同苦参丸服，或煎膏纳窍中。槐花外痔长寸许，日服，并洗之。槐叶肠风痔疾，蒸晒，代茗饮。枳实蜜丸服，治五痔。冬青子主痔，九蒸九晒吞之。紫荆皮煎服，主痔肿。伏牛花五痔下血。赤白茯苓同没药、破故纸酒浸蒸饼研丸服，治痔漏效。槲若血痔，同槐花末服。椒目痔漏肿痛，水服。都桷子　枳椇木皮　醋林子痔漏下血。蔓椒根主痔，烧末服，并煮汁浸之。槟榔虫痔，研末服。[服石] 针线袋烧灰水服。新绵灰酒服二钱。石灰虫痔，同川乌头丸服。赤石脂　白石脂　白矾痔漏，同生盐末，白汤服五钱。石燕治肠风痔瘘年久者。禹余粮主痔漏。[虫鳞] 蚕纸灰酒服止血。蟾蜍烧研，煮猪脏蘸食。蜗蜡食

△益母草

△木贼

之。蚌食之，主痔。鲎鱼杀虫痔。蛸鱼主五痔下血，瘀血在腹。鲚鱼五痔下血肛痛，同葱煮食。鲫鱼酿白矾烧研服，主血痔。鼍皮骨烧服，杀痔虫。鲮鲤甲烧服，杀痔虫。[禽兽]鹰嘴爪烧服，主五痔虫。鹰头痔瘘，烧灰入麝香，酒服。鹚鹕五痔止血，炙或为末服。竹鸡炙食，杀虫痔。鸳鸯炙食，主血痔。猬皮痔漏多年，炙研饮服，并烧灰涂之。鼹鼠食之，主痔瘘。獭肝烧研水服，杀虫痔。土拨鼠痔瘘，煮食。狐四足痔瘘下血，同诸药服。野狸肠风痔瘘，作羹臛食。野猪肉久痔下血，炙食。豭猪头煮食，主五痔。犬肉煮食，引痔虫。牛脾痔瘘，腊月淡煮，日食一度。牛角䚡烧灰酒服。虎胫骨痔瘘脱肛，蜜炙丸服。

△无花果

[洗渍] **苦参　飞廉　苦芙　白鸡冠　白芷　连翘　酢浆草　木鳖子**洗并涂。**稻藁**灰汁。
胡麻　丁香　槐枝　柳枝洗痔如瓜，后以艾灸。**芜黄　棘根　木槿根**煎洗。花，末傅之。
仙人杖　桃根　猕猴桃　无花果　冬瓜　苦瓠　苦荬菜　鱼腥草煎洗，并入枯矾、片脑
傅。**马齿苋**洗，并食之。**葱白　韭菜　五倍子　童尿。**

[涂点] **胡黄连**鹅胆调。**草乌头**反内痔。**白头翁**捣烂。**白及　白敛　黄连**汁。**旱莲**汁。**山
豆根**汁。**土瓜根　通草花粉　繁缕**傅积年痔。**荞麦秸**灰点痔。**卢会　耳环草　龙脑**葱汁化
搽。**木瓜鳝**涎调，贴反花痔。**桃叶**杵坐。**血竭**血痔。**没药　楮叶**杵。**孩儿茶**同麝香，唾调
贴。**无名异**火煅醋淬研，塞漏孔。**密陀僧**同铜青涂。**黄丹**同滑石涂。**石灰**点。**硇砂**点。**石
胆**煅点。**孔公蘖　殷蘖　硫黄　黄矾　绿矾　水银**枣研塞漏孔。**铁华粉　白蜜**同葱捣涂。

△蕺

肓门生疮，同猪胆熬膏导之。**乌烂死蚕** **露蜂房** **蛞蝓**研，入龙脑傅之。**蜈蚣**痔漏作痛，焙研，入片脑傅之。或香油煎过，入五倍子末收搽之。**蜣螂**焙末搽之。为末，入冰片，纸捻蘸入孔内，渐渐生肉退出。**蛴螬**研末傅。**田螺**入片脑取水搽，白矾亦可。**甲香**五痔。**鱼鲊** **鱼鲙** **海豚鱼** **鳝鱼** **鳢鱼**炙贴，引虫。**鲤鱼肠** **鲤鱼鳞**绵裹坐，引虫。**蝮蛇屎**杀痔瘘虫。**蚺蛇胆** **蛇蜕** **啄木**痔瘘，烧研纳之。**胡燕屎**杀痔虫。**鸡胆**搽。**鸭胆** **鹅胆** **牛胆** **鼠膏** **猬胆** **熊胆**入片脑搽。**麝香**同盐涂。**狖肉及皮** **男子爪甲**灰涂之。

[熏灸] **马兜铃** **粟糠烟**酒痔蛊，掘土坑烧赤沃之，撒茱萸入内，坐之。**艾叶**灸肿核上。**枳壳**灸熨痔痛，煎水熏洗。**干橙烟** **茱萸**蒸肠痔，杀虫。**灯火**焠痔肿甚妙。**毡袜**烘熨之。**鳗鲡**烧熏痔瘘，杀虫。**羊粪**烧熏痔瘘。**猪悬蹄**烧烟。

下血

血清者，为肠风，虚热生风，或兼湿气。血浊者，为脏毒，积热食毒，兼有湿热。血大下者为结阴，属虚寒。便前为近血，便后为远血。又有蛊毒虫痔。

[风湿] [草菜] 羌活 白芷肠风下血，为末，米饮服。秦艽肠风泻血。赤箭止血。升麻 天名精止血破瘀。木贼肠风下血，水煎服。肠痔下血，同枳壳、干姜、大黄，炒研末服。胡荽子肠风下血，和生菜食，或为末服。皂角蕈泻血，酒服一钱。葱须治便血肠澼。[木部] 皂角羊肉和丸服。同槐实为散服。里急后重，同枳壳丸服。皂角刺灰同槐花、胡桃、破故纸为末服。肥皂荚烧研丸服。槐实去大肠风热。槐花炒研酒服，或加柏叶，或加栀子，或加荆芥，或加枳壳，或煮猪脏为丸服。[虫兽] 干蝎肠风下血，同白矾末，饮服半钱。野猪肉炙食，不过十顿。外肾烧研，饮服。

[湿热] [草部] 白术泻血萎黄，同地黄丸服。苍术脾湿下血，同地榆煎服。肠风下血，以皂荚汁煮焙，丸服。贯众肠风酒痢痔漏诸下血，焙研米饮服，或醋糊丸服。地榆下部见血必用之。结阴下血，同甘草煎服。下血二十年者，同鼠尾草煎服。虚寒人勿用。黄连中部见血须用之。积热下血，四制丸服。脏毒下血，同蒜丸服。酒痔下血，酒煮丸服。肠风下血，茱萸炒过，丸服。黄芩水煎服。苦参肠风泻血。木香同

△天名精

黄连入猪肠煮，捣丸服。**郁金**肠毒入胃，下血频痛，同牛黄，浆水服。**香附子**诸般下血，童尿浸，米醋炒，服二钱，或醋糊丸服。或入百草霜、麝香，尤效。**水苏**煎服。**青蒿**酒痔下血，为末服。**益母草**痔疾下血，捣汁饮。**刘寄奴**大小便下血，为末茶服。**鸡冠**止肠风泻血，白花并子炒煎服。结阴下血，同椿根白皮丸服。**大小蓟**卒泻鲜血属火热，捣汁服之。**马蔺子**同何首乌、雌雄黄丸服。**苍耳叶**五痔下血，为末服。**箬叶**烧灰汤服。**芦花**诸失血病，同红花、槐花、鸡冠花煎服。**桔梗**中蛊下血。**蘘荷根**痔血，捣汁服。**萱根**大小便血，和生姜、香油炒热，沃酒服。**地黄**凉血，破恶血，取汁，化牛皮胶服。肠风下血，生熟地黄、五味子丸服。小儿初生便血，以汁和酒蜜，与服数匙。**紫菀**产后下血，水服。**地肤叶**泻血，作汤煮粥食。**王不留行**粪后血，末服。**金盏草**肠痔下血。**虎杖**肠痔下血，焙研，蜜丸服。**车前草**捣汁服。**马鞭草**酒积下血，同白芷烧灰，蒸饼丸服。**旱莲**焙末饮服。**凌霄花**粪后血，浸酒服。**蔷薇根**止下血。**栝楼实**烧灰，同赤小豆末服。**王瓜子**烧研，同地黄、黄连丸服。**生葛汁**热毒下血，和藕汁服。**白敛**止下血。**威灵仙**肠风下血，同鸡冠花，米醋煮研服。**茜根**活血，行血，止血。**木莲**风入脏，或食毒积热，下鲜血，或酒痢，烧研，同棕灰、乌梅、甘草等分，末服。大便涩者，同枳壳末服。**羊蹄根**肠风下血，同老姜炒赤，沃酒饮。**蒲黄**止泻血，水服。**金星草**热毒下血，同干姜末，水服之。**石韦**便前下血，为末，茄枝汤下。**金疮小草**肠痔下血，同甘草浸酒饮。[菜部] **丝瓜**烧灰酒服，或酒煎服。**经霜老茄**烧灰酒服。蒂及根、茎、叶，俱治肠风下血。**蕨花**肠风热毒，焙末饮服。**败瓢**烧灰，同黄连末服。**翻白草**止下血。**萝卜**下血，蜜炙任意食之。酒毒，水煮入少醋食，或以皮同薄荷叶烧灰，入生蒲黄末服。**芸薹**同甘草末服，治肠风脏毒。**独蒜**肠毒下血，和黄连丸服。暴下血，同豆豉丸服。[果木] **银杏**生和百药煎丸服，亦煨食。**乌芋汁**，和酒服。**藕节汁**止下血，亦末服。**茗叶**热毒下血，同百药煎末服。**黄檗**主肠风下血，里急后重，热肿痛。小儿下血，同赤芍药丸服。**椿根白皮**肠风泻血，醋糊丸服，或酒糊丸。或加苍术，或加寒食

△皂角

△鸡冠花

面。经年者，加人参、酒煎服。**椿荚**半生半烧，米饮服。**木槿**肠风泻血，作饮。**山茶**为末，童尿、酒服。**栀子**下鲜血，烧灰水服。**枳壳**烧黑，同羊胫炭末服。根皮亦末服。**枳实**同黄芪末服。**橘核**肠风下血，同樗根皮末服。**楮白皮**为散服。**柏叶**烧服，或九蒸九晒，同槐花丸服。**柏子**酒煎服。**松木皮**焙末服。[土石] **黄土**水煮汁服。**车辖**小儿下血，烧赤淬水服。**血师**肠风下血，火煅醋淬七次，为末，每服一钱，白汤下。[虫介兽] **白僵蚕**肠风泻血，同乌梅丸服。**蚕茧**大小便血，同蚕蜕纸、晚蚕沙、白僵蚕，炒研服。**桑蠹屎**烧研，酒服。**柳蠹屎**止肠风下血。**海螵蛸**一切下血，炙研，木贼汤下。**田螺**酒毒下血，烧焦末服，壳亦止下血。**鲨鱼尾**止泻血。**乌龟肉**炙食，止泻血。**猪血**卒下血不止，酒炒食。**猪脏**煮黄连丸服，煮槐花丸服，煮胡荽食之。**白马通** **犀角**磨汁服。同地榆、生地黄丸服。

[虚寒] [草菜] **人参**因酒色甚下血，同柏叶、荆芥、飞面末，水服。**黄芪**泻血，同黄连丸服。**艾叶**止下血，及产后泻血，同老姜煎服。**附子**下血日久虚寒，同枯矾丸服，或同生黑豆煎服。**草乌头**结阴下血，同茴香、盐煎露服。**天南星**下血不止，用石灰炒黄，糊丸服。**葽茹子**肠风下血，姜汁酒同熬，丸服。**云实**主肠澼。**骨碎补**烧末酒服。**干姜**主肠澼下血。

[木石] **桂心**结阴下血，水服方寸匕。**天竺桂** **乌药**焙研，饭丸服。**雄黄**结阴便血，入枣内同铅汁煮一日，以枣肉丸服。[鳞兽] **鲫鱼**酿五倍子煅研，酒服。**鳜鱼**止泻血。**鹿角胶**。

[积滞] [果木] **山楂**下血，用寒热脾胃药俱不效者，为末，艾汤服即止。**巴豆**煨鸡子食。**芫荑**猪胆汁丸服，治结阴下血。**苦楝实**蜜丸服。[虫兽] **水蛭**漏血不止，炒末酒服。**鸡膇胵** **黄皮**止泻血。**猬皮**炙末，饮服。**猬脂**止泻血。**獭肝**肠痔下血，煮食之。

△山楂

△卷柏

　　[止涩][草部] **金丝草** 三七白酒服二钱，或入四物汤。**卷柏**大肠下血，同侧柏、棕榈烧灰酒服。生用破血，炙用止血。远年下血，同地榆煎服。**昨叶何草**烧灰，水服一钱。**血见愁**姜汁和捣，米饮服。[果木] **荷叶** **莲房**灰 **橡斗壳**同白梅煎服。**酸榴皮**末服，亦煎服。**乌梅**烧研，醋糊丸服。**橄榄**烧研，米饮服。**干柿**入脾消宿血。久下血者，烧服，亦丸服。**黄柿**小儿下血，和米粉蒸食。**柿木皮**末服。**棕榈皮**同栝楼烧灰，米饮服。**诃黎勒**止泻血。**鼠李**止下血。**金樱**东行根炒用，止泻血。[服器木] **黄丝绢**灰水服。**败皮巾**灰 **皮鞋底**灰 **瓶带**灰涂乳上，止小儿下血。**百草霜**米汤调，露一夜服。[石虫] **绿矾**酿鲫鱼烧灰服，止肠风泻血。煅过，入青盐、硫黄再煅、入熟附子末，粟糊丸服，治积年下血，一服见效。**石燕**年入肠风，磨水日服。**蛇黄**醋煅七次，末服。**五倍子**半生半烧丸服，肠风加白矾。**百药煎**半生半炒饭丸服，肠风加荆芥灰，脏毒加白芷、乌梅烧过，酒毒加槐花。[兽人] **牛骨**灰水服。**牛角鰓**煅末，豉汁服。**人爪甲**积年泻血，百药不效，同麝香、干姜、白矾、败皮巾灰，等分饮服，极效。**发灰**饮服方寸匕。

有郁怒，有劳力，有损伤。

[破血散血] [草部] **生甘草**行厥阴、阳明二经污浊之血。**黄芪**逐五脏间恶血。**白术**利腰脐间血。**黄芩**热入血室。**黄连**赤目瘀血，上部见血。**败酱**破多年凝血。**射干**消瘀血、老血在心脾间。**萆薢**关节老血。**桔梗**打击瘀血，久在肠内时发动者，为末，米饮服。**大黄**煎酒服，去妇人血癖，男女伤损瘀血，醋丸。治干血气，产后血块。**蓬莪茂**消扑损内伤瘀血，通肝经聚血，女人月经血气。**三棱**通肝经积血，女人月水，产后恶血。**牡丹皮**瘀血留舍肠胃，女人一切血气。**芍药**逐贼血，女人血闭，胎前产后一切血病。**红蓝花**多用破血，少用养血。酒煮，下产后血。**常春藤**腹内诸冷血风血，煮酒服。**当归　丹参　芎藭　白芷　泽兰　马兰　大小蓟　芒箭　芒茎**并破宿血，养新血。**玄参**治血瘕，下寒血。**贯众　紫参　玄胡索　茅根　杜衡　紫金牛　土当归　芭蕉根　天名精　牛蒡根　苎麻叶　飞廉　续断　鳖莱　茺蔚　藼蒿　紫苏　荆芥　爵床　野菊　番红花　刘寄奴　庵䕡　薰草　苦杖　马鞭草　车前　牛膝　蒺藜　独用将军　地黄　紫金藤　葎草　茜草　剪草　通草　赤雹儿**并破瘀血血闭。**半夏　天南星　天雄　续随子　山漆** [谷菜] **赤小豆　米醋　黄麻根　麻子仁**并消散瘀血。**黑大豆　大豆黄卷　红曲　饴饧　芸薹子**并破瘀血。**韭汁**清胃脘恶血。**葱汁　莱菔　生姜　干姜　堇菜　繁缕　木耳　杨栌耳　苦竹肉** [果木] **桃仁　桃胶　桃毛　李仁　杏枝**并破瘀血老血。**红柿　桄榔子　槠子　山楂　荷叶　藕　蜀椒　秦椒　柳叶　桑叶　琥珀**并消瘀血。**栀子**清胃脘血。**茯苓**利腰脐血。**乳香　没药　骐麟竭　质汗**并活血散血止血。**松杨**破恶血，养新血。**枫栌**跳跌瘀血。**白杨皮**去折伤宿血在骨肉间疼。**干漆**削年深积滞老血。**苏方木　槲木　紫荆皮　卫矛　奴柘** [石虫] **朴消**并破瘀恶血。**雄黄　花乳石　金星石　硇砂　菩萨石**并化腹内瘀血。**自然铜　生铁　石灰　殷孽　越砥　砺石　水**

蛭　虻虫　[鳞介] 鳜鱼　蛸鱼　鳔胶　龟甲　鳖甲　[禽兽] 白雄鸡翮并破腹内瘀血。黑雌鸡破心中宿血，补心血。五灵脂生行血，熟止血。鸦翅　牛角鰓　白马蹄　羚牛酥　狮屎　犀角　羚羊角　鹿角　[人部] 人尿　人中白并破瘀血。

△苎麻

△自然铜

△水蛭

积聚癥瘕

本草纲目全本图典 [第一册] 364

左为血，右为食，中为痰气。积系于脏，聚系于腑，癥系于气与食，瘕系于血与虫，痃系于气郁，癖系于痰饮。心为伏梁，肺为息贲，脾为痞气，肝为肥气，肾为奔豚。

[血气] [草部] **三棱**老癖癥瘕积聚结块，破血中之气。小儿气癖，煮汁作羹与乳母食。**蓬莪茂**破痃癖冷气，血气积块，破气中之血，酒磨服。**郁金**破血积，专入血分。**姜黄**癥瘕血块，入脾，兼治血中之气。**香附子**醋炒，消积聚癥瘕。**蒴藋根**鳖瘕坚硬肿起，捣汁服。卒暴癥块如石欲死，煎酒服。**大黄**破癥瘕积聚留饮，老血留结。醋丸，或熬膏服，产后血块尤宜。同石灰、桂心熬醋，贴积块。男子败积，女子败血，以荞面同酒服，不动真气。**牡丹　芍药　当归　芎䓖　丹参　玄参　紫参　白头翁　玄胡索　泽兰　赤车使者　刘寄奴　续断　凤仙子　蕳茹　大戟　蒺藜　虎杖　水荭　马鞭草　土瓜根　麻黄　薇衔** [谷菜] **米醋**并除积癥瘕，恶血癖块。醋煎生大黄，治痃癖。**胡麻油**吐发瘕。**白米**吐米瘕。**秫米**吐鸭瘕。**丹黍米泔**治鳖瘕。**寒食饧**吐蛟龙瘕。**芸薹子**破癥瘕结血。**山蒜**积块，妇人血瘕，磨醋贴。**陈酱茄**烧研，同麝贴鳖瘕。**生芋**浸酒服，破癖气。**桑耳** [果木] **桃仁**并破血闭癥瘕。**桃枭**破伏梁结气，为末酒服。**甜瓜子仁**腹内结聚，为肠胃内壅要药。**橄榄　观音柳**腹中痞积，煎汤露一夜服，数次即消。**芜黄**嗜酒成酒鳖，多怒成气鳖，炒煎日服。**槲木灰**淋汁酿酒服，消癥瘕痃癖。**琥珀　𪃟　木麻　没药** [土石] **土墼**鳖瘕。**白垩　自然铜　铜镜鼻**并主妇女癥瘕积聚。**石灰**同大黄、桂心熬膏，贴腹胁积块。**石炭**积聚，同自然铜、大黄、当归，丸服。**阳起石**破子脏中血结气，冷癥寒瘕。**凝水石**腹中积聚邪气，皮中如火烧。**食盐**五脏癥结积聚。**禹余粮　太一余粮　空青　曾青　石胆** [虫部] **水蛭　葛上亭长** [鳞介兽]

龙骨　鼍甲并主血积癥瘕。守宫血块，面煨食数枚，即下。鳖肉妇人血瘕，男子痃癖积块，桑灰、蚕沙淋汁煮烂捣，丸服。鳖甲癥块痃癖，坚积寒热，冷瘕劳瘦，醋炙牛乳服。血瘕，同琥珀、大黄末，酒服即下。魁蛤冷癥血块，烧过，醋淬丸服。龟甲　秦龟甲　玳瑁　牡蛎　蛤蜊　车螯壳　鳢鱼并主积瘕。海马远年积聚癥块，同大黄诸药丸服。虾鳖瘕作痛，久食自消。夜明沙　[兽部] 熊脂并主积聚寒热。猫头灰鳖瘕，酒服。鼠灰妇人狐瘕，同桂末服。麝香　[人部] 人尿癥积满腹，服一升，下血片，二十日即出。癣石消坚积。

△泽兰

△刘寄奴

[食气] [草部] 青木香积年冷气痃癖，癥块胀疼。白蒿去伏瘕，女人癥瘕。蓍叶同独蒜、穿山甲、盐、醋调，贴痞块，化为脓血。海苔消茶积。木鳖子痔积痞块。番木鳖 预知子 苏子 [谷菜] 米秕并破癥结，下气消食。麦面米食成积，同酒曲丸服。荞麦面炼五脏滓秽，磨积滞。神曲 麦蘗 蘗米 蔓菁并消食下气，化癥瘕积聚。萝卜化面积痰癖，消食下气。水蕨腹中痞积，淡食二月，即下恶物。姜叶食鲙成癥，捣汁服。皂角蕈积垢作疼，泡汤饮作泄。马齿苋 [果木] 山楂化饮食，消肉积癥瘕。子亦磨积。槟榔 桑灰霜破积块。阿魏破癥积肉积。枳壳五积六聚，巴豆煮过，丸服。枳实 [土石] 百草霜 梁上尘并消食积。砂锅消食块，丸服。锻灶灰 胡粉 黄丹 密陀僧 铁华粉 蓬砂 玄精石并主癥瘕食积。针砂食积黄肿。朱砂心腹癥癖，以饲鸡取屎炒，末服。雄黄胁下痃癖及伤食，酒、水同巴豆、白面丸服。竹筒蒸七次，丸服，治癥瘕积聚。同白矾，贴痞块。青礞石积年食癥攻刺，同巴豆、大黄、三棱作丸服。一切积病，消石煅过，同赤石脂丸服。绿矾消食积，化痰燥湿。硇砂冷气痃癖癥瘕，桑柴灰淋过，火煅，为丸服。积年气块，醋煮木瓜酿过，入附子丸服。石硷消痰磨积，去食滞宿垢，同山楂、阿魏、半夏丸服。石髓 [鳞禽兽] 鱼鲙去冷气痃瘕，横关伏梁。鱼脂熨癥块。五灵脂化食消气，和巴豆、木香丸服。酒积黄肿，同麝丸服。鸡屎白食米成癥，合米炒研水服，取吐。鳖瘕及宿癥，炒研酒服。鹰屎白小儿奶癖，膈下硬，同密陀僧、硫黄、丁香末服。雀粪消癥瘕久痼，蜜丸服。和姜、桂、艾叶丸服，烂痃癖伏梁诸块。鸽粪痞块。猪项肉合甘遂丸服，下酒布袋积。猪脾朴消煮过，用水荭花子末服，消痞块。猪肾同葛粉炙食，治酒积面黄。猪肪食发成瘕，嗜食与油，以酒煮沸，日三服。猪肚消积聚癥瘕。牛肉同恒山煮食，治癖疾。同石灰蒸食，治痞积。牛脑脾积痞气，同朴消蒸饼丸服。又同木香、鸡肫等末服。鼠肉煮汁作粥，治小儿癥瘕。狗胆痞块，同五灵脂、阿魏丸服。狗屎浸酒服，治鱼肉成癥。驴屎癥癖诸疼。驴尿杀积虫。白马尿肉癥思肉，饮之当有虫出。男子伏梁，女子瘕疾，旦旦服之。食发成瘕，饮之。痞块心疼，和僵蚕末傅之。腽肭脐男子宿癥气块，积冷劳瘦。

[痰饮] [草部] 威灵仙去冷滞痰水，久积癥瘕，痃癖气块，宿脓恶水。停痰宿饮，大肠冷积，为末，皂角熬膏丸服。或加半夏。牵牛去痃癖气块。男妇五积，为末蜜丸服。食积，加巴豆霜。芎䓖酒癖胁胀呕吐，腹有水声，同三棱为末，每葱汤服二钱。续随子一切痃癖。同腻粉、青黛丸服，下涎积。狼毒积聚饮食，痰饮癥瘕，胸下积癖。紫菀肺积息贲。商陆腹中暴癥，如石刺痛。黄连 天南星并主伏梁。柴胡 桔梗 苦参并寒热积聚。白术 苍术 黄芪 人参 高良姜 防葵 旋覆花 葶苈 鸢尾 独行根 三白草 常山 蜀漆 甘遂 赭魁 昆布 海藻并主痃癖痰水。莨菪子积冷痃癖，煮枣食之。附子 天雄 草乌头 [谷菜] 烧酒并主冷毒气块痃癖。蒜烂痃瘕，日吞三颗。又吐蛇瘕。韭菜煮食，除心腹痼冷痃癖。生芋浸酒饮，破痃癖。白芥子贴小儿乳癖。仙人杖 [果木] 大枣并去痰癖。栗子日食七枚，破冷癖气。橘皮胸中瘕热，湿痰痃癖。青皮破积结坚癖。林檎研

△牵牛

末，傅小儿闪癖。**桃花**末服，下痰饮积滞。**榅子**食茶成癖，日食之。**苦茗**嗜茶成癖。**蜀椒**破癥癖。食荼面黄，作丸服。**胡椒**虚寒积癖在两胁，喘急，久则为疽，同蝎尾、木香丸服。**吴茱萸**酒煮，熨癥块。**巴豆**破癥瘕结聚，留饮痰澼。一切积滞，同黄檗、蛤粉丸服。**桂心 沉香 丁香 草豆蔻 蒟酱**并破冷癥痃癖。**郁李仁**破癖气，利冷脓。**乌桕根皮**水癥结聚。**奴柘**痃癖，煎饮。**白杨皮**痰癖，浸酒饮。**枳实 枳壳 婆罗得 木天蓼** [金石] **浮石**并化痰癖。**赤白玉**痃癖气块往来痛，糊丸服。**理石**破积聚。酒渍服，治癖。**石硫黄**冷癖在胁，积聚。**消石**破积散坚。**砒石 礜石 特生礜石**并痼冷坚癖积气。**玄明粉**宿滞癥结。**朴消**留澼癥结。同大蒜、大黄，贴痞块。**黑锡灰 水银粉 粉霜 银朱** [介禽] **海蛤 蛤蜊粉**并主积聚痰涎。**蚌粉**痰涎积聚，心腹痛，或哕食，巴豆炒过，丸服。**蟏蜂**小儿痞气，煮饮食。**淡菜**冷气痃癖，烧食。**鹳胫骨及觜 雀胫骨及觜**并主小儿乳癖，煮汁，烧灰服。[兽部] **牛乳**冷气痃癖。**驼脂**劳风冷积，烧酒服之。

诸虫

有蛔、白、蛲、伏、肉、肺、胃、弱、赤九种。又有尸虫、劳虫、疳虫、瘕虫。

[杀虫] [草部] **术**嗜生米有虫，蒸饼丸服。**蓝叶**杀虫蚊。应声虫及鳖瘕，并服汁。**马蓼**去肠中蛭虫。**鹤虱**杀蛔、蛲及五脏虫，肉汁服末。心痛，醋服。**狼毒 狼牙 藜芦**并杀腹脏一切虫。**蕚草**杀九虫。**龙胆**去肠中小虫及蛔痛，煎服。**白芷**浴身。**黄精**并去三尸。**杜衡 贯众 蘼芜 紫河车 云实 白菖 百部 天门冬 赭魁 石长生**并杀蛔、蛲、寸白诸虫。**连翘 山豆根**下白虫。**黄连 苦参 苍耳 飞廉 天名精 蜀羊泉 蒺藜 干苔 酸草 骨碎补 羊蹄根 赤藤 牵牛 蛇含 营实根**并杀小虫、疳虫。**艾叶**蛔痛，捣汁服，或煎水服，当吐下虫。虫食肛，烧熏之。**萹蓄**小儿蛔痛，煮汁，煎醋，熬膏，皆有效。**使君子**杀小儿蛔，生食煎饮，或为丸散，皆效。**石龙刍 漏芦 肉豆蔻 蒟酱 马鞭草**熬膏。**瞿麦 灯笼草 地黄 白及** [谷菜] **小麦**炒，末服。并杀蛔虫。**薏苡根**下三虫，止蛔痛，一升煎服，虫尽死。**大麻子**同茱萸根浸水服，虫尽下。亦捣汁服。**白米**米癥嗜米，同鸡屎白炒服，取吐。**秫米**食鸭成癥瘕，研水服，吐出鸭雏。**丹黍米**泔服，治鳖瘕。**寒食饧**吐蛟龙癥。**生姜**杀长虫。**槐耳**烧末水服，蛔立出。**萑菌**去三虫，为末，入脘食。**天花蕈 藜灰 藋 马齿苋 苦瓠 败瓢** [果部] **柿**并杀虫。**橘皮**去寸白。**梆华**去赤虫。**桃仁 桃叶**杀尸虫。**槟榔**杀三虫、伏、尸，为末，大腹皮汤下。**榧子**去三虫，食七日，虫化为水。**阿勃勒 酸榴东行根 樱桃东行根 林檎东行根**并杀三虫，煎水服。**吴茱萸东行根**杀三虫，酒、水煎服。肝劳生虫，同粳米、鸡子白丸服。肝劳发热有虫，令人好呕，同橘皮、大麻子，浸酒服。**醋林子**寸白、蛔痛，小儿疳蛔，皆为末，酒服。**藕**同蜜食，令人腹脏肥，不生诸虫。**杏仁**杀小虫。**蜀椒**蛔痛，炒淋酒服。**乌梅**煎服，安蛔。**盐麸树皮** [木部] **乌药**并杀蛔。**柏叶**杀五脏虫，益人，不生诸虫。**相思子**杀腹脏皮肤一切虫。

桑白皮　金樱根　郁李根　蔓荆并杀寸白虫。阿魏　卢会　黄檗　樗白皮　合欢皮　皂荚及小刺、木皮　大风子　苦竹叶　石南并杀小虫、疳虫。干漆杀三虫，小儿虫痛，烧同芜荑末服。叶亦末服。楝白皮杀蛔虫，煎水服，或为末，或入麝香，或煮鸡子食。实，杀三虫。醋浸塞谷道中，杀长虫。花，杀蚕虱。芜荑去三虫、恶虫，为末饮服。或同槟榔丸服。炒煎，日服，治气鳖、酒鳖。大空去三虫。涂发，杀虮虱。莫荚煮粥食，杀三虫。雷丸　厚朴　梓白皮　楸白皮　桐木皮　山茱萸　丁香　檀香　苏合香　安息香　龙脑香　樟脑香并杀三虫。[水石] 神水和獭肝丸，杀虫积。浸蓝水杀虫，下水蛭。黑锡灰沙糖服，下寸白。黄丹　密陀僧　曾青并下寸白。胡粉葱汁丸服，治女人虫心疼，下寸白。硫黄杀腹脏虫、诸疮虫。气鳖、酒鳖，以酒常服。雌黄　雄黄虫疼吐水，煎醋服。又杀诸疮虫。食盐杀一切虫。霹雳砧杀劳虫。石灰杀蛲虫。砒石　理石　长石　白青并杀三虫。[服器] 梳篦去虱瘕。死人枕席杀尸疰、石蛔。[虫鳞] 蜂子小儿五虫，从口吐出。蜂窠灰酒服，寸白、蛔虫皆死出。蚕茧及蛹除蛔。白蜡　白僵蚕　蚺蛇胆及肉　蝮蛇并杀三虫。鼍甲　鳜鱼　鲟鱼并杀小虫。鳗鲡鱼淡煮食，杀诸虫、劳虫。虾鳖瘕，宜食。海虾鲊杀虫。河豚　海豚　海螵蛸　[禽兽] 鸽头　竹鸡　百舌　乌鸦并杀虫。鸮杀三虫及腹脏一切虫。五灵脂心脾虫痛，同槟榔末服。小儿虫痛，同灵矾丸服，取吐。鸡子白蛔痛，打破，合醋服。人好漆在内吞之，虫即出。鸡屎白鳖瘕、米瘕。鸽屎杀蛔，烧服。蜀水花杀蛔。啄木鸟　鹰屎白　熊脂　獭肝　猫肝　虎牙并杀劳虫。猪肚杀劳虫。酿黄米蒸丸服。治疳蛔瘦病。猪血嘈杂有虫，油炒食之。猪肪发瘕，煮食。猫头灰酒服，治鳖瘕。獾肉　鼠肉　兔屎并杀疳、劳、蛔虫。羊脂　牛胆　熊胆　麝香　猥皮及脂并杀小虫。鼬鼠心肝虫痛，同乳、没丸服。六畜心包朱砂、雄黄煮食，杀虫。白马溺　驴溺　[人部] 人尿并杀癥瘕有虫。胞衣水　天灵盖杀劳虫。

▽白芷

肠鸣

有虚气，水饮，虫积。

[草部] 丹参　桔梗　海藻并主心腹邪气上下，雷鸣幽幽如走水。昆布　女菀　女萎并主肠鸣游气，上下无常处。半夏　石香薷　荜茇　红豆蔻　越王余算并主虚冷肠鸣。大戟痰饮，腹内雷鸣。黄芩主水火击搏有声。矿麦蘖　饴糖　[果木] 橘皮　杏仁并主肠鸣。厚朴积年冷气，腹内雷鸣。栀子热鸣。[石部] 硇砂血气不调，肠鸣宿食。石髓　[虫鳞介] 原蚕沙肠鸣热中。鳝鱼冷气肠鸣。淡菜　[兽部] 羚羊屎久痢肠鸣。

△厚朴

心腹痛

有寒气，热气，火郁，食积，死血，痰澼，虫物，虚劳，中恶，阴毒。

[温中散郁] [草部] **木香**心腹一切冷痛、气痛，九种心痛，妇人血气刺痛，并磨酒服。心气刺痛，同皂角末丸服。内钓腹痛，同乳、没丸服。**香附子**一切气、心腹痛，利三焦，解六郁，同缩砂仁、甘草末点服。心脾气痛，同高良姜末服。血气痛，同荔枝烧研酒服。**艾叶**心腹一切冷气鬼气，捣汁饮，或末服。同香附，醋煮丸服，治心腹小腹诸痛。**芎䓖**开郁行气。诸冷痛中恶，为末，烧酒服。**藁本**大实心痛，已用利药，同苍术煎服，彻其毒。**苍术**心腹胀痛，解郁宽中。**甘草**去腹中冷痛。**高良姜**腹内暴冷久冷痛，煮饮。心脾痛，同干姜丸服。又四制丸服。**苏子**一切冷气痛，同高良姜、橘皮等分，丸服。**姜黄**冷气痛，同桂末，醋服。小儿胎寒，腹痛，吐乳，同乳香、没药、木香丸服。**附子**心腹冷痛，胃寒蛔动，同炒栀子酒糊丸服。寒厥心痛，同郁金、橘红，醋糊丸服。**香薷**暑月腹痛。**石菖蒲　紫苏　藿香　甘松香　山柰　廉姜　山姜　白豆蔻　草豆蔻　缩砂　蒟酱　白茅香　蕙草　益智子　荜茇** [谷部] **胡椒粥　茱萸粥　葱豉酒　姜酒　茴香**并主一切冷气，心痛、腹痛、心腹痛。烧

△姜黄

酒冷痛，入盐服。阴毒腹痛，尤宜。**黑大豆**肠痛如打，炒焦，投酒饮。**神曲**食积心腹痛，烧红淬酒服。**[菜部]** **葱白**主心腹冷气痛，虫痛，疝痛，大人阴毒，小儿盘肠内钓痛。卒心痛，牙关紧急欲死，捣膏，麻油送下，虫物皆化黄水出。阴毒痛，炒熨脐下，并擂酒灌之。盘肠痛，炒贴脐上，并浴腹，良久尿出愈。**葱花**心脾如刀刺，同茱萸一升，煎服。**小蒜**十年五年心痛，醋煮饱食即愈。**葫**冷痛，同乳香丸服。醋浸煮食之。鬼注心腹痛，同墨及酱汁服。吐血心痛，服汁。**韭**腹中冷痛，煮食。胸痹痛如锥刺，服汁，吐去恶血。**薤白**胸痹刺痛彻心背，喘息咳唾，同栝楼实，白酒煮服。**生姜**心下急痛，同半夏煎服，或同杏仁煎。**干姜**卒心痛，研末服。心脾冷痛，同高良姜丸服。**芥子**酒服，止心腹冷痛。阴毒，贴脐。**马芹子**卒心痛，炒末酒服。**茴香 蓴菜 蒜薁子 秦荻藜 蔓菁 芥** **[果部]** **杏仁**并主心腹冷痛。**乌梅**胀痛欲死，煮服。**大枣**急心疼，同杏仁、乌梅丸服。**陈枣核仁**，止腹痛。**胡桃**急心痛，同枣煨嚼，姜汤下。**荔枝核**心痛、脾痛，烧研酒服。**椰子皮**卒心痛，烧研水服。**橘皮**途路心痛，煎服甚良。**木瓜 枸橼**并心气痛。**胡椒**心腹冷痛，酒吞三七粒。**茱萸**心腹冷痛，及中恶心腹痛，擂酒服。叶亦可。**榠子**同上。**[木部]** **桂**秋冬冷气腹痛，非此不除。九种心疼，及寒疝心痛，为末酒服。心腹胀痛，水煎服。产后心痛，狗胆丸服。**乌药**冷痛，磨水入橘皮、苏叶煎服。**松节**阴毒腹痛，炒焦入酒服。**乳香**冷心痛，同胡椒、姜、酒服。同茶末、鹿血丸服。**丁香**暴心痛，酒服。**安息香**心痛频发，沸汤泡服。**天竺桂 沉香 檀香 苏合香 必栗香 龙脑香 樟脑香 樟材 杉材 楠材 阿魏 皂荚 白棘 枸杞子 厚朴** **[金石]** **铁华粉**并主冷气心腹痛。**铜器**炙熨冷痛。**灵砂**心腹冷痛，同五灵脂，醋糊丸服。**硫黄**一切冷气痛，黄蜡丸服。同消石、青皮、陈皮丸服。**消石**同雄黄末点目眦，止诸心腹痛。**砒石**积气冷痛，黄蜡丸服。**硇砂**冷气，血气，积气，心腹痛，诸疼。**神针火** **[鳞兽]** **鲍鱼灰**妊娠感寒腹痛，酒服。**猪心**急心痛经年，入胡椒十粒煮食。心血，蜀椒丸服。

△山奈

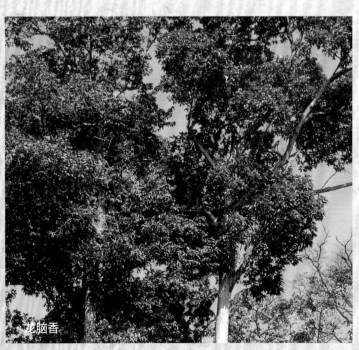
龙脑香

[活血流气] [草部] **当归**和血，行气，止疼。心下刺疼，酒服方寸匕。女人血气，同干漆丸服。产后痛，同白蜜煎服。**芍药**止痛散血，治上中腹痛。腹中虚痛，以二钱同甘草一钱煎服。恶寒加桂，恶热加黄芩。**玄胡索**活血利气。心腹少腹诸痛，酒服二钱，有神。热厥心痛，同川楝末二钱服。血气诸痛，同当归、橘红丸服。**蓬莪茂**破气，心腹痛，妇人血气，丈夫奔豚。一切冷气及小肠气，发即欲死，酒、醋和水煎服。一加木香末，醋汤服。女人血气，同干漆末服。小儿盘肠，同阿魏研末服。**郁金**血气冷气痛欲死，烧研醋服，即苏。**姜黄**产后血痛，同桂末酒服，血下即愈。**刘寄奴**血气，为末酒服。**红蓝花**血气，擂酒服。**大黄**干血气，醋熬膏服。冷热不调，高良姜丸服。**蒲黄**血气心腹诸疼，同五灵脂煎醋或酒服。**紫背金盘**女人血气，酒服。**丹参** **牡丹** **三棱** **败酱** [谷菜] **米醋**并主血气冷气心腹诸痛。**青粱米**心气冷痛，桃仁汁煮粥食。**红曲**女人血气，同香附、乳香末，酒服。**丝瓜**女人干血气，炒研酒服。**桑耳**女人心腹痛，烧研酒服。**杉菌** [果木] **桃仁**卒心痛，疰心痛，研末水服。**桃枝**，煎酒。**桃枭**血气中恶痛，酒磨服。**没药**血气心痛，酒、水煎服。**乳香** **骐麟竭** **降真香** **紫荆皮** [金石] **铜青** **赤铜屑**并主血气心痛。**自然铜**血气痛。火煅醋淬，末服。**诸铁器**女人心痛，火烧淬酒饮。**石炭**同上。**白石英** **紫石英**并主女人心腹痛。[鳞部] **乌贼鱼血**血刺心痛，磨醋服。**青鱼枕**血气心腹痛，磨水服。[禽兽] **五灵脂**心腹胁肋少腹诸痛。疝痛，血气，同蒲黄煎醋服。或丸，或一味炒焦酒服。虫痛加槟榔。**狗胆**血气撮痛，丸服。

△降真香

[痰饮] 半夏湿痰心痛，油炒丸服。狼毒九种心痛，同吴茱萸、巴豆、人参、附子、干姜丸服。心腹冷痰胀痛，同附子、旋覆花丸服。草乌头冷痰成包，心腹疼痛。百合 椒目留饮腹痛，同巴豆丸服。牡荆子炒研服。枳实胸痹痰水痛，末服。枳壳心腹结气痰水。矾石诸心痛，以醋煎一皂子服。同半夏丸服。同朱砂、金薄丸服。五倍子心腹痛，炒焦，酒服立止。牡蛎粉烦满心脾痛，煅研酒服。蛤粉心气痛，炒研，同香附末服。白螺壳湿痰心痛及膈气痛，烧研酒服。

[火郁] [草部] 黄连卒热心腹烦痛，水煎服。苦参大热腹中痛，及小腹热痛，面色青赤，煎醋服。黄芩小腹绞痛，小儿腹痛。得厚朴、黄连，止腹痛。山豆根卒腹痛，水研服，入口即定。青黛心口热痛，姜汁服一钱。马兜铃烧研酒服。马兰汁绞肠沙痛。沙参 玄参 [谷果] 生麻油卒热心痛，饮一合。麻子仁妊娠心痛，研水煎服。荞麦粉绞肠沙痛，炒热，水烹服。黍米十年心痛，淘汁温服。粳米 高粱米并煮汁服，止心痛。绿豆心痛，以三七粒，同胡椒二七粒，研服。茶十年五年心痛，和醋服。[木部] 川楝子入心及小肠，主上下腹痛，热厥心痛，非此不除。同玄胡索末，酒服。槐枝九种心痛，煎水服。槐花 乌柏根 石瓜并主热心痛。栀子热厥心痛，炒焦煎服。冷热腹痛，同附子丸服。郁李仁卒心痛，嚼七粒，温水下，即止。茯苓 琥珀 [石兽] 戎盐 食盐吐，心腹胀痛。玄明粉热厥心腹痛，童尿服三钱。丹砂男女心腹痛，同白矾末服。蜂蜜卒心痛。黄蜡急心痛，烧化丸，凉水下。晚蚕沙男女心痛，泡汤服。驴乳卒心痛连腰脐，热饮二升。羚羊角腹痛热满，烧

△山豆根

末水服。**犀角**热毒痛。**阿胶**丈夫少腹痛。**兔血**卒心痛，和茶末、乳香丸服。**败笔头**心痛不止，烧灰，无根水下。**狗屎**心痛欲死，研末酒服。**山羊屎**心痛，同油发烧灰，酒服断根。**狐屎**肝气心痛，苍苍如死灰，喘息，烧和姜黄服。**驴屎汁** **马屎汁** [人部] **人屎**和蜜、水。**人溺**并主绞肠沙痛欲死，服之。**虫痛**见诸虫下。

[中恶] [草部] **艾叶**鬼击中恶，卒然着人如刀刺状，心腹切痛，或即吐血下血，水煎服。实，亦可用。**桔梗** **升麻** **木香**磨汁。**藿香** **郁金香** **茅香** **兰草** **蕙草** **山柰** **山姜** **缩砂** **蘼芜** **蜘蛛香** **蒟酱** **丹参** **苦参**煎酒。**姜黄** **郁金** **莪茂** **肉豆蔻** **菖蒲** **鸡苏** **甘松** **忍冬**水煎。**卷柏** **女青**末服。**芒箔**煮服。**鬼督邮** **草犀** **狼毒** **海根** **藁本** **射干** **鸢尾** **鬼臼** **续随子** [谷菜] **醇酒** **豌豆** **白豆** **大豆** **胡荽** **罗勒** **芥子**浸酒。**白芥子** **大蒜** [果木] **榧子** **桃枭**末服。**桃胶** **桃符** **桃花**末服。**桃仁**研服。**桃白**

△肉豆蔻

皮　三岁枣中仁常服。蜀椒　茱萸　蜜香　沉香　檀香　安息香化酒。乳香　丁香　阿魏　樟材　鬼箭　鬼齿水煎。琥珀　苏合香化酒。城东腐木煎酒。古榇板煎酒。[服器] 桃橛煮汁。车脂化酒。刀鞘灰水服。砧垢吐。铁椎柄灰丸服。履屐鼻绳灰酒服。毡袜跟灰酒服。网巾灰酒服。[水土] 粮罂中水　黄土画地作王字，取中土，水服。陈壁土同矾丸服。铸钟土酒服。柱下土水服。伏龙肝水服。仰天皮人垢和丸服。釜墨汤服。墨　[石介] 古钱和薏苡根煎服。铅丹蜜服。食盐烧服取吐。雄黄　灵砂　硫黄　金牙　蛇黄　田螺壳烧服。鳖头灰　[禽兽] 乌骨鸡揾心上。白雄鸡煮汁，入醋、麝、真珠服。肝同。鸡子白生吞七枚。鹳骨　犀角　鹿茸及角　麋角　麝香　灵猫阴　猫肉及头骨　狸肉及骨　腽肭脐　熊胆并主中恶心腹绞痛。

△鬼箭羽

胁痛

△杜若

有肝胆火，肺气，郁，死血，痰澼，食积，气虚。

[木实][草部] 黄连猪胆炒，大泄肝胆之火，肝火胁痛，姜汁炒丸。左金丸：同茱萸炒，丸服。柴胡胁痛主药。黄芩　龙胆　青黛　卢会并泻肝胆之火。芍药　抚芎并搜肝气。生甘草缓火。木香散肝经滞气，升降诸气。香附子总解诸郁，治膀胱连胁下气妨。地肤子胁下痛，为末酒服。[果木] 青橘皮泻肝胆积气必用之药。栀子　卢会　桂枝。

[痰气][草部] 芫花心下痞满，痛引两胁，干呕汗出，同甘遂、大戟为散，枣汤服。大戟　甘遂痰饮胁痛。控涎丸。狼毒两胁气结痞满，心下停痰鸣转，同附子、旋覆花丸服。香薷心烦胁痛连胸欲死，捣汁饮。防风泻肺实烦满胁痛。半夏　天南星　桔梗　苏梗　细辛　杜若　白前　贝母 [谷菜] 生姜并主胸胁逆气。白芥子痰在胸胁支满，每酒吞七粒。又同白术丸服。薏苡根胸胁卒痛，煮服即定。[果木] 橘皮　槟榔　枳壳心腹结气痰水，两胁胀痛。因惊伤肝，胁骨痛，同桂末服。枳实胸胁痰澼气痛。茯苓 [虫介] 白僵蚕　牡蛎粉　文蛤并主胸胁逆气满痛。[兽石] 羚羊角胸胁痛满，烧末水服。麝香　古钱心腹烦满，胸胁痛欲死，煮汁服。

[血积][草部] 大黄腹胁老血痛。凤仙花腰胁引痛不可忍，晒研，酒服三钱，活血消积。当归　芎䓖　姜黄　玄胡索　牡丹皮　红蓝花 [谷菜] 神曲　红曲并主死血食积作痛。韭菜瘀血，两胁刺痛。[果木禽] 吴茱萸食积。桃仁　苏木　白棘刺腹胁刺痛，同槟榔煎酒服。巴豆积滞。五灵脂胁痛，同蒲黄煎醋服。

[虚陷][草谷菜部] 黄芪　人参　苍术　柴胡　升麻并主气虚下陷，两胁支痛。黑大豆腰胁卒痛，炒焦煎酒服。茴香胁下刺痛，同枳壳末，盐、酒服。马芹子腹冷胁痛。

[外治] 食盐　生姜　葱白　韭菜　艾叶并炒熨。冬灰醋炒熨。芥子　茱萸并醋研傅。大黄同石灰、桂心熬醋贴。同大蒜、朴消捣贴。

△吴茱萸

腰痛

有肾虚，湿热，痰气，瘀血，闪肭，风寒。

[虚损] [草部] **补骨脂**骨髓伤败，腰膝冷。肾虚腰痛，为末酒服，或同杜仲、胡桃丸服。妊娠腰痛，为末，胡桃、酒下。**菊花**腰痛去来陶陶。**艾叶**带脉为病，腰溶溶如坐水中。**附子**补下焦之阳虚。**蒺藜**补肾，治腰痛及奔豚肾气，蜜丸服。**萆薢**腰脊痛强，男子臂腰痛，久冷痹软，同杜仲末，酒服。**狗脊 菝葜 牛膝 肉苁蓉 天麻 蛇床子 石斛** [谷菜] **山药**并主男子腰膝强痛，补肾益精。**韭子**同安息香丸服。**茴香**肾虚腰痛，猪肾煨食。腰痛如刺，角茴末，盐酒服，或加杜仲、木香，外以糯米炒熨。**干姜 菥蓂子 胡麻** [果木] **胡桃**肾虚腰痛，同补骨脂丸服。**栗子**肾虚腰脚不遂，风干日食。**山楂**老人腰痛，同鹿茸丸服。**阿月浑子 莲实 芡实 沉香 乳香**并补腰膝命门。**杜仲**肾虚冷臂痛，煎汁煮羊肾作羹食。浸酒服。为末酒服。青娥丸。**枸杞根**同杜仲、萆薢，浸酒服。**五加皮**贼风伤人，软脚臂腰，去多年瘀血。**柏实**腰中重痛，肾中寒，膀胱冷脓宿水。**山茱萸 桂** [介兽] **龟甲**并主腰肾冷痛。**鳖甲**卒腰痛，不可俯仰，炙研酒服。**猪肾**腰虚痛，包杜仲末煨食。**羊肾**为末酒服。老人肾硬，同杜仲炙食。**羊头、蹄、脊骨**和蒜、薤煮食。同肉苁蓉、草果煮食。**鹿茸**同菟丝子、茴香丸服。同山药煮酒服。**鹿角**炒研酒服，或浸酒。**麋角**及茸酒服。**虎胫骨**酥炙，浸酒饮。

[湿热] [草部] **知母**腰痛，泻肾火。**葳蕤**湿毒腰痛。**威灵仙**宿脓恶水，腰膝冷疼，酒服一钱取利，或丸服。**青木香**气滞腰痛，同乳香酒服。**地肤子**积年腰痛时发，为末酒服，日五六次。**蛤蟆草**湿气腰痛，同葱、枣煮酒常服。**牵牛子**除湿热气滞，腰痛下冷脓，半生半炒，同硫黄末，白面作丸，煮食。**木鳖子 蕙草** [果

木] 桃花湿气腰痛，酒服一钱，一宿即消。或酿酒服。槟榔腰重作痛，为末酒服。甜瓜子腰腿痛，酒浸末服。皂荚子腰脚风痛，酥炒丸服。郁李仁宣腰胯冷脓。茯苓利腰脐间血。海桐皮风毒腰膝痛。桑寄生 [介兽] 淡菜腰痛胁急。海蛤 牛黄妊娠腰痛，烧末酒服。

[风寒] 羌活 麻黄太阳病腰脊痛。藁本十种恶风鬼注，流入腰痛。

[血滞] [草谷菜] 玄胡索止暴腰痛，活血利气，同当归、桂心末，酒服。蘘荷根妇人腰痛，捣汁服。甘草 细辛 当归 白芷 芍药 牡丹 泽兰 鹿藿并主女人血沥腰痛。术利腰脐间血，补腰膝。庵䕡子闪挫痛，擂酒服。甘遂闪挫痛，入猪肾煨食。续断折跌，恶血腰痛。神曲闪挫，煅红淬酒服。莳萝闪挫，酒服二钱。莴苣子闪挫，同粟米、乌梅、乳、没丸服。丝瓜根闪挫，烧研服。子亦良，渣傅之。冬瓜皮折伤，烧研酒服。[果木] 西瓜皮闪挫，干研酒服。橙核闪挫，炒末酒服。橘核肾痊。青橘皮气滞。桃枭 干漆 [虫介] 红娘子并行血。鳖肉妇人血瘕腰痛。鼍甲腰中重痛。

[外治] 桂反腰血痛，醋调涂。白檀香肾气腰痛，磨水涂。芥子痰注及扑损痛，同酒涂。猫屎烧末，和唾涂。天麻半夏、细辛同煮，熨之。大豆 糯米并炒熨寒湿痛。葫蒜寒湿痛，炒热眠之。黄狗皮裹腰痛。爵床 葡萄根并浴腰脊痛。

△菝葜

△泽兰

▽漆树

疝瘄

腹病曰疝，丸病曰瘄。有寒气，湿热，痰积，血滞，虚冷。男子奔豚。女子育肠。小儿木肾。

[寒气] [草部] **附子** **乌头**寒疝厥逆，脉弦紧，煎水入蜜服，或蜜煮为丸。寒疝滑泄，同玄胡索、木香煎服。**草乌头**寒气心疝二十年者，同茱萸丸服。**胡卢巴**同附子、硫黄丸服，治肾虚冷痛。得茴香、桃仁，治膀胱气。炒末，茴香酒下，治小肠气。同茴香、面丸服，治冷气疝瘄。同沉香、木香、茴香丸服，治阴瘄肿痛。**马蔺子**小腹疝痛冷积，为末酒服，或拌面煮食。**木香**小肠疝气，煮酒日饮。小儿阴肿，同枳壳、甘草煎服。**玄胡索**散气和血，通经络，止小腹痛。同全蝎等分，盐、酒服。**艾叶**一切冷气少腹痛，同香附醋煮丸服，有奇效。**牡蒿**阴肿，擂酒服。**紫金藤**丈夫肾气。[菜果] **茴香**疝气，膀胱育肠气，煎酒，煮粥皆良。同杏仁、葱白为末，酒服。又同蚕沙丸服。同荔枝末服。同川椒末服。炒熨脐下。**薤白汁** **木瓜**并主奔豚。**橘核**膀胱小肠气，阴瘄肾冷，炒研酒服，或丸服。**荔枝核**小肠疝气，烧酒服，或加茴香、青皮。阴瘄，同硫黄丸服。**胡桃**心腹疝痛，烧研酒服。**槟榔**奔豚膀胱诸气，半生半熟，酒服。**吴茱萸**寒疝往来，煎酒

△木瓜

△蜀椒

服。四制丸服，治远近疝气，偏堕诸气。**胡椒**疝痛，散气开郁，同玄胡索末等分，茴香酒下。**蜀椒**　**橄榄核**阴㿗。同荔核、山楂核烧服。**栗根**偏气，煎酒服。**芡根**偏堕气块，切煮食。**桃仁**男子阴肿，小儿卵㿗，炒研酒服，仍傅之。**山楂核**　[木石]　**楝实**癩疝肿痛，五制丸服。叶，主疝入囊痛，煎酒服。**苏方木**偏堕肿痛，煮酒服。**楮叶**疝气入囊，为末酒服。**木肾**，同雄黄丸服。**阿魏**癩疝痛，败精恶血，结在阴囊，同硇砂诸药丸服。**牡荆子**小肠疝气，炒擂酒服。**杉子**疝痛，一岁一粒，烧研酒服。**鼠李子**疝瘕积冷，九蒸酒渍服。**铁秤锤**疝肿，烧淬酒服。**古镜**小儿疝硬，煮汁服。**硇砂**疝气卵肿，同乳香、黄蜡丸服。　[虫鳞]　**茴香虫**疝气。**蜘蛛**大人小儿㿗。狐疝偏有大小，炒焦同桂末服。**蜥蜴**小儿阴㿗，烧灰酒服。**杜父鱼**小儿差颓，核有小大，以鱼咬之，七下即消。**淡菜**腰痛疝瘕。　[禽兽]　**乌鸡**寒疝绞痛，同生地黄蒸取汁服，当下出寒癖。**鸡子黄**小肠疝气，温水搅服。**雄鸡翅**阴肿如斗，随左右烧灰饮服。**雀肾**冷偏堕疝气，同茴香、缩砂、椒、桂煨食，酒下。小肠疝，同金丝矾研酒服。**雀卵**　**雀屎**并疝瘕。**乌鸦**偏堕疝气，煅研，同胡桃、苍耳子末，酒服。**狐阴茎**　**狸阴茎**男子卵㿗，烧灰水服。

[湿热]　[草部]　**黄芩**小腹绞痛，小便如淋，同木通、甘草煎服。**柴胡**平肝胆三焦火，疝气寒热。**龙胆**厥阴病，脐下至足肿痛。**丹参**通心包络。**沙参**　**玄参**并主卒得疝气，小腹阴肿相引痛欲死，各酒服二钱。**地肤子**膀胱疝瘕。疝危急者，炒研酒服。狐疝阴卵㿗疾，同白术、桂心末服。**马鞭草**妇人疝气，酒煎热服，仍浴身取汗。**羌活**男子奔豚，女子疝瘕。**海藻**疝气下堕，卵肿。**藁本**　**蛇床子**　**白鲜皮**并主妇人疝瘕。**泽泻**　**屋游**　[谷菜]　**赤小豆**并小肠膀胱奔豚气。**莴苣子**阴㿗肿痛，为末煎服。**丝瓜**小肠气痛连心，烧研酒服。　[果木]　**梨叶**小儿疝痛，煎服。**栀子**湿热因寒气郁抑，劫药，以栀子降湿热，乌头去寒郁，引入下焦，不留胃中，有效。**杏仁**　**甘李根皮**　**桐木皮**　**诃黎勒**　[水石]　**甘烂水**并主奔豚气。**代赭石**小肠疝气，火煅醋淬末服。**禹余粮**育肠气痛，为末饮服。**甘锅**偏堕疝，热酒服。

[痰积] [草木] **牵牛**肾气作痛，同川椒、茴香入猪肾煨食，取下恶物。**射干**利积痰瘀血疝毒。阴疝痛刺，捣汁服，取利，赤丸服。**大黄**小腹痛，老血留结。**甘遂**疝瘕。偏气，同茴香末酒服。**狼毒**阴疝欲死，同防风、附子丸服。**荆芥**破结聚气，下瘀血。阴癀肿痛，焙末酒服。**蒲黄**同五灵脂，治诸疝痛。**三棱**破积。**蓬莪莸**破疢癖，妇人血气，大夫奔豚。一切气痛疝痛，煨研葱、酒服。**香附子**治食积痰气疝痛，同海石末，姜汁服。**商陆 天南星 贝母 芫花 防葵 巴豆 干漆 五加皮 鼠李 山楂核**同。**枳实**末服。**青橘皮**并主疝瘕积气。**胡卢巴**小肠疝，同茴香、荞面丸服，取下白脓，去根。[虫兽] **斑蝥**小肠气，枣包煨食。**芫青 地胆 桑螵蛸 雀粪 五灵脂**并主疝瘕。**猬皮**疝积，烧灰酒服。

[挟虚] [草兽] **甘草**缓火止痛。**苍术**疝多湿热，有挟虚者，先疏涤，而后用参、术，佐以疏导。虚损偏堕，四制苍术丸。**赤箭 当归 芎劳 芍药**并主疝瘕，搜肝止痛。**山茱萸 巴戟 远志 牡丹皮**并主奔豚冷气。**熟地黄**脐下急痛。**猪脬**疝气坠痛，入诸药煮食。

[阴癀] [外治] **地肤子 野苏 槐白皮**并煎汤洗。**马鞭草 大黄**和醋。**白垩土**并涂傅。**蒺藜**粉摩。**苋根**涂阴下冷痛，入腹杀人。热灰上症，醋调涂。**釜月下土**同上。**白头翁**捣涂，一夜成疮，二十日愈。**木芙蓉**同黄檗末，以木鳖子磨醋和涂。**雄鸡翅灰**同蛇床子末傅。**石灰**同栀子、五倍子末，醋和傅。**牡蛎粉**水癀，同干姜末傅。**铁精粉 蓬砂**水研。**地龙粪 马齿苋**并涂小儿阴肿。**茱萸**冷气，内外肾钓痛，同盐研罨。**蜀椒**阴冷渐入囊，欲死，作袋包。

△地肤子